全国高等职业院校临床医学专业第二轮教材

基本公共卫生服务实务

（供临床医学、预防医学、卫生管理、健康管理及相关专业用）

主　　编　王金勇

副 主 编　沈必成　王轶楠

编　　者　（以姓氏笔画为序）

王金勇（重庆医药高等专科学校）

王轶楠（漯河医学高等专科学校）

刘　玲（四川中医药高等专科学校）

刘　峰（重庆医药高等专科学校）

刘丽君（重庆三峡医药高等专科学校）

沈必成（楚雄医药高等专科学校）

陈雪梅（红河卫生职业学院）

罗赛美（保山中医院高等专科学校）

编写秘书　刘　峰（重庆医药高等专科学校）

中国健康传媒集团

中国医药科技出版社

内 容 提 要

本教材是"全国高等职业院校临床医学专业第二轮教材"之一,系根据本套教材编写指导原则编写而成。本教材共7章,主要介绍了国家基本公共卫生服务概述、面向全人群的基本公共卫生服务项目、面向特殊人群的基本公共卫生服务项目、面向患病人群的基本公共卫生服务项目、基本公共卫生服务的相关内容、流行病学和医学统计学在基本公共卫生服务中的应用、基本公共卫生服务的绩效评价。本教材为书网融合教材,即纸质教材有机融合电子教材、教学配套资源(PPT、微课、视频等)、题库系统、数字化教学服务(在线教学、在线作业、在线考试),使教学资源更加多样化、立体化,促进学生自主学习。

本教材适用于高等职业院校临床医学、预防医学、卫生管理、健康管理及相关专业学生使用,也可作为社区医生等相关行业人员的参考用书。

图书在版编目(CIP)数据

基本公共卫生服务实务/王金勇主编.—北京:中国医药科技出版社,2023.9(2024.8重印)

全国高等职业院校临床医学专业第二轮教材

ISBN 978-7-5214-3552-8

Ⅰ.①基⋯ Ⅱ.①王⋯ Ⅲ.①公共卫生-卫生服务-高等职业教育-教材 Ⅳ.①R199.2

中国国家版本馆 CIP 数据核字(2023)第 129023 号

美术编辑 陈君杞

版式设计 友全图文

出版 **中国健康传媒集团** | 中国医药科技出版社

地址 北京市海淀区文慧园北路甲 22 号

邮编 100082

电话 发行:010-62227427 邮购:010-62236938

网址 www.cmstp.com

规格 889mm×1194mm $^1/_{16}$

印张 10 $^1/_4$

字数 251 千字

版次 2023 年 9 月第 1 版

印次 2024 年 8 月第 2 次印刷

印刷 北京盛通印刷股份有限公司

经销 全国各地新华书店

书号 ISBN 978-7-5214-3552-8

定价 **45.00 元**

获取新书信息、投稿、为图书纠错,请扫码联系我们。

出版说明

为贯彻落实《国家职业教育改革实施方案》《职业教育提质培优行动计划（2020—2023年）》《关于推动现代职业教育高质量发展的意见》等有关文件精神，不断推动职业教育教学改革，对标国家健康战略、对接医药市场需求、服务健康产业转型升级，支撑高质量现代职业教育体系发展的需要，中国医药科技出版社在教育部、国家药品监督管理局的领导下，在本套教材建设指导委员会主任委员厦门医学院王斌教授，以及长春医学高等专科学校、江苏医药职业学院、江苏护理职业学院、益阳医学高等专科学校、山东医学高等专科学校、遵义医学高等专科学校、长沙卫生职业学院、重庆医药高等专科学校、重庆三峡医药高等专科学校、漯河医学高等专科学校、辽宁医药职业学院、承德护理职业学院、楚雄医药高等专科学校等副主任委员单位的指导和顶层设计下，通过走访主要院校对2018年出版的"全国高职高专院校临床医学专业'十三五'规划教材"进行了广泛征求意见，有针对性地制定了第二版教材的出版方案，旨在赋予再版教材以下特点。

1. 强化课程思政，体现立德树人

坚决把立德树人贯穿、落实到教材建设全过程的各方面、各环节。教材编写应将价值塑造、知识传授和能力培养三者融为一体，在教材专业内容中渗透我国医疗卫生事业人才培养需要的有温度、有情怀的职业素养要求，着重体现加强救死扶伤的道术、心中有爱的仁术、知识扎实的学术、本领过硬的技术、方法科学的艺术的教育，为人民培养医德高尚、医术精湛的健康守护者。

2. 体现职教精神，突出必需够用

教材编写坚持现代职教改革方向，体现高职教育特点，根据《高等职业学校专业教学标准》《职业教育专业目录（2021）》要求，以人才培养目标为依据，以岗位需求为导向，进一步优化精简内容，落实必需够用原则，以培养满足岗位需求、教学需求和社会需求的高素质技能型人才准确定位教材。

3. 坚持工学结合，注重德技并修

本套教材融入行业人员参与编写，强化以岗位需求为导向的理实教学，注重理论知识与岗位需求相结合，对接职业标准和岗位要求。在教材正文适当插入临床案例，起到边读边想、边读边悟、边读边练，做到理论与临床相关岗位相结合，强化培养学生临床思维能力和操作能力。

4. 体现行业发展，更新教材内容

教材建设要根据行业发展要求调整结构、更新内容。构建教材内容应紧密结合当前临床实际要求，注重吸收临床新技术、新方法、新材料，体现教材的先进性。体现临床程序贯穿于教学的全过程，培养学生的整体临床意识；体现国家相关执业资格考试的有关新精神、新动向和新要求；满足以学生为中心而开展的各种教学方法的需要，充分发挥学生的主观能动性。

5. 建设立体教材，丰富教学资源

依托"医药大学堂"在线学习平台搭建与教材配套的数字化资源（数字教材、教学课件、图片、视频、动画及练习题等），丰富多样化、立体化教学资源，并提升教学手段，促进师生互动，满足教学管理需要，为提高教育教学水平和质量提供支撑。

本套教材凝聚了全国高等职业院校教育工作者的集体智慧，体现了凝心聚力、精益求精的工作作风，谨此向有关单位和个人致以衷心的感谢！

尽管所有参与者尽心竭力、字斟句酌，教材仍然有进一步提升的空间，敬请广大师生提出宝贵意见，以便不断修订完善！

数字化教材编委会

主　　编　王金勇
副 主 编　沈必成　王轶楠
编　　者　（以姓氏笔画为序）
　　　　　王金勇（重庆医药高等专科学校）
　　　　　王轶楠（漯河医学高等专科学校）
　　　　　刘　玲（四川中医药高等专科学校）
　　　　　刘　峰（重庆医药高等专科学校）
　　　　　刘丽君（重庆三峡医药高等专科学校）
　　　　　沈必成（楚雄医药高等专科学校）
　　　　　陈雪梅（红河卫生职业学院）
　　　　　罗赛美（保山中医院高等专科学校）
编写秘书　刘　峰（重庆医药高等专科学校）

前言 PREFACE

基本公共卫生服务是由我国各级财政共同提供经费保障，由疾病预防控制机构、城市社区卫生服务中心、乡镇卫生院等城乡基层医疗卫生机构向全体居民提供的、公益性的公共卫生干预措施，主要起疾病预防控制作用。开展基本公共卫生服务项目是促进基本公共卫生服务逐步均等化，是增进人民健康、实现卫生公平的重大举措。实施项目可促进居民健康意识的提高和不良生活方式的改变，树立自我健康管理的理念；还可以减少主要健康危险因素，预防和控制传染病及慢性病的发生和流行；可提高公共卫生服务和突发公共卫生事件应急处置能力，建立维护居民健康的第一道屏障，对提高居民健康素质有重要促进作用。

实施基本公共卫生服务项目，是基本医疗卫生制度建设的重要组成，因此，本课程也是临床医学及相关专业专科学生的核心课程。本教材依据《国家基本公共卫生服务规范（2021年版）》，介绍了以基层为主的国家基本公共卫生服务项目12项，涉及面向全人群基本公共卫生服务、面向特殊人群基本公共卫生服务和面向患病人群基本公共卫生服务。同时，还介绍了公共卫生的流行病学与卫生统计学相关知识，健康教育与心理疏导的基本技能，环境样品的采集、运输与保存，常用的个人防护用品种类以及基本公共卫生服务的绩效评价。

本教材共7章，主要介绍了国家基本公共卫生服务概述、面向全人群的基本公共卫生服务项目、面向特殊人群的基本公共卫生服务项目、面向患病人群的基本公共卫生服务项目、基本公共卫生服务的相关内容、流行病学和医学统计学在基本公共卫生服务中的应用、基本公共服务的绩效评价。其中，每章包括"学习目标""情境导入""素质提升""目标检测"等模块，又涵盖"本章小结""目标检测参考答案"等数字化资源内容。本教材为书网融合教材，即纸质教材有机融合电子教材、教学配套资源（PPT、微课、视频等）、题库系统、数字化教学服务（在线教学、在线作业、在线考试），使教学资源更加多元化、立体化，促进学生自主学习。

本教材适用于高等职业院校临床医学、预防医学、卫生管理、健康管理及相关专业人员的参考用书。

为了保证教材的编写质量，本教材的编写团队成员均来自全国高等医学院校教学一线的专家、教师，他们在教学、临床和科研方面都有着丰富的理论知识和实践经验，为本教材的编写付出了辛勤的努力。本教材各章节编写分工如下：第一章王金勇、沈必成、王轶楠；第二章第一、二、三节陈雪梅，第四节王金勇，第五节王金勇、刘峰；第三章刘玲；第四章刘丽君；第五章第一、二节王轶楠，第三节王金勇、刘峰；第六章第一节罗赛美、第二节沈必成；第七章王金勇。编写秘书刘峰。

在编写过程中，各位编委所在院校领导给予了大力支持和帮助，谨此一并致谢。

由于编写时间紧迫，难免存在不足之处，望各位同仁和广大读者批评指正。

编　者
2022年11月

CONTENTS 目录

第一章 国家基本公共卫生服务概述 ▣微课

PPT

◎ 学习目标

1. 通过本章学习，重点把握基本公共卫生服务的概念、目的和意义。
2. 学会分析国内外公共卫生服务的现状及优缺点；具有管理居民常见病、多发病的基础知识和能力。

≫ 情境导入

情境描述 李爷爷和王爷爷都患有高血压和糖尿病，曾是同一病房的病友，出院后基本无联系。突然有一天，两位老人晨练时碰上了，相互问候之后，王爷爷突然问："老李，你气色不错呀！"李爷爷说："我出院后，社区医生经常给我量血压，测血糖，教我自我保健和指导用药，所以血糖和血压都控制得非常好。"王爷爷接着问："这是为什么呢？社区医生为啥这么关心你呢？"李爷爷笑笑说："这是国家基本公共卫生服务项目，针对老年人高血压患者和糖尿病患者，这些服务都是全免费的。"王爷爷非常羡慕李爷爷，讪讪地走了，自言自语道："我可以享受这些服务吗？我怎么才能享受国家基本公共卫生服务？"

讨论 1. 王爷爷可以享受国家基本公共卫生服务吗？
2. 国家基本公共卫生服务项目包括哪些内容？

国家基本公共卫生服务项目于 2009 年在全国范围内启动，为了规范基层医疗卫生机构的服务项目，原卫生部在总结各地实施基本公共卫生服务项目经验的基础上，组织制定了《国家基本公共卫生服务规范（2009 年版）》（简称《规范》），作为乡镇卫生院、村卫生室和社区卫生服务中心（站）等城乡基层医疗卫生机构为居民免费提供基本公共卫生服务项目的参考依据，其他医疗卫生机构提供国家基本公共卫生服务可参照执行。城乡基层医疗卫生机构开展国家基本公共卫生服务应接受各专业公共卫生机构的业务指导。地方各级卫生行政部门可根据《规范》的基本要求，结合当地实际情况制订本地区的基本公共卫生服务规范。

一、基本公共卫生服务概述

（一）基本公共卫生服务的定义

基本公共卫生服务是由社区卫生服务中心、乡镇卫生院、村卫生室等城乡基层医疗卫生机构负责组织实施的，面向全体居民的，免费的、以预防和控制疾病为主要目的的、最基本的公共卫生干预措施。

基本公共卫生服务在《规范》中明确了服务对象、服务内容、服务流程、服务要求与工作指标，凡是具有中国国籍的公民，无论是城市或农村、户籍或非户籍的常住人口，都能享受国家基本公共卫生服务。

（二）基本公共卫生服务项目的定义

基本公共卫生服务项目是针对我国当前城乡居民存在的主要健康问题，以儿童、孕产妇、老年人、慢性疾病患者、肺结核患者和严重精神障碍患者为重点服务人群，由基层医疗机构负责组织实施的、面向全体居民的、最基本的、免费的公共卫生服务项目。

基本公共卫生服务项目主要由乡镇卫生院和社区卫生服务中心负责组织实施，村卫生室、社区卫生服务站应分别接受乡镇卫生院、社区卫生服务中心的业务管理并合理承担公共卫生服务任务。

根据《卫生部关于疾病预防控制机构指导基层开展基本公共卫生服务的意见》（卫疾控发〔2012〕42号）要求，各级疾病预防控制机构及相关专业防治机构，特别是县级疾病预防控制机构及相关专业防治机构要以服务基层为宗旨，坚持预防为主、防治结合，指导基层医疗卫生机构切实发挥基本医疗和公共卫生服务的双重网底作用。

多部委《关于促进基本公共卫生服务逐步均等化的意见》（卫妇社发〔2009〕70号）中指出的有关精神和疾病预防控制工作实际，疾病预防控制机构应加强有针对性的指导，实施实用性培训，推行实效性考核。将指导基层落实有关基本公共卫生服务，作为疾病预防控制工作的重中之重，真正使乡镇卫生院、村卫生室、社区卫生服务机构成为预防疾病、促进健康的重要力量，使城乡居民真正享有均等化的基本公共卫生服务。

（三）开展基本公共卫生服务的目的和意义

基本公共卫生服务项目覆盖全体居民，与人们的日常生活和健康息息相关。该项目是政府购买公共卫生服务、基层医疗机构组织实施、让居民免费享受的国家基本卫生保健制度，其经费来源是各级财政共同支出，这是一项党和政府实施的惠民政策。2015年，我国首次提出"健康中国"的国家战略，将以人民健康为核心，坚持基层为重点，以"共建共享，全民健康"为主题，以改革创新为动力，预防为主，中西医并重，把健康融入所有政策。2016年，中共中央、国务院印发《"健康中国2030"规划纲要》（以下简称《纲要》），提出优化全民健康服务的内容，要强化覆盖全民的公共卫生服务，包括加强重大疾病的防控、加强慢性病的综合防控和重大传染病的防控，完善计划生育服务管理，促进人口均衡发展，推进基本公共卫生服务均等化，继续完善国家基本公共卫生服务项目和重大公共卫生服务项目的实施，强调基本公共卫生服务在健康中国建设中的重要性。

基本公共卫生服务是我国医药卫生体制改革的一项十分重要的内容，是公共卫生领域的一项长期的、基础性的制度安排，是落实"预防为主、维护健康"的大事，因此，这是我国公共卫生制度建设的重要组成部分。《纲要》是指导我国各医疗机构开展健康服务，保证基本医疗卫生服务人人享有，基本公共卫生服务均等化的指导性文件，也是促进基本公共卫生服务逐步均等化的重要内容。

（四）国家基本公共卫生服务项目

依据《"十四五"国民健康规划》的相关要求，2022年，国家卫生健康委员会发布《关于做好2022年基本公共卫生服务工作的通知》（国卫基层发〔2022〕21号），进一步完善了国家基本公共卫生服务工作的内容，通知中提出：2022年，国家基本公共卫生服务经费人均财政补助为84元，并明确国家基本公共卫生服务项目为以基层为主的国家基本公共卫生服务项目（12项）和不限于基层医疗卫生机构实施的服务项目（19项）。

1. 国家基本公共卫生服务项目　①居民健康档案管理；②健康教育；③预防接种；④0～6岁儿童健康管理；⑤孕产妇管理；⑥老年人健康管理；⑦慢性病患者健康管理（包括高血压患者健康管理和2型糖尿病患者健康管理）；⑧严重精神障碍患者管理；⑨肺结核患者健康管理；⑩中医药健康管理；⑪传染病及突发公共卫生事件报告和处理；⑫卫生计生监督协管；⑬免费发放避孕药具；⑭健康素养促进行动。

这14项基本公共卫生服务，各项的服务内容各有侧重，服务人群特点各有不同。其中，城乡居民健康档案管理、健康教育、传染病及突发公共卫生事件应急处理和卫生计生监督协管服务主要面向全人群，0~6 岁儿童、孕产妇、老年人健康管理、预防接种和中医药健康管理主要面向特殊人群，慢性病患者（包括高血压患者和 2 型糖尿病患者）、严重精神障碍患者、肺结核患者主要面向患病人群。

2009 年起，针对主要的传染病、职业病、慢性病等重大疾病和严重威胁妇女、儿童等重点人群的健康问题和突发公共卫生事件预防和处置的需要，国家在基本公共卫生服务项目的基础上同时提出重大公共卫生项目，并开展包括结核病、艾滋病等重大疾病防控，国家免疫规划，农村孕产妇住院分娩补助等，从 2009 年开始陆续增补 15 岁以下人群补种乙肝疫苗，消除燃煤型氟中毒危害，农村妇女孕前和孕早期补服叶酸，预防出生缺陷，贫困白内障患者复明，农村改水改厕等项目。

2019 年，国家卫健委组织起草《新划入基本公共卫生服务相关工作规范（2019 年版）》，包括新划入的基本公共卫生服务相关工作项目共 19 项，制定项目开展工作规范，明确地方病防治、职业病防治和重大疾病及危害因素监测等 3 项工作为每年确保完成的工作，其余 16 项工作由各省份结合本地实际实施。相关工作不限于基层医疗卫生机构开展。

2. 不限于基层医疗卫生机构实施的服务项目　①地方病防治；②职业病防治；③重大疾病与健康危害因素监测；④人禽流感和 SARS 防控项目管理；⑤鼠疫防治项目管理；⑥国家卫生应急队伍运维保障管理；⑦农村妇女"两癌"检查项目管理；⑧基本避孕服务项目管理；⑨脱贫地区儿童营养改善项目管理（2022）；⑩脱贫地区新生儿疾病筛查项目管理（2022）；⑪增补叶酸预防神经管缺陷项目管理；⑫国家免费孕前优生健康检查项目管理；⑬地中海贫血防控项目管理；⑭食品安全标准跟踪评价项目；⑮健康素养促进项目；⑯国家随机监督抽查项目管理；⑰老年健康与医养结合服务管理；⑱人口检测项目；⑲卫生健康服务项目监督管理。

二、我国公共卫生服务的发展历史与现状

中华人民共和国成立以来，我国的公共卫生事业经历了几个重要的阶段。

（一）公共卫生的起步阶段

1949—1978 年，为了解决中华人民共和国成立之初的缺医少药，传染病、地方病横行，居民健康水平极为低下的问题，制订了"面向工农兵、预防为主、团结中西医、卫生工作与群众运动相结合"的卫生公共方针，为我国的卫生事业发展指明了方向，其中"预防为主"的原则，贯穿了我国公共卫生事业发展的全过程。中华人民共和国成立后，在全国范围内组建了卫生防疫体系，国家卫生部公共卫生局于 1953 年更名为卫生防疫司。至此，中国的公共卫生体系初步建立。

由于当时经济落后、人口众多，大量的居民集中在缺医少药的基层农村地区，为了预防和消除传染病、地方病，改善中国居民健康状况，创造了"赤脚医生""合作医疗"和"三级卫生网"的中国农村卫生事业的"三大法宝"，走出了一条具有鲜明中国特色的公共卫生发展道路。"赤脚医生"这种卫生服务形式成本低，在短期内解决了中国农村基层的卫生问题，为早期的中国公共卫生发展做出了巨大贡献。"合作医疗"是以大病统筹为主的农民医疗互助共济制度，由农民自愿参加、个人缴费、集体扶持和政府资助多方筹资，缓解了农民因病致贫和因病返贫的现象，该制度可帮助农村居民能够看得起病，尤其是大病重病。"三级卫生网"是指在农村县、乡、村逐级建立起来的农村卫生服务体系，以县级医疗卫生机构为龙头，乡镇卫生院为主体，村卫生室为基础，共同承担农村县域内预防保健、基本医疗、卫生监督、健康教育、计划生育技术指导等任务，以实现"小病不出村、一般疾病不出乡、大病基本不出县"的目标。世界卫生组织和世界银行将"三大法宝"誉为"花最少的钱，实现最大的健康收益"。

（二） 公共卫生的改革阶段

1978—2001 年，在此阶段，中国经济由计划体制转型为市场经济体制，中国的卫生事业发展方向也发生了转变，由之前的以"预防为主"逐渐转变为更加重视效率的"重医轻防"。同时，各级医疗卫生机构被赋予更多的自主权，逐步实现"自主经营、自负盈亏"的局面。但此转变对公共卫生事业来说，并不是一个好消息。由于政府投入不足、公共卫生服务项目又缺少盈利点，不少基层医疗卫生机构入不敷出，导致大量优质劳动力从基层医疗卫生机构流向大医院、大城市，为经济发达地区的大医院开展更多的、经济效益高的项目提供了基础，形成了卫生资源配置的"倒三角"，严重影响了人群的健康水平。

（三） 公共卫生的发展与调整阶段

2001—2009 年，国家疾控中心成立于 2002 年，并剥离原卫生防疫站的卫生监督职能，重新设置卫生监督所，在原有五大卫生基础上，新增了慢病调查、妇幼保健等职能，初步形成四级疾病预防控制体系。

中国公共卫生事业经过十几年不懈的努力，专业人才培养力度不断加大，硬件实力有了极大的提升，传染病网络直报系统基本建立并投入使用，还相继颁布了一系列有关突发公共卫生、食品安全、动物疫情的应急预案和法律法规，为长期的机制建设奠定了基础。

（四） 新医改阶段

2009 年至今，为了切实解决居民"看病难、看病贵"的问题，纠正医疗卫生服务过度市场化，我国政府启动了新一轮的医药卫生体制改革，提出了中国卫生事业的四大体系，首当其冲的就是"公平可及的公共卫生服务体系"，为实现"基本公共卫生服务均等化"的目标，2009 年启动了"国家基本公共卫生服务项目"。为了更好地管理和规范基本公共卫生服务，国家卫生健康委员会分别于 2009、2011 和 2017 年发布了三版《国家基本公共卫生服务规范》，项目内容也从 2009 年的 9 大类 22 项增加至 2021 年的 12 大类 41 项，人均财政补助标准由 2009 年的 15 元提高到 2022 年的 84 元。

现阶段提供的公共卫生服务项目既有针对当前城乡居民存在的主要健康问题的基本公共卫生服务内容，也有针对主要传染病、慢性病、地方病、职业病等重大疾病和严重威胁妇女、儿童等重点人群的健康问题以及突发公共卫生事件预防和处置需要，制定和实施的重大公共卫生服务项目。我国在 2009 年启动了六项重大公共卫生服务项目。从《2019 年中国妇幼健康事业发展报告》中可以看到，基本公共卫生服务在妇幼健康领域所取得的重大成就。第一，加大妇幼健康投入力度，建立了包括孕产妇健康管理、0 ~ 6 岁儿童健康管理、预防接种等内容在内的基本公共卫生服务制度。自 2009 年至 2018 年，儿童死亡率下降明显，新生儿死亡率从 9‰ 降到了 3.9‰，婴儿死亡率从 13.8‰ 降到了 6.1‰，5 岁以下儿童死亡率从 17.2‰ 降到了 8.4‰；孕产妇死亡率稳步下降，从 2009 年的 31.9/10 万降至 2018 年的 18.3/10 万，且城乡和地区差距逐渐缩小。第二，建立解决妇女儿童重大健康问题的政策支持制度，优先保障贫困地区妇女儿童。①住院分娩项目的实施，自 2009 年起，将农村孕产妇住院分娩补助项目纳入重大公共卫生服务项目，对农村孕产妇住院分娩进行定额补助，部分地区实行免费住院分娩，逐步建立起了规范的孕产妇管理制度和服务模式，有效保障了孕产妇和新生儿健康。②积极开展妇女常见病防治，树立个人是健康第一责任人意识。③推进妇女重大疾病防治，实施农村妇女乳腺癌和宫颈癌筛查项目，不断提高早诊早治率。第三，加强妇幼保健机构的中西医科室设置及相关适宜技术的推广，落实妇幼保健工作中的中西医并重方针。

💡 **素质提升**

林巧稚：用一生践行医者仁心

林巧稚，中国现代妇产科学的主要开拓者和奠基人，北京协和医院第一位中国籍妇产科主任及首届中国科学院唯一的女学部委员（院士）。

林巧稚，一生未曾婚育，却亲手迎接了 5 万多个新生命，被尊称为"万婴之母"。

她总是说："医院只是治病的第二、三道防线，真正的第一道防线是在预防上，在对广大正常生活的妇女进行普查普治上。"20 世纪五六十年代，林巧稚积极贯彻"预防为主"的方针，带领自己的团队组织了大规模子宫颈癌的普查和防治，收集了大量一手资料，使子宫颈癌的死亡率大大降低。同期，林巧稚还在全国率先开展了妇女宫颈涂片检查，这种检查方式直到今天仍具价值。她曾主编《家庭卫生顾问》《家庭育儿大全》《农村妇幼常识问答》等科普读物，让普通老百姓也能够从中受益。

林巧稚坚持"预防为主"，即使年过花甲，仍然活跃在农村巡回医疗的第一线。我们高职医学院校的学生应该学习林院士的扎根基层，坚持预防为主，为提高农村妇女儿童的健康水平贡献自己的力量，毕生投入到国家基层医疗卫生及保健服务工作中，逐步实现公平可及的、高水平的公共卫生服务，满足广大人民群众日益增长的健康需求。

三、我国公共卫生事业面临的挑战

截至 2023 年，中国公共卫生事业已走过 70 多个年头，虽然发展道路上充满崎岖与坎坷，但已基本建成中国公共卫生体系，稳步推进国家基本公共卫生服务项目。在提高居民健康水平，保障全民健康公平，推进"健康中国"各方面做出了巨大贡献。回首过去，展望未来，我国的公共卫生事业发展仍面临诸多困难与挑战。

1. 基本公共卫生服务项目与人们实际需求之间的差距　随着居民健康素养的不断提升，人们的卫生服务需求不断增加，并朝着多元化方向发展。现有的基本公共卫生服务项目在一定程度上滞后于人们日益变化的卫生服务需求。加上"互联网 +"新时代所带来的、新的公共卫生问题，要求基本公共卫生服务项目必须及时更新和调整。

2. 提升基本公共卫生服务项目质量　由于基层医疗机构专业人员在总数上严重不足，且结构不合理，加上现有人员职业技能水平不高，对于不断增加的基本公共卫生服务项目和不断扩大的服务对象规模，现有基层医疗机构卫生人员主要精力是完成指标，严重影响了公共卫生的服务质量。因此，在项目实施中，如果未按照《基本公共卫生服务规范》要求开展随访管理工作，提升服务的精细化程度，服务质量就达不到《基本公共卫生服务规范》要求而亟待提升。

3. 整合基本公共卫生服务项目，提高系统运转效率　基本公共卫生服务项目由最初的 9 大类增至 12 大类，例如，在建立全人群健康档案的同时，需对儿童、孕产妇、老人分别开展健康管理服务，此外，还需针对高血压、糖尿病等慢性病进行分开管理，服务对象与服务内容的交叉与重叠，造成信息管理系统的重复建设与重复劳动。

在"防治结合"的原则下，基本公共卫生服务和基本医疗服务割裂现象仍较为明显，如在慢病管理上，全科医生和公共卫生人员之间的服务整合程度不高，这对信息管理系统高效运转造成不良影响。如南非在初级卫生保健方面取得的进步，很大程度上取决于其对整合型卫生服务的关注。因此，良好的整合是提高信息管理系统运转效率的关键。

信息管理系统除了整合程度有待提高，多数省份的基层卫生机构信息系统建设相对滞后，存在区域、机构之间信息系统相互不兼容、无法互联的问题。这在很大程度上影响公共卫生服务项目的综合效果，也影响了"医防融合"。

4. 目前基本公共卫生服务系统多数时间仍处于孤军作战，其他部门作用有限　近年来，中国卫生与健康工作的重要方针是"将健康融入所有政策"。但是，基本公共卫生服务的实施仍然由卫生部门主要负责，其他系统如交通、农业、土地使用、房产、公共安全和教育等虽然影响人类健康，但未发挥其应有的作用。比如，基本公共卫生服务项目意识到不良生活方式对人们健康的影响，但是影响健康的社会和环境因素还没有受到足够的重视，而单纯依靠个体生活方式的改变是远远不够的。这是因为人们良好的生活方式和膳食模式，是无法避免环境对健康带来的负面影响的。这都需要政府部门、公民和社会组织携手合作，共同应对复杂的健康问题。

四、国外的公共卫生服务发展进程

1. 总体概况　在资本主义早期，资本家为了赚取高额的利润，工人居住在工厂附近的简易房里，没有生活污水和垃圾处理设施，狭窄、阴暗、潮湿而且空气不流通，这为霍乱、伤寒、天花等传染性疾病的流行奠定了基础。虽然传染性疾病主要影响穷人的健康，但富人们也未能幸免于难。面对工业革命所带来的健康损害，19世纪下半叶的英国，逐步兴起卫生改良运动，第一，兴建自来水厂和供水管网，供给经过消毒的清洁水源，兴建污水厂和排水管网，收集污水并予以处理。第二，农业机械化保障了充足的粮食供给，加上冷冻技术的发展，使澳大利亚的肉制品作为日常消费品销往全球。第三，不断改善的城市环境卫生，特别是城市规划与垃圾处理措施，为人群健康和控制传染病发挥了重要作用，使普通工人的死亡率从千分之三十降至万分之十三。这些措施是推动现代公共卫生事业发展的重要工程措施。在工程措施与医学措施的共同推动下，英国国会通过了人类历史上第一个现代公共卫生法——《1848年公共卫生法》。到19世纪末，英国的卫生改良运动已传遍欧洲，且初见成效。同时，细菌学和免疫学的重大突破也极大地推动了公共卫生的发展，并成为公共卫生的强大武器。

19世纪50年代，巴斯德和科赫对微生物的卓越贡献，使英国国会于1853年通过了疫苗接种法，历史上第一次强制性接种的疫苗是天花疫苗，通过接种天花疫苗，人类实现了消灭天花的目标。同时期的制药工业进入医疗事业的核心，到19世纪末，合成化学和药理学的应用，使制药业得到了长足发展，如从动物体内提取到的肾上腺素以及化学合成的阿司匹林、对乙酰氨基酚等。

二战以后，公共卫生领域应用细菌学、免疫学及现代药物学的最新进展，控制了严重影响人类健康的鼠疫、霍乱、天花等烈性传染病。随着抗生素的使用、人群营养改善和生活水平的提高，欧洲和美国传染病发病率和死亡率大幅度下降，人均期望寿命显著提高。

2. 美国的公共卫生服务发展进程　美国和英国相似，现代公共卫生也始于工人阶级恶劣生活环境所导致的高死亡率和传染病流行。自18世纪末，美国为了抑制天花、黑死病、黄热病等传染病，在波士顿等地设立负责监督和执行隔离原则的委员会，但直到1850年，才提出城市或州有责任改善公共卫生条件，在随后的50年里，设立了很多相关的部门，如卫生委员会、卫生部、公共卫生协会。

从20世纪30年代到80年代，由于世界大战与冷战，美国公共卫生部门的主要精力是解决伤员救助与改善非战斗减员（疟疾等传染病）等问题。尤其受冷战期间的"公共卫生无用论"影响，公共卫生部门进一步边缘化，打散人员并分流至其他部门。

20世纪80年代以后，尤其是受"9·11"事件、炭疽热事件、卡特里娜飓风袭击等影响，美国开启了全面改革公共卫生治理体系的决心。美国的公共卫生日常工作涉及范围广，任务多，已形成具有多层次、立体化特征的，协同与集成化效应显著的格局。也已构建以美国联邦疾病控制与预防中心

（CDC）为公共卫生体系的"中枢"，政府行为、科学技术、社会动员三位一体，多元交叉的"公共卫生防护网"。同时，联邦政府为提升各级机构公共卫生服务水平，率先制定公共卫生绩效和设施评估标准；重视社区的"前哨"作用，把社会基层打造成公共卫生突发事件防控的精锐力量，这与我国开展的基本公共卫生服务有类似作用；还充分发挥高科技优势，将公共卫生体系推向智能化和远程化，2019年，通过法案《用更好的数据拯救生命》支持公共卫生的数据现代化。

五、对公共卫生服务的展望

人类是一个整体，地球是一个家园。在全球化日益加深的今天，环境问题、重大传染性疾病等非传统安全问题越来越成为人类生存和发展的重要威胁，任何人、任何国家都无法独善其身，单打独斗与封闭、孤立或逃避是无法解决的，世界各国休戚与共。为解决全球公共卫生治理危机，2020年3月，习近平主席首次提出打造"人类卫生健康共同体"的倡议，这是重大理论创新，也是人类命运共同体的重要组成部分。该倡议的核心内涵是：将人类的卫生健康作为一有机整体，保障人类共同的卫生健康福祉。在这一重大理论中，阐明了范围，不是部分人独占鳌头、独善其身，而是全人类普遍实践与受益；其目标不是考量政治经济利益，而是保障人类卫生健康福祉；其实现途径不是孤立保守的各自为政，而是有机整体的共同合作。因此，该倡议是超越了本国优先、零和博弈的视角，是站在全人类高度、面向全人类未来提出的、重大的理论创新。打造全人类卫生健康共同体，是人类命运共同体在公共卫生领域的具体体现与实践，是人类命运共同体的重要组成；从全人类的共同健康福祉出发，坚持与国际社会和世界卫生组织交流合作，搭建行之有效的全球卫生合作体系，共同解决人类面临的公共卫生问题，帮助卫生系统相对薄弱的国家和地区，保证全人类的健康身体与安全稳定生存环境，为全球公共卫生事业保驾护航。

开展全球行动、全球应对、全球合作，加强全球公共卫生体系建设，推进全球疾病大流行防范应对，扎牢维护人类健康安全的篱笆，构建人类卫生健康共同体，共同守护人类健康美好未来！

目标检测

答案解析

一、选择题

1. 我国的基本公共卫生服务开始于（　　）年。
   A. 2004　　　　B. 2005　　　　C. 2008
   D. 2009　　　　E. 2012

2. 提供基本公共卫生服务项目的医疗机构是（　　）。
   A. 三甲医院　　B. 二级甲等医院　　C. 社区卫生服务中心
   D. 三级乙等医院　　E. 专科三甲医院

3. 以下对基本公共卫生服务项目的相关描述中，正确的是（　　）。
   A. 基本公共卫生服务是全免费的
   B. 基本公共卫生服务项目是部分免费的
   C. 基本公共卫生服务项目只对老年人免费
   D. 基本公共卫生服务项目针对高血压患者免费
   E. 基本公共卫生服务项目针对糖尿病患者免费

4. 以下项目不属于基本公共卫生服务目的的是（　　）。

    A. 是我国政府为实现人人享有基本医疗卫生服务目标

    B. 促进基本公共卫生服务逐步均等化的重要内容

    C. 是我国公共卫生制度建设的重要组成部分

    D. 是预防罕见病的重要组成部分

    E. 是增进人民健康、实现卫生公平的重大举措

5. 人类卫生健康共同体的含义包括（　　）。

    A. 人类卫生健康共同体是重大理论创新

    B. 是人类命运共同体的重要组成部分

    C. 将全人类的卫生健康作为一个有机整体，保障全人类共同的卫生健康福祉

    D. 全体人类普遍实践、普遍受益

    E. 以上都是

二、简答题

1. 请简述我国基本公共卫生服务面临的调整。

2. 简述人类卫生健康共同体的含义。

（王金勇　沈必成　王轶楠）

书网融合……

| 本章小结 | 微课 | 题库 |

第二章　面向全人群的基本公共卫生服务项目

◉ 学习目标

1. 通过本章学习，重点掌握居民健康档案建立、健康教育、传染病及突发公共卫生事件报告和处理的内容，掌握面向全人群的各项基本公共卫生项目实施的对象、内容、流程和服务要求。

2. 学会国家基本公共卫生服务项目的内容，如居民健康档案建立、健康教育、传染病及突发公共卫生事件报告和处理、卫生计生监督协管的具体操作流程及工作指标；具有开展基本公共卫生服务项目的基本技能，能分析不同人群的健康问题，并初步具备开展人群健康管理服务的能力；培养以人为本的观念。

>> 情境导入

情境描述　小王医生今年刚入职爱心社区卫生服务中心公共卫生科，李科长安排给他的第一项任务是对爱心小区未建立健康档案的居民进行国家基本公共卫生服务项目的宣传和健康档案的建立。小王医生准备好相应资料后便着手入户开展工作。

讨论

1. 小王医生要准备哪些相应的资料？他要如何向居民进行国家基本公共卫生服务项目的宣传？
2. 小王医生开展健康档案的流程和要求是什么？

第一节　居民健康档案管理

PPT

一、概述

居民健康档案是医疗卫生机构为城乡居民提供医疗卫生服务过程中的规范记录，是以居民个人健康为核心、贯穿整个生命过程、涵盖各种健康相关因素的系统化文件记录，实现信息多渠道动态收集、满足居民自身需要和健康管理的信息资源，也是开展居民健康管理服务、实现高效开展医疗卫生保健服务的前提和基础。居民健康档案的内容主要由个人基本信息、健康体检、重点人群健康管理及其他卫生服务记录等组成。常见的居民健康档案有个人健康档案、家庭健康档案和社区健康档案三种，相关医疗机构可根据档案建立的方式和需要选择合适的建档类型进行建立。

居民健康档案的建立按人群类别可分为两类，即一般人群和重点人群的健康档案，根据服务人群特点和居民健康档案的建立流程，确定建档对象的分类和建档内容。

根据健康档案建立的对象、建立方式和主要流程，将健康档案的建立分为集中辖区内居民在比较集中的时间和地点进行建档，亦可采用拉网式入户逐一建立和排查的形式建立。如首次或普及建档可集中建档、针对特殊人群的建档可采用归类建档，根据建档条件和需求还有独立建档、分散建档、病员建档等形式。建档完成后需尽快完成电子健康档案的建立。

二、居民健康档案管理服务规范 🅔 微课1

1. 服务对象　辖区内常住居民（指居住半年以上的户籍及非户籍居民），以 0～6 岁儿童、孕产妇、老年人、慢性病患者、严重精神障碍患者和肺结核患者等人群为重点。

2. 服务内容

（1）居民健康档案的内容　居民健康档案内容包括个人基本信息、健康体检、重点人群健康管理记录和其他医疗卫生服务记录。

①个人基本情况：包括姓名、性别等基础信息和既往史、家族史等基本健康信息。

②健康体检：包括一般健康检查、生活方式、健康状况及其疾病用药情况、健康评价等。

③重点人群健康管理记录：包括国家基本公共卫生服务项目要求的 0～6 岁儿童、孕产妇、老年人、慢性病、严重精神障碍和肺结核患者等各类重点人群的健康管理记录。

④其他医疗卫生服务记录：包括上述记录之外的其他接诊、转诊、会诊记录等。

（2）居民健康档案的建立

①辖区居民到乡镇卫生院、村卫生室、社区卫生服务中心（站）接受服务时，由医务人员负责为其建立居民健康档案，并根据其主要健康问题和服务提供情况填写相应记录，同时为服务对象填写并发放居民健康档案信息卡。建立电子健康档案的地区，逐步为服务对象制作发放居民健康卡，替代居民健康档案信息卡，作为电子健康档案进行身份识别和调阅更新的凭证。

②通过入户服务（调查）、疾病筛查、健康体检等多种方式，由乡镇卫生院、村卫生室、社区卫生服务中心（站）组织医务人员为居民建立健康档案，并根据其主要健康问题和服务提供情况填写相应记录。

③已建立居民电子健康档案信息系统的地区应由乡镇卫生院、村卫生室、社区卫生服务中心（站）通过上述方式为个人建立居民电子健康档案。并按照标准规范上传区域人口健康卫生信息平台，实现电子健康档案数据的规范上报。

④将医疗卫生服务过程中填写的健康档案相关记录表单，装入居民健康档案袋统一存放。居民电子健康档案的数据存放在电子健康档案数据中心。

（3）居民健康档案的使用

①已建档居民到乡镇卫生院、村卫生室、社区卫生服务中心（站）复诊时，在调取其健康档案后，由接诊医生根据复诊情况，及时更新、补充相应记录内容。

②入户开展医疗卫生服务时，应事先查阅服务对象的健康档案并携带相应表单，在服务过程中记录、补充相应内容。已建立电子健康档案信息系统的机构应同时更新电子健康档案。

③对于需要转诊、会诊的服务对象，由接诊医生填写转诊、会诊记录。

④所有的服务记录由责任医务人员或档案管理人员统一汇总、及时归档。

（4）居民健康档案的终止和保存

①居民健康档案的终止缘由包括死亡、迁出、失访等，均需记录日期。对于迁出辖区的还要记录迁往地点的基本情况、档案交接记录等。

②纸质健康档案应逐步过渡到电子健康档案，纸质和电子健康档案由健康档案管理单位（即居民死亡或失访前管理其健康档案的单位）参照现有规定中的病历保存年限、方式负责保存。

3. 服务流程

（1）确定建档对象流程　如图 2-1 所示。

（2）居民健康档案管理流程　如图 2-2 所示。

图 2－1　确定建档对象流程图

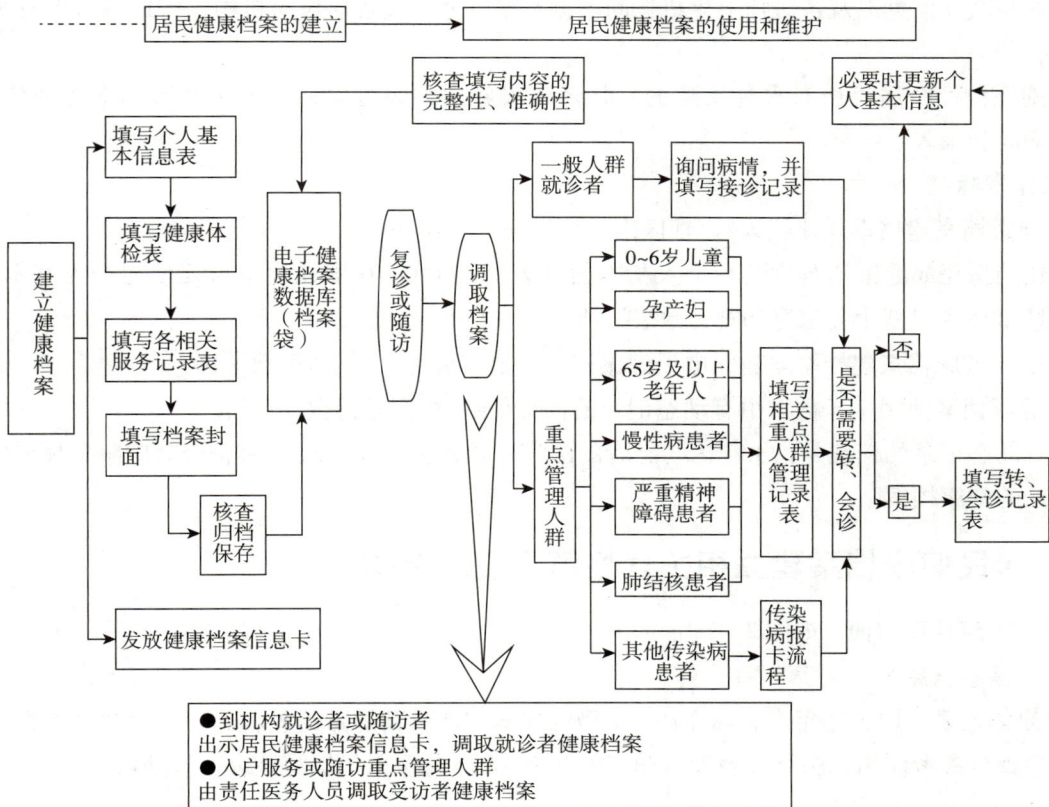

图 2－2　居民健康档案管理流程图

4. 服务要求

（1）乡镇卫生院、村卫生室、社区卫生服务中心（站）负责首次建立居民健康档案、更新信息、保存档案，卫生计生行政部门负责健康档案的监督与管理。

（2）健康档案的建立要遵循自愿与引导相结合的原则，在使用过程中要注意保护服务对象的个人隐私，建立电子健康档案的地区，要注意保护信息系统的数据安全。

（3）乡镇卫生院、村卫生室、社区卫生服务中心（站）应通过多种信息采集方式建立居民健康档案，及时更新健康档案信息。已建立电子健康档案的地区应保证居民接受医疗卫生服务的信息能汇总到电子健康档案中，保持资料的连续性。

（4）统一为居民健康档案进行编码，采用 17 位编码制，以国家统一的行政区划编码为基础，以村（居）委会为单位，编制居民健康档案唯一编码。同时将建档居民的身份证号作为身份识别码，为在信息平台上实现资源共享奠定基础。

（5）按照国家有关专项服务规范要求记录相关内容，记录内容应齐全完整、真实准确、书写规范、基础内容无缺失。各类检查报告单据和转、会诊的相关记录应粘贴留存归档，如果服务对象需要可提供副本。已建立电子版化验和检查报告单据的机构，化验及检查的报告单据交居民留存。

（6）健康档案管理要具有必需的档案保管设施设备，按照防盗、防晒、防高温、防火、防潮、防尘、防鼠和防虫等要求妥善保管健康档案，指定专（兼）职人员负责健康档案管理工作，保证健康档案完整、安全。电子健康档案应有专（兼）职人员维护。

（7）积极应用中医药方法为居民提供健康服务，记录相关信息纳入健康档案管理。

（8）电子健康档案在建立完善、信息系统开发、信息传输全过程中应遵循国家统一的相关数据标准与规范。电子健康档案信息系统应与新农合、城镇基本医疗保险等医疗保障系统相衔接，逐步实现健康管理数据与医疗信息以及各医疗卫生机构间数据互联互通，实现居民跨机构、跨地域就医行为的信息共享。

（9）对于同一个居民患有多种疾病的，其随访服务记录表可以通过电子健康档案实现信息整合，避免重复询问和录入。

5. 工作指标

（1）健康档案建档率 = 建档人数/辖区内常住居民数 × 100%

注：建档指完成健康档案封面和个人基本信息表，其中 0 ~ 6 岁儿童不需要填写个人基本信息表，其基本信息填写在"新生儿家庭访视记录表"上。

（2）电子健康档案建档率 = 建立电子健康档案人数/辖区内常住居民数 × 100%

（3）健康档案使用率 = 档案中有动态记录的档案份数/档案总份数 × 100%

注：有动态记录的档案是指 1 年内与患者的医疗记录相关联和（或）有符合对应服务规范要求的相关服务记录的健康档案。

三、居民健康档案建立相关表格填写说明及指导

1. 居民健康档案封面　如图 2 - 3 所示。

2. 个人基本信息表　见表 2 - 1。

3. 健康体检表　用于老年人、高血压、2 型糖尿病和严重精神障碍患者等的年度健康检查。一般居民的健康检查可参考使用，肺结核患者、孕产妇和 0 ~ 6 岁儿童无须填写该表。本处略。

4. 接诊记录表　见表 2 - 2。

5. 会诊记录表　见表 2 - 3。

6. 双向转诊单 见表 2 – 4。

7. 居民健康档案信息卡 见表 2 – 5。

编号□□□□□□-□□□-□□□-□□□□□

居民健康档案

姓　　名：_____

现 住 址：_____

户籍住址：_____

联系电话：_____

乡镇（街道）名称：_____

村（居）委会名称：_____

建档单位：_____

建 档 人：_____

责任医生：_____

建档日期：_____年___月___日

图 2 – 3　居民健康档案封面

表 2 – 1　个人基本信息表

姓名			编号□□□ – □□□□□	
性别	1 男　2 女　9 未说明的性别　0 未知的性别　　　□		出生日期	□□□□ □□ □□
身份证号		工作单位		
本人电话		联系人姓名	联系人电话	
常住类型	1 户籍　2 非户籍　　　□	民族	01 汉族　99 少数民族（填写全称）　□	
血型	1 A 型　2 B 型　3 O 型　4 AB 型　5 不详　/　RH：1 阴性　2 阳性　3 不详　　　□/□			
文化程度	1 研究生　2 大学本科　3 大学专科和专科学校　4 中等专业学校　5 技工学校　6 高中　7 初中　8 小学 9 文盲或半文盲　10 不详　　　□			
职业	0 国家机关、党群组织、企业、事业单位负责人　1 专业技术人员　2 办事人员和有关人员 3 商业、服务业人员　4 农、林、牧、渔、水利业生产人员 5 生产、运输设备操作人员及有关人员　6 军人　7 不便分类的其他从业人员　8 无职业　　　□			
婚姻状况	1 未婚　2 已婚　3 丧偶　4 离婚　5 未说明的婚姻状况　　　□			
医疗费用 支付方式	1 城镇职工基本医疗保险　2 城镇居民基本医疗保险　3 新型农村合作医疗 4 贫困救助　5 商业医疗保险　6 全公费　7 全自费　8 其他　　　□/□/□			

药物过敏史	1 无　2 青霉素　3 磺胺　4 链霉素　5 其他	□/□/□/□
暴 露 史	1 无　2 化学品　3 毒物　4 射线	□/□/□

既往史	疾病	1 无　2 高血压　3 糖尿病　4 冠心病　5 慢性阻塞性肺疾病　6 恶性肿瘤　7 脑卒中 8 严重精神障碍　9 结核病　10 肝炎　11 其他法定传染病　12 职业病　13 其他 □ 确诊时间　　年　　月/□ 确诊时间　　年　　月/□ 确诊时间　　年　　月 □ 确诊时间　　年　　月/□ 确诊时间　　年　　月/□ 确诊时间　　年　　月	
	手术	1 无　2 有：名称①　　时间　　／名称②　　时间	□
	外伤	1 无　2 有：名称①　　时间　　／名称②　　时间	□
	输血	1 无　2 有：原因①　　时间　　／原因②　　时间	□

家族史	父　　亲	□/□/□/□/□/□	母亲	□/□/□/□/□/□
	兄弟姐妹	□/□/□/□/□/□	子女	□/□/□/□/□/□
	1 无　2 高血压　3 糖尿病 4 冠心病　5 慢性阻塞性肺疾病　6 恶性肿瘤　7 脑卒中 8 严重精神障碍　9 结核病　10 肝炎　11 先天畸形　12 其他			

遗传病史	1 无　2 有：疾病名称＿＿＿＿＿	□
残疾情况	1 无残疾　2 视力残疾　3 听力残疾　4 言语残疾　5 肢体残疾 6 智力残疾　7 精神残疾　8 其他残疾	□/□/□/□/□/□

生活环境*	厨房排风设施	1 无　2 油烟机　3 换气扇　4 烟囱	□
	燃料类型	1 液化气　2 煤　3 天然气　4 沼气　5 柴火　6 其他	□
	饮水	1 自来水　2 经净化过滤的水　3 井水　4 河湖水　5 塘水　6 其他	□
	厕所	1 卫生厕所　2 一格或二格粪池式　3 马桶　4 露天粪坑　5 简易棚厕	□
	禽畜栏	1 无　2 单设　3 室内　4 室外	□

填表说明：

1. 本表用于居民首次建立健康档案时填写。如果居民的个人信息有所变动，可在原条目处修改，并注明修改时间或重新填写。若失访，在空白处写明失访原因；若死亡，写明死亡日期和死亡原因。若迁出，记录迁往地点基本情况、档案交接记录。0～6 岁儿童无须填写该表。

2. 性别：按照国标分为男、女、未知的性别及未说明的性别。

3. 出生日期：根据居民身份证的出生日期，按照年（4 位）、月（2 位）、日（2 位）顺序填写，如 19490101。

4. 工作单位：应填写目前所在工作单位的全称。离退休者填写最后工作单位的全称；下岗待业或无工作经历者需具体注明。

5. 联系人姓名：填写与建档对象关系紧密的亲友姓名。

6. 民族：少数民族应填写全称，如彝族、回族等。

7. 血型：在前一个"□"内填写与 ABO 血型对应编号的数字；在后一个"□"内填写与"RH"血型对应编号的数字。

8. 文化程度：指截至建档时，本人接受国内外教育所取得的最高学历或现有水平所相当的学历。

9. 药物过敏史：表中药物过敏主要列出青霉素、磺胺或者链霉素过敏，如有其他药物过敏，请在其他栏中写明名称。

10. 既往史：

（1）疾病 填写现在和过去曾经患过的某种疾病，包括建档时还未治愈的慢性病或某些反复发作的疾病，并写明确诊时间，如有恶性肿瘤，请写明具体的部位或疾病名称，如有职业病，请填写具体名称。对于经医疗单位明确诊断的疾病都应以一级及以上医院的正式诊断为依据，有病史卡的以卡上的疾病名称为准，没有病史卡的应有证据证明是经过医院明确诊断的。可以多选。

（2）手术填写曾经接受过的手术治疗。如有，应填写具体手术名称和手术时间。

（3）外伤填写曾经发生的后果比较严重的外伤经历。如有，应填写具体外伤名称和发生时间。

（4）输血填写曾经接受过的输血情况。如有，应填写具体输血原因和发生时间。

11. 家族史：指直系亲属（父亲、母亲、兄弟姐妹、子女）中是否患过所列出的具有遗传性或遗传倾向的疾病或症状。有则选择具体疾病名称对应编号的数字，可以多选。没有列出的请在"其他"中写明。

12. 生活环境：农村地区在建立居民健康档案时需根据实际情况选择填写此项。

表 2-2 接诊记录表

姓名：＿＿＿＿＿＿＿＿＿＿＿＿ 编号□□□-□□□□□

就诊者的主观资料：

就诊者的客观资料：

评估：

处置计划：

医生签字：

接诊日期：　　年　　月　　日

填表说明：

1. 本表供居民由于急性或短期健康问题接受咨询或医疗卫生服务时使用，以能够如实反映居民接受服务的全过程为目的，根据居民接受服务的具体情况填写。

2. 就诊者的主观资料：包括主诉、咨询问题和卫生服务要求等。

3. 就诊者的客观资料：包括查体、实验室检查、影像检查等结果。

4. 评估：根据就诊者的主、客观资料作出的初步印象、疾病诊断或健康问题评估。

5. 处置计划：指在评估基础上制定的处置计划，包括诊断计划、治疗计划、患者指导计划等。

表 2-3 会诊记录表

姓名：＿＿＿＿＿＿＿＿＿＿＿＿ 编号□□□-□□□□□

会诊原因：

会诊意见：

会诊医生及其所在医疗卫生机构：

医疗卫生机构名称	会诊医生签字
＿＿＿＿＿＿＿＿＿	＿＿＿＿＿＿＿＿＿
＿＿＿＿＿＿＿＿＿	＿＿＿＿＿＿＿＿＿
＿＿＿＿＿＿＿＿＿	＿＿＿＿＿＿＿＿＿
＿＿＿＿＿＿＿＿＿	＿＿＿＿＿＿＿＿＿

责任医生：

会诊日期：　　年　　月　　日

填表说明：

1. 本表供居民接受会诊服务时使用。

2. 会诊原因：责任医生填写患者需会诊的主要情况。

3. 会诊意见：责任医生填写会诊医生的主要处置、指导意见。

4. 会诊医生及其所在医疗卫生机构：填写会诊医生所在医疗卫生机构名称并签署会诊医生姓名。来自同一医疗卫生机构的会诊医生可以只填写一次机构名称，然后在同一行依次签署姓名。

表 2－4　双向转诊单

存　根

患者姓名：＿＿＿＿＿＿＿＿＿＿　性别：＿＿＿＿＿　年龄：＿＿＿＿＿＿＿＿＿＿

档案编号：＿＿＿＿＿＿＿＿＿＿　家庭住址：＿＿＿＿＿＿＿＿＿＿＿＿＿

联系电话：＿＿＿＿＿＿＿＿

　　于＿＿＿年＿＿＿月＿＿＿日因病情需要，转入＿＿＿＿＿＿＿＿＿单位＿＿＿＿＿＿科室＿＿＿＿

接诊医生。

转诊医生（签字）：

年　　月　　日

双向转诊（转出）单

＿＿＿＿＿＿＿＿＿＿＿＿＿＿（机构名称）：

　　现有患者＿＿＿＿＿性别＿＿＿＿＿年龄＿＿＿＿＿因病情需要，需转入贵单位，请予以接诊。

初步印象：

主要现病史（转出原因）：

主要既往史：

治疗经过：

转诊医生（签字）：

联系电话：

＿＿＿＿＿＿＿＿（机构名称）

年　　月　　日

填表说明：
1. 本表供居民双向转诊转出时使用，由转诊医生填写。
2. 初步印象：转诊医生根据患者病情做出的初步判断。
3. 主要现病史：患者转诊时存在的主要临床问题。
4. 主要既往史：患者既往存在的主要疾病史。
5. 治疗经过：经治医生对患者实施的主要诊治措施。

存　根

患者姓名：_____　性别：_____　年龄：_____　病案号：_____

家庭住址：_____

联系电话：_____　于_____年_____月_____

日因病情需要，转回_____单位

_____接诊医生。

转诊医生（签字）：

年　　月　　日

双向转诊（回转）单

_____（机构名称）：

现有患者_____因病情需要，现转回贵单位，请予以接诊。

诊断结果_____　住院病案号_____

主要检查结果：

治疗经过、下一步治疗方案及康复建议：

转诊医生（签字）：

联系电话：

_____（机构名称）

年　　月　　日

填表说明：
1. 本表供居民双向转诊回转时使用，由转诊医生填写。
2. 主要检查结果：填写患者接受检查的主要结果。
3. 治疗经过：经治医生对患者实施的主要诊治措施。
4. 康复建议：填写经治医生对患者转出后需要进一步治疗及康复提出的指导建议。

表 2 – 5　居民健康档案信息卡

（正面）

姓名		性别		出生日期	年　月　日
健康档案编号				□□□ – □□□□□	
ABO 血型		□A　□B　□O　□AB		RH 血型	□Rh 阴性　□Rh 阳性　□不详

慢性病患病情况：

□无　□高血压　□糖尿病　□脑卒中　□冠心病　□哮喘

□职业病　□其他疾病＿＿＿＿＿＿＿＿＿

过敏史：

（反面）

家庭住址		家庭电话	
紧急情况联系人		联系人电话	
建档机构名称		联系电话	
责任医生或护士		联系电话	
其他说明：			

填表说明：

1. 居民健康档案信息卡为正反两面，根据居民信息如实填写，应与健康档案对应项目的填写内容一致。

2. 过敏史：过敏主要指青霉素、磺胺、链霉素过敏，如有其他药物或食物等其他物质（如花粉、乙醇、油漆等）过敏，请写明过敏物质名称。

第二节　健康教育

PPT

一、概述

健康教育是有计划、有组织、有评价的系统干预活动，它以调查研究为前提，以传播健康信息为主要措施，以改善对象的健康相关行为为目标，从而达到预防疾病，促进健康，提高生活质量的最终目的。健康教育通过信息传播和行为干预，帮助个人和群体掌握卫生保健知识，树立健康观念，合理利用资源，形成有利于健康行为和生活方式的教育活动与过程，消除或减轻影响健康的危险因素，预防疾病，促进健康，提高生活质量。健康教育着手于解决目前人群中主要的健康问题，具有低投入、高产出、效益高的特点，是实现人人享有卫生保健的重要措施。常见的健康教育的方法是根据人群特点制定健康教育处方、制定健康教育的宣传材料如折页、传单、手册、海报、字画、横幅、视频、宣传栏、黑板报等。

二、健康教育服务规范

1. 服务对象 辖区内常住居民。

2. 服务内容

（1）健康教育内容

①宣传普及《中国公民健康素养——基本知识与技能（2015 年版）》。配合有关部门开展公民健康素养促进行动。

②对青少年、妇女、老年人、残疾人、0～6 岁儿童家长等人群进行健康教育。

③开展合理膳食、控制体重、适当运动、心理平衡、改善睡眠、限盐、控烟、限酒、科学就医、合理用药、戒毒等健康生活方式和可干预危险因素的健康教育。

④开展心脑血管、呼吸系统、内分泌系统、肿瘤、精神疾病等重点慢性非传染性疾病和结核病、肝炎、艾滋病等重点传染性疾病的健康教育。

⑤开展食品卫生、职业卫生、放射卫生、环境卫生、饮水卫生、学校卫生和计划生育等公共卫生问题的健康教育。

⑥开展突发公共卫生事件应急处置、防灾减灾、家庭急救等健康教育。

⑦宣传普及医疗卫生法律法规及相关政策。

（2）服务形式及要求 🅴 微课 2

①提供健康教育资料：a. 发放印刷资料。印刷资料包括健康教育折页、健康教育处方和健康手册等。放置在乡镇卫生院、村卫生室、社区卫生服务中心（站）的候诊区、诊室、咨询台等处。每个机构每年提供不少于 12 种内容的印刷资料，并及时更新补充，保障使用。b. 播放音像资料。音像资料为视听传播资料，如 VCD、DVD 等各种影音视频资料。机构正常应诊的时间内，在乡镇卫生院、社区卫生服务中心门诊候诊区、观察室、健教室等场所或宣传活动现场播放。每个机构每年播放音像资料不少于 6 种。

②设置健康教育宣传栏：乡镇卫生院和社区卫生服务中心宣传栏不少于 2 个，村卫生室和社区卫生服务站宣传栏不少于 1 个，每个宣传栏的面积不少于 2 平方米。宣传栏一般设置在机构的户外、健康教育室、候诊室、输液室或收费大厅的明显位置，宣传栏中心位置距地面 1.5～1.6 米高。每个机构每 2 个月最少更换 1 次健康教育宣传栏内容。

③开展公众健康咨询活动：利用各种健康主题日或针对辖区重点健康问题，开展健康咨询活动并发放宣传资料。每个乡镇卫生院、社区卫生服务中心每年至少开展 9 次公众健康咨询活动。

④举办健康知识讲座：定期举办健康知识讲座，引导居民学习、掌握健康知识及必要的健康技能，促进辖区内居民的身心健康。每个乡镇卫生院和社区卫生服务中心每月至少举办 1 次健康知识讲座，村卫生室和社区卫生服务站每两个月至少举办 1 次健康知识讲座。

⑤开展个体化健康教育：乡镇卫生院、村卫生室和社区卫生服务中心（站）的医务人员在提供门诊医疗、上门访视等医疗卫生服务时，要开展有针对性的个体化健康知识和健康技能的教育。

3. 服务流程 如图 2-4 所示。

4. 服务要求

（1）乡镇卫生院和社区卫生服务中心应配备专（兼）职人员开展健康教育工作，每年接受健康教育专业知识和技能培训不少于 8 学时。树立全员提供健康教育服务的观念，将健康教育与日常提供的医疗卫生服务结合起来。

（2）具备开展健康教育的场地、设施、设备，并保证设施设备完好、正常使用。

收集辖区内健康相关信息，明确辖区内主要健康
问题，开展目标人群的健康需求评估

制定和实施年度计划

| 提供健康教育资料 / 设置健康教育宣传栏 | 开展公众健康咨询活动 | 举办健康知识讲座 | 开展个体化健康教育 |

提供健康教育资料　设置健康教育宣传栏

明确辖区内常见病、多发病和季节性高发病等主要健康问题，确定健康教育的核心信息和目标人群

结合实际，编制、编写或委托制作健康教育资料和宣传栏

发放健康教育资料，定期更换宣传栏内容

开展公众健康咨询活动

确定活动主题与内容

准备活动资料

协调活动场地

发放活动通知

组织目标人群

活动实施

填写活动记录

举办健康知识讲座

确定讲座主题

编写教案

确定授课老师

落实场地、设备

发放通知

活动实施

填写活动记录

开展个体化健康教育

对就诊对象的健康问题、健康危险因素进行综合评估

确定健康教育内容

讲解有关疾病知识、健康知识、合理用药知识、自我保健技能等

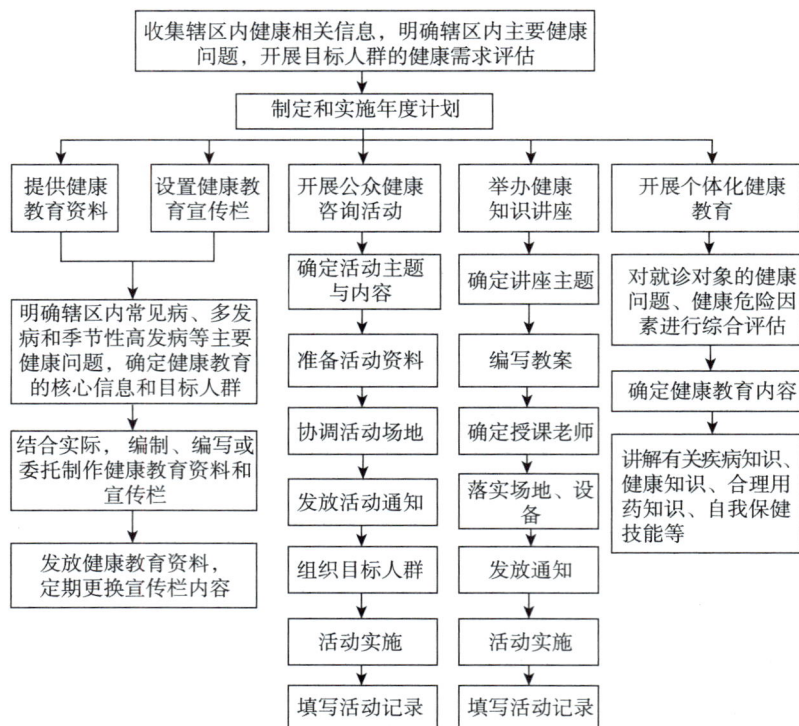

图 2-4 健康教育服务流程图

（3）制定健康教育年度工作计划，保证其可操作性和可实施性。健康教育内容要通俗易懂，并确保其科学性、时效性。健康教育材料可委托专业机构统一设计、制作，有条件的地区，可利用互联网、手机短信等新媒体开展健康教育。

（4）有完整的健康教育活动记录和资料，包括文字、图片、影音文件等，并存档保存。每年做好年度健康教育工作的总结评价。

（5）加强与乡镇政府、街道办事处、村（居）委会、社会团体等辖区其他单位的沟通和协作，共同做好健康教育工作。

（6）充分发挥健康教育专业机构的作用，接受健康教育专业机构的技术指导和考核评估。

（7）充分利用基层卫生和计划生育工作网络和宣传阵地，开展健康教育工作，普及卫生计生政策和健康知识。

（8）运用中医理论知识，在饮食起居、情志调摄、食疗药膳、运动锻炼等方面，对居民开展养生保健知识宣教等中医健康教育，在健康教育印刷资料、音像资料、宣传栏以及讲座、咨询活动等方面，应有一定比例的中医药内容。

5. 工作指标

（1）发放健康教育印刷资料的种类和数量。

（2）播放健康教育音像资料的种类、次数和时间。

（3）健康教育宣传栏的设置和内容更新情况。

（4）举办健康教育讲座和健康教育咨询活动的次数和参加人数。

6. 健康教育活动记录表 见表 2-6。

表 2-6　健康教育活动记录表

活动时间：		活动地点：
活动形式：		
活动主题：		
组织者：		
主讲人：		
接受健康教育人员类别：		接受健康教育人数：
健康教育资料发放种类及数量：		
活动内容：		
活动总结评价：		
存档材料请附后	□印刷材料　　□影音材料　　□签到表	

填表人（签字）：　　　负责人（签字）：

填表时间：　　年　月　日

第三节　传染病及突发公共卫生事件报告和处理

PPT

一、传染病及突发公共卫生事件

突发公共卫生事件是指突然发生，造成或者可能造成社会公众健康严重损害的重大传染病疫情、群体性不明原因疾病、重大食物和职业中毒及其他影响社会公众健康的事件。在突发公共卫生事件发生前或者出现后，对可能引起突发公共卫生事件的因素进行预防和对已出现的突发公共卫生事件进行及时的上报，采取相应的紧急监测预警和紧急处理，是保证突发公共卫生事件有效控制，减少社会经济和人民群众健康危害的重要措施。

突发公共卫生事件按照性质、危害程度、涉及范围，分为特别重大（Ⅰ级）、重大（Ⅱ级）、较大（Ⅲ级）和一般（Ⅳ级）四级，依次用红色、橙色、黄色、蓝色进行预警。

传染病是指病原体（含细菌、病毒、寄生虫、支原体、衣原体等）感染的，能在人与人、人与动物、动物与动物之间相互传播的感染性疾病。传染病在人群中发生发展的过程需要具备传染源、传播途径、易感人群三个基本环节，传染病的流行强度根据其严重程度和波及范围可分为散发、暴发、流行、大流行。传染病的传播和流行严重影响居民生命健康和社会的经济发展。法定传染病的规范报告，及时的上报和采取应急处理措施，是有效控制传染病传播和流行的重要保障。目前，国家法定传染病共 3 类40 种。 微课3

传染病和突发公共卫生事件相关报告遵循依法报告、统一规范、属地管理、准确及时、分级分类的原则开展，也是国家重要的基本公共卫生服务项目之一。

二、传染病和突发公共卫生事件报告和处理服务规范

1. 服务对象　辖区内服务人口。

2. 服务内容

（1）传染病疫情和突发公共卫生事件风险管理　在疾病预防控制机构和其他专业机构指导下，乡镇卫生院、村卫生室和社区卫生服务中心（站）协助开展传染病疫情和突发公共卫生事件风险排查、

收集和提供风险信息、参与风险评估和应急预案制（修）订。

（2）传染病和突发公共卫生事件的发现、登记　乡镇卫生院、村卫生室和社区卫生服务中心（站）应规范填写门诊日志、入/出院登记本、X 线检查和实验室检测结果登记本。首诊医生在诊疗过程中发现传染病患者及疑似患者后，按要求填写《中华人民共和国传染病报告卡》；如发现或怀疑为突发公共卫生事件时，按要求填写《突发公共卫生事件相关信息报告卡》。

（3）传染病和突发公共卫生事件相关信息报告

①报告程序与方式：具备网络直报条件的机构，在规定时间内进行传染病和（或）突发公共卫生事件相关信息的网络直报；不具备网络直报条件的，按相关要求通过电话、传真等方式进行报告，同时向辖区县级疾病预防控制机构报送《传染病报告卡》和（或）《突发公共卫生事件相关信息报告卡》。

②报告时限：发现甲类传染病和乙类传染病中的肺炭疽、传染性非典型肺炎、脊髓灰质炎、人感染高致病性禽流感患者或疑似患者，或发现其他传染病、不明原因疾病暴发和突发公共卫生事件相关信息时，应按有关要求于 2 小时内报告。发现其他乙、丙类传染病患者、疑似患者和规定报告的传染病病原携带者，应于 24 小时内报告。

③订正报告和补报发现：报告错误或报告病例转归或诊断情况发生变化时，应及时对《传染病报告卡》和（或）《突发公共卫生事件相关信息报告卡》等进行订正；对漏报的传染病病例和突发公共卫生事件，应及时进行补报。

（4）传染病和突发公共卫生事件的处理

①患者医疗救治和管理：按照有关规范要求，对传染病患者、疑似患者采取隔离、医学观察等措施，对突发公共卫生事件伤者进行急救，及时转诊，书写医学记录及其他有关资料并妥善保管。

②传染病密切接触者和健康危害暴露人员的管理：协助开展传染病接触者或其他健康危害暴露人员的追踪、查找，对集中或居家医学观察者提供必要的基本医疗和预防服务。

③流行病学调查：协助对本辖区患者、疑似患者和突发公共卫生事件开展流行病学调查，收集和提供患者、密切接触者、其他健康危害暴露人员的相关信息。

④疫点疫区处理：做好医疗机构内现场控制、消毒隔离、个人防护、医疗垃圾和污水的处理工作。协助对被污染的场所进行卫生处理，开展杀虫、灭鼠等工作。

⑤应急接种和预防性服药：协助开展应急接种、预防性服药、应急药品和防护用品分发等工作，并提供指导。

⑥宣传教育：根据辖区传染病和突发公共卫生事件的性质和特点，开展相关知识技能和法律法规的宣传教育。

（5）协助上级专业防治机构做好结核病和艾滋病患者的宣传、指导服务以及非住院患者的治疗管理工作，相关技术要求参照有关规定。

3. 服务流程　针对辖区内服务人口开展传染病和突发公共卫生事件的风险管理。首诊医生在诊疗过程中发现传染病患者及疑似患者后，按要求填写《传染病报告卡》，发现或怀疑为突发公共卫生事件时，按要求填写《突发公共卫生事件相关信息报告卡》。在规定时间内进行传染病和（或）突发公共卫生事件相关信息的网络直报，不具备网络直报条件的，按相关要求通过电话、传真等方式进行报告，同时向辖区县级疾病预防控制机构报送《传染病报告卡》和（或）《突发公共卫生事件相关信息报告卡》，并进行相关的处理。传染病及突发公共卫生事件的报告和处理服务流程如图 2-5 所示。

4. 服务要求

（1）乡镇卫生院、村卫生室和社区卫生服务中心（站）应按照《中华人民共和国传染病防治法》《突发公共卫生事件应急条例》《国家突发公共卫生事件应急预案》等法律法规要求，建立健全传染病

风险管理	→	发现、登记	→	报告	→	处理
1.协助进行风险排查。 2.收集和提供风险信息。 3.参与风险评估。 4.参与应急预案制订。		1.首诊医生在诊疗过程中发现传染病患者、疑似患者后，按要求填写《传染病报告卡》。 2.如发现或怀疑为突发公共卫生事件时，按要求填写《突发公共卫生事件相关信息报告卡》。		1.报告程序和方式： 具备网络直报条件的责任报告单位，在规定时间内进行传染病和（或）突发公共卫生事件相关信息的网络直报；不具备网络直报条件的责任报告单位，按相关要求通过电话、传真等方式进行传染病和（或）突发公共卫生事件相关信息报告，同时向辖区县级疾病预防控制机构报送《传染病报告卡》和（或）《突发公共卫生事件相关信息报告卡》。 2.报告时限： 发现甲类传染病和乙类传染病中的肺炭疽、传染性非典型肺炎、埃博拉出血热、人感染禽流感、寨卡病毒病、黄热病、拉沙热、裂谷热、西尼罗病毒等新发输入传染病患者和疑似患者，或发现其他传染病、不明原因疾病暴发和突发公共卫生事件相关信息时，应按有关要求于2小时内报告。发现其他乙、丙类传染病患者、疑似患者和规定报告的传染病病原携带者，应于24小时内报告。 3.订正报告和补报： 发现报告错误或报告病例转归或诊断情况发生变化时，应及时对《传染病报告卡》和（或）《突发公共卫生事件相关信息报告卡》等进行订正；对漏报的传染病病例和（或）突发公共卫生事件，应及时进行补报。		1.患者医疗救治和管理。 2.传染病接触者和健康危害暴露人员的管理。 3.流行病学调查。 4.疫点疫区处理。 5.应急接种和预防性服药。 6.宣传教育。

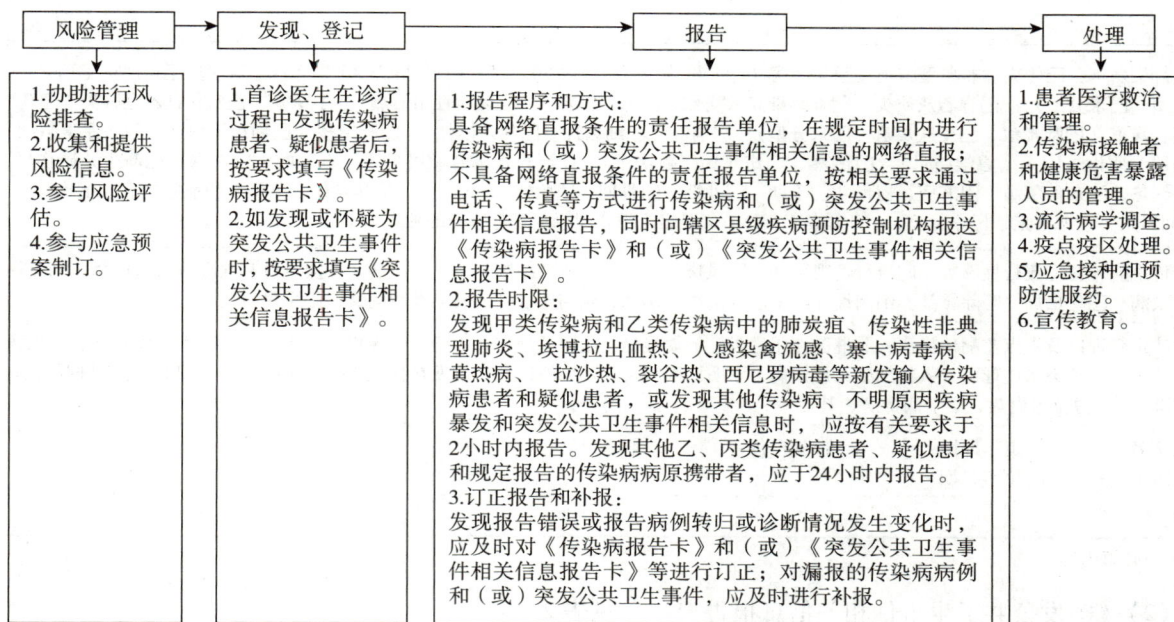

图 2-5　传染病及突发公共卫生事件的报告和处理服务流程图

和突发公共卫生事件报告管理制度，协助开展传染病和突发公共卫生事件的报告和处置。

（2）乡镇卫生院、村卫生室和社区卫生服务中心（站）要配备专（兼）职人员负责传染病疫情及突发公共卫生报告管理工作，定期对工作人员进行相关知识和技能的培训。

（3）乡镇卫生院、村卫生室和社区卫生服务中心（站）要做好相关服务记录，《传染病报告卡》和《突发公共卫生事件相关信息报告卡》应至少保留 3 年。

5. 工作指标

（1）传染病疫情报告率 = 报告卡片数/登记传染病病例数×100%

（2）传染病疫情报告及时率 = 报告及时的病例数/报告传染病病例数×100%

（3）突发公共卫生事件相关信息报告率 = 及时报告的突发公共卫生事件相关信息数/应报告突发公共卫生事件相关信息数×100%

6. 管理服务规范表格及说明

（1）《传染病报告卡》　见表 2-7。

表 2-7　传染病报告卡

卡片编号：　　　　　　卡片类别：1. 初次报告　2. 订正报告

姓名＊：　　　　　（患儿家长姓名：　　　　　）
有效证件号＊：□□□□□□□□□□□□□□□□□□　　性别＊：□男□女
出生日期＊：　　年　月　日（如出生日期不详，实足年龄：　　年龄单位：□岁□月□天）
工作单位（学校）：　　　　　联系电话：
患者属于＊：□本县区　□本市其他县区　□本省其他地市　□外省　□港澳台　□外籍
现住址（详填）＊：　　省　　市　　县（区）　　乡（镇、街道）　　村（门牌号）
人群分类＊：□幼托儿童　□散居儿童　□学生（大中小学）　□教师　□保育员及保姆　□餐饮食品业　□公共场所服务员
□商业服务　□医务人员　□工人　□民工　□农民　牧民　□渔（船）民　□海员及长途驾驶员　□干部职员　□离退休人员
□家务及待业　□其他（　　）　□不详
病例分类＊：（1）□临床诊断病例　□确诊病例　□疑似病例　□病原携带者　□埃博拉留观病例
（2）□未分型　□急性　□慢性（乙型肝炎＊、血吸虫病＊、丙肝）
发病日期＊：　　年　月　日（病原携带者填初检日期或就诊时间）
诊断日期＊：　　年　月　日　　　死亡日期：　　年　月　日

甲类传染病＊：□鼠疫　□霍乱

乙类传染病＊：□传染性非典型肺炎　□艾滋病（□艾滋病患者　□HIV）　□病毒性肝炎（□甲型　□乙型　□丙型　□丁型　□戊型　□未分型）　□脊髓灰质炎　□人感染高致病性禽流感　□麻疹　□流行性出血热　□狂犬病　□流行性乙型脑炎　□登革热、炭疽（□肺炭疽　□皮肤炭疽　□未分型）□痢疾（□细菌性　□阿米巴性）□肺结核（□利福平耐药　□病原学阳性　□病原学阴性　□无病原学结果）□伤寒（□伤寒　□副伤寒）□流行性脑脊髓膜炎　□百日咳　□白喉　□新生儿破伤风　□猩红热　□布鲁菌病　□淋病、梅毒（□Ⅰ期　□Ⅱ期　□Ⅲ期　□胎传　□隐性）钩端螺旋体病　□血吸虫病、疟疾（□间日疟　□恶性疟　□未分型）□人感染 H7N9 禽流感　□新型冠状病毒感染的肺炎

丙类传染病＊：□流行性感冒　□流行性腮腺炎　□风疹　□急性出血性结膜炎　□麻风病　□流行性和地方性斑疹伤寒　□黑热病　□包虫病　□丝虫病　□除霍乱、细菌性和阿米巴性痢疾、伤寒和副伤寒以外的感染性腹泻病　□手足口病

其他法定管理以及重点监测传染病：非淋菌性尿道炎、尖锐湿疣、生殖器疱疹、水痘、肝吸虫病、生殖道沙眼衣原体感染、恙虫病、森林脑炎、人感染猪链球菌、人粒细胞无形体病、不明原因肺炎、不明原因死亡、发热伴血小板减少综合征、AFP、中东呼吸综合征（MERS）、埃博拉出血热、寨卡病毒病、其他

订正病名：	退卡原因：	报告单位：	联系电话：
填卡医生＊：	填卡日期＊：　　年　月　日		

备注：

注：＊为必填内容

（2）《突发公共卫生事件相关信息报告卡》　见表 2－8。

表 2－8　突发公共事件相关信息报告卡

□初步报告　□进程报告（次）　□结案报告

报单位（盖章）：　　　　　填报日期：　　年　月　日

报告人：　　　　　　　联系电话：

事件名称：

信息类别：1. 自然灾害　2. 事故灾害　3. 公共卫生事件　4. 社会（公共）安全事件

突发事件等级：1. 特别重大　2. 重大　3. 较大　4. 一般　5. 未分级　6. 非突发事件

初步诊断：　　　　　　　　　　　初步诊断时间：　　年　月　日

订正诊断：　　　　　　　　　　　订正诊断时间：　　年　月　日

确认分级时间：　　年　月　日　　订正分级时间：　　年　月　日

报告地区：　　省　　市　　县（区）

发生地区：　　省　　市　　县（区）　　乡（镇）

详细地点：

事件发生场所：1. 学校；2. 医疗卫生机构；3. 家庭；4. 宾馆、饭店、写字楼；5. 餐饮服务单位；6. 交通运输工具；7. 菜场、商场或超市；8. 车站、码头或机场；9. 党政机关办公场所；10. 企事业单位办公场所；11. 大型厂矿企业生产场所；12. 中小型厂矿企业生产场所；13. 城市住宅小区；14. 城市其他公共场所；15. 农村村庄；16. 农村农田野外；17. 其他重要公共场所；18. 如是医疗卫生机构，则：（1）类别。①公办医疗机构；②疾病预防控制机构；③采供血机构；④检验检疫机构；⑤其他及私立机构；（2）感染部门。①病房；②手术室；③门诊；④化验室；⑤药房；⑥办公室；⑦治疗室；⑧特殊检查室；⑨其他场所；19. 如是学校，则类别：（1）托幼机构；（2）小学；（3）中学；（4）大、中专院校；（5）综合类学校；（6）其他

事件信息来源：1. 属地医疗机构；2. 外地医疗机构；3. 报纸；4. 电视；5. 特服号电话95120；6. 互联网；7. 市民电话报告；8. 上门直接报告；9. 本系统自动预警产生；10. 广播；11. 填报单位人员目睹

其他事件信息来源（详细）：

事件波及的地域范围：

新报告病例数：	新报告死亡数：		排除病例数：
累计报告病例数：	累计报告死亡数：		

事件发生时间：　　年　月　日　时　分

接到报告时间：　　年　月　日　时　分

首例患者发病时间：　　年　月　日　时　分

末例患者发病时间：　　年　月　日　时　分

主要症状体征：

主要措施与效果：

PPT

第四节 卫生计生监督协管

卫生计生监督是由国家卫生行政机关或法律、法规授权的组织及其工作人员执行和适用卫生法律、法规和规章的规定，对公民、法人和其他组织贯彻卫生法规的情况进行督促检查，处理具体卫生行政事务的活动。卫生计生监督是执行相关卫生法律法规的过程，要求监督主体具有执法权。主要内容包括：推行全行业监管；深入开展法律法规监督检查；加强医疗服务监督；加大医疗卫生机构传染病防治和突发公共卫生事件应对监督；强化公共卫生监督；提升计划生育监督能力；加强中医服务监督；开展国家监督抽查。

卫生计生监督是依法建设健康中国、推动医药卫生体制改革、有效促进和实施卫生计生系统法律法规、维护广大人民群众健康权益的有力保障。

卫生计生监督协管是指乡镇卫生院（村卫生室）、社区卫生服务中心（站）等基层医疗卫生机构及其卫生技术人员在卫生计生监督执法机构指导下，协助开展巡查（访）、信息收集、信息报告、宣传指导以及调查处置等。卫生计生监督协管主体仅协助卫生计生监督执法主体，不要求具有执法权。是利用覆盖城乡的三级公共卫生网络和基层医疗卫生机构，解决卫生监督在基层的薄弱问题，从而建成横向到边、纵向到底，全方位覆盖的卫生监督网络体系，可及时发现违反卫生法律法规的行为，为广大群众的安全提供保障。

卫生计生监督协管主要包括：食源性疾病及相关信息报告；饮用水卫生安全巡查；学校卫生服务；非法行医和非法采供血信息报告；计划生育相关信息报告。

卫生计生监督协管的服务对象是指辖区内居住的所有居民。

卫生计生监督协管的工作对象是辖区内的各类学校、二次供水（水箱）单位、农村集中式供水设施；非法行医、非法采供血与非法计生服务提供者。

通过对工作对象行为的规范来服务于辖区内的居民，服务内容如下。

（1）食源性疾病及相关信息报告 即发现或怀疑有食源性疾病、食品污染等对人体健康造成危害或可能造成危害的线索和事件，及时报告。

（2）饮用水卫生安全巡查 协助卫生计生监督执法机构对农村集中式供水、城市二次供水和学校供水进行巡查，协助开展饮用水水质抽检服务，发现异常情况及时报告；协助有关专业机构对供水单位从业人员开展业务培训。

（3）学校卫生服务 即协助卫生计生监督执法机构定期对学校传染病防控开展巡访，发现问题隐患及时报告；指导学校设立卫生宣传栏，协助开展学生健康教育。协助有关专业机构对校医（保健教师）开展业务培训。

（4）非法行医和非法采供血信息报告 协助定期对辖区内非法行医、非法采供血开展巡访，发现相关信息及时向卫生计生监督执法机构报告。

（5）计划生育相关信息报告 协助卫生计生监督执法机构定期对辖区内计划生育机构的计划生育工作进行巡查，协助对辖区内与计划生育相关的活动开展巡访，发现相关信息及时报告。

①卫生计生监督协管服务流程 如图2-6所示。

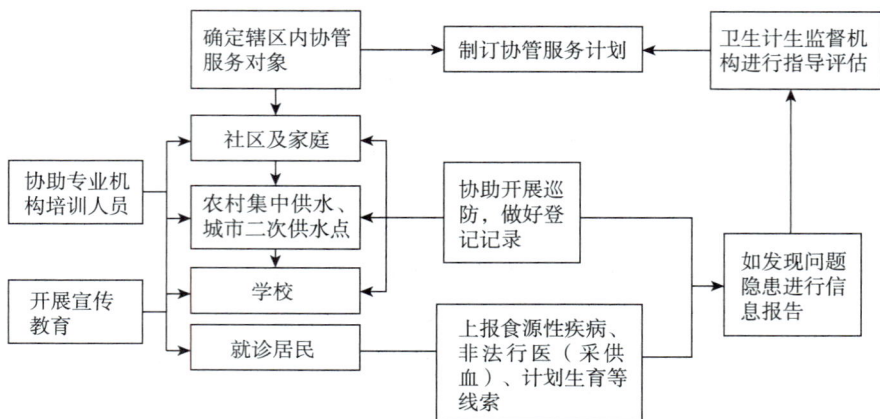

图 2 - 6　卫生计生监督协管服务流程图

②卫生计生监管协管信息报告登记表　见表 2 - 9。

表 2 - 9　卫生计生监督协管信息报告登记表

机构名称：

序号	发现时间	信息类别	信息内容	报告时间	报告人

注：①信息类别，食源性疾病、饮用水卫生、学校卫生、非法行医（采供血）、计划生育；
　　②信息内容，简单描述发现问题（隐患）的地点、内容等有关情况。

③卫生计生监管协管巡查登记表　见表 2 - 10。

表 2 - 10　卫生计生监督协管巡查登记表

机构名称：　　　　年度：

序号	巡查地点与内容	发现的主要问题	巡查日期	巡查人	备注

第五节　健康素养促进行动及免费提供避孕药具

PPT

一、健康素养促进行动

健康素养是指个人获取和理解基本健康信息和服务，并运用这些信息和服务作出正确决策，以维护和促进自身健康的能力。健康促进是指个人与其家庭、社区和国家一起采取措施，鼓励健康的行为，增强人们改进和处理自身健康问题的能力。

1. 服务对象　是指辖区内居民。

2. 主要内容　包括健康促进县（区）建设；健康科普；健康促进医院和戒烟门诊建设；健康素养

和烟草流行监测；12320 热线咨询服务；重点疾病、重点领域和重点人群的健康教育。

（1）中国公民健康素养现状及目标　2015 年 12 月 30 日，国家卫生计生委办公厅印发了《中国公民健康素养——基本知识与技能（2015 年版）》［简称《健康素养 66 条》（2015 年版）（见表 2－11）］，提出了现阶段我国城乡居民应该具备的基本健康知识和理念、健康生活方式与行为、健康基本技能，是评价我国公民健康素养水平的重要依据。

表 2－11　《健康素养 66 条》（2015 年版）

一、基本知识和理念

1. 健康不仅仅是没有疾病或虚弱，而是身体、心理和社会适应的完好状态。

2. 每个人都有维护自身和他人健康的责任，健康的生活方式能够维护和促进自身健康。

3. 环境与健康息息相关，保护环境，促进健康。

4. 无偿献血，助人利己。

5. 每个人都应当关爱、帮助、不歧视病残人员。

6. 定期进行健康体检。

7. 成年人的正常血压为收缩压≥90mmHg 且＜140mmHg，舒张压≥60mmHg 且＜90mmHg；腋下体温 36～37℃；平静呼吸 16～20 次/分；心率 60～100 次/分。

8. 接种疫苗是预防一些传染病最有效、最经济的措施，儿童出生后应当按照免疫程序接种疫苗。

9. 在流感流行季节前接种流感疫苗可减少患流感的机会或减轻患流感后的症状。

10. 艾滋病、乙肝和丙肝通过血液、性接触和母婴三种途径传播，日常生活和工作接触不会传播。

11. 肺结核主要通过患者咳嗽、打喷嚏、大声说话等产生的飞沫传播；出现咳嗽、咳痰 2 周以上，或痰中带血，应当及时检查是否得了肺结核。

12. 坚持规范治疗，大部分肺结核患者能够治愈，并能有效预防耐药结核的产生。

13. 在血吸虫病流行区，应当尽量避免接触疫水；接触疫水后，应当及时进行检查或接受预防性治疗。

14. 家养犬、猫应当接种兽用狂犬病疫苗；人被犬、猫抓伤、咬伤后，应当立即冲洗伤口，并尽快注射抗狂犬病免疫球蛋白（或血清）和人用狂犬病疫苗。

15. 蚊子、苍蝇、老鼠、蟑螂等会传播疾病。

16. 发现病死禽畜要报告，不加工、不食用病死禽畜，不食用野生动物。

17. 关注血压变化，控制高血压危险因素，高血压患者要学会自我健康管理。

18. 关注血糖变化，控制糖尿病危险因素，糖尿病患者应当加强自我健康管理。

19. 积极参加癌症筛查，及早发现癌症和癌前病变。

20. 每个人都可能出现抑郁和焦虑情绪，正确认识抑郁症和焦虑症。

21. 关爱老年人，预防老年人跌倒，识别老年期痴呆。

22. 选择安全、高效的避孕措施，减少人工流产，关爱妇女生殖健康。

23. 保健食品不是药品，正确选用保健食品。

24. 劳动者要了解工作岗位和工作环境中存在的危害因素，遵守操作规程，注意个人防护，避免职业伤害。

25. 从事有毒有害工种的劳动者享有职业保护的权利。

二、健康生活方式与行为

26. 健康生活方式主要包括合理膳食、适量运动、戒烟限酒、心理平衡四个方面。

27. 保持正常体重，避免超重与肥胖。

28. 膳食应当以谷类为主，多吃蔬菜、水果和薯类，注意荤素、粗细搭配。

29. 提倡每天食用奶类、豆类及其制品。

30. 膳食要清淡，要少油、少盐、少糖，食用合格碘盐。

31. 讲究饮水卫生，每天适量饮水。

32. 生、熟食品要分开存放和加工，生吃蔬菜水果要洗净，不吃变质、超过保质期的食品。

33. 成年人每日应当进行（6~10）千步当量的身体活动，动则有益，贵在坚持。

34. 吸烟和二手烟暴露会导致癌症、心血管疾病、呼吸系统疾病等多种疾病。

35. "低焦油卷烟""中草药卷烟"不能降低吸烟带来的危害。

36. 任何年龄戒烟均可获益，戒烟越早越好，戒烟门诊可提供专业戒烟服务。

37. 少饮酒，不酗酒。

38. 遵医嘱使用镇静催眠药和镇痛药等成瘾性药物，预防药物依赖。

39. 拒绝毒品。

40. 劳逸结合，每天保证 7~8 小时睡眠。

41. 重视和维护心理健康，遇到心理问题时应当主动寻求帮助。

42. 勤洗手、常洗澡、早晚刷牙、饭后漱口，不共用毛巾和洗漱用品。

43. 根据天气变化和空气质量，适时开窗通风，保持室内空气流通。

44. 不在公共场所吸烟、吐痰，咳嗽、打喷嚏时遮掩口鼻。

45. 农村使用卫生厕所，管理好人畜粪便。

46. 科学就医，及时就诊，遵医嘱治疗，理性对待诊疗结果。

47. 合理用药，能口服不肌注，能肌注不输液，在医生指导下使用抗生素。

48. 戴头盔、系安全带，不超速、不酒驾、不疲劳驾驶，减少道路交通伤害。

49. 加强看护和教育，避免儿童接近危险水域，预防溺水。

50. 冬季取暖注意通风，谨防煤气中毒。

51. 主动接受婚前和孕前保健，孕期应当至少接受 5 次产前检查并住院分娩。

52. 孩子出生后应当尽早开始母乳喂养，满 6 个月时合理添加辅食。

53. 通过亲子交流、玩耍促进儿童早期发展，发现心理行为发育问题要尽早干预。

54. 青少年处于身心发展的关键时期，要培养健康的行为生活方式，预防近视、超重与肥胖，避免网络成瘾和过早性行为。

三、基本技能

55. 关注健康信息，能够获取、理解、甄别、应用健康信息。

56. 能看懂食品、药品、保健品的标签和说明书。

57. 会识别常见的危险标识，如高压、易燃、易爆、剧毒、放射性、生物安全等，远离危险物。

58. 会测量脉搏和腋下体温。

59. 会正确使用安全套，减少感染艾滋病、性病的危险，防止意外怀孕。

60. 妥善存放和正确使用农药等有毒物品，谨防儿童接触。

61. 寻求紧急医疗救助时拨打 120，寻求健康咨询服务时拨打 12320。

62. 发生创伤出血量较多时，应当立即止血、包扎；对怀疑骨折的伤员不要轻易搬动。

63. 遇到呼吸、心搏骤停的伤病员，会进行心肺复苏。

64. 抢救触电者时，要首先切断电源，不要直接接触触电者。

65. 发生火灾时，用湿毛巾捂住口鼻、低姿逃生；拨打火警电话 119。

66. 发生地震时，选择正确避震方式，震后立即开展自救互救。

　　2020 年我国居民健康素养平均值为 23.15%，2021 年的平均值为 25.40%，已提前达到"健康中国行动"2022 年目标（全国居民健康素养水平要分别不低于 22%）的要求。预计到 2030 年，全国居民健康素养水平定能超过 30%。

　　（2）健康科普　开展健康巡讲活动；传播健康文化；通过媒体、新媒体传播健康科普信息；建设健康教育基地。

　　（3）开展健康促进县（区）的相关建设工作

　　①制定促进健康的公共政策，并开展跨部门健康行动；

②建设健康促进家庭，健康促进社区/村，健康促进医院、学校、机构、企业，创建无烟环境；

③广泛的开展健康教育活动，提高居民健康素养水平；

④建设整洁卫生的生活环境和营造促进健康的社会氛围；

⑤改善居民的健康素养水平、吸烟情况、参加体育锻炼情况等影响居民健康状况的指标。

（4）创建健康促进医院

①改善诊疗环境；

②创建无烟医院，提供戒烟服务；

③开展患者、社区、职工的健康促进工作。

（5）重点疾病和重点领域的健康教育内容　重点疾病健康教育即加强艾滋病、结核病健康教育，重点领域健康教育即开展合理用药、食品安全、职业病、烟草控制、优生优育、生殖健康等领域的健康教育，地域性疾病健康教育主要指普及包虫病、碘缺乏病、鼠疫等地域性疾病防治知识，提高居民自我防病意识和能力。

二、免费提供避孕药具

为保障育龄群众获得安全、有效、适宜的避孕/节育产品和服务，减少非意愿妊娠，防止性传播疾病，提高生殖健康水平，国家在 2017 年 9 月将免费提供避孕药具服务纳入基本公共卫生服务项目，旨在普及科学知识，帮助育龄人群树立正确的避孕节育理念，增强自我保护意识和能力，减少非意愿妊娠，提高群众生殖健康水平，促进母婴安康。免费避孕药具均由政府采购，且有严格的质量标准和检测制度。每年国家药具管理中心对免费避孕药具进行抽检，保证为群众提供合格的避孕药具。国家免费提供的避孕药具严禁有偿销售，每种避孕药具的外包装上都印有"国家免费提供"字样，育龄群众领取不需要花钱。

1. 服务对象　是指辖区内的所有育龄群众（包括流动人口）。

2. 免费避孕药具供应品种　主要包括口服避孕药、外用避孕药、避孕套、皮下埋植剂、宫内节育器等。

3. 为什么要落实避孕措施？人工流产有什么危害？　未采取避孕措施导致非意愿妊娠，下一步将意味着进行人工流产，这会严重损害女性健康和生育能力，严重的还可能引发输卵管阻塞、宫腔粘连、子宫内膜异位症等并发症，甚至导致女性继发不孕等。因此，采取安全、有效、适宜的避孕措施可减少人工流产，多次重复人工流产导致更高的并发症及继发不孕风险。有人工流产史特别是多次人工流产的妇女即使怀孕，也会增加自然流产、早产、胎盘异常及低体重儿等不良妊娠结局发生的风险，危害母婴安全。人工流产对低龄者、未育者影响更大，不仅危害身心健康，由此引发的继发不孕还将影响家庭和谐幸福。

4. 免费避孕药具的采购、存储和调拨、放置、发放服务

（1）省级集中采购　省级卫生健康行政部门是本地区免费基本避孕药具政府采购的责任主体，负责确定采购机构。地市级和县级卫生健康行政部门分别负责制订本辖区需求计划。

（2）存储和调拨　省级卫生健康行政部门委托相关单位做好免费基本避孕药具存储和调拨工作。受托单位在免费基本避孕药具入库、存储、出库和运输等流通环节，遵守国家相关法律法规和管理规范，保障产品质量。对各级从事免费基本避孕药具存储、调拨、放置、发放等服务的机构加强监督管理，严禁免费基本避孕药具流入市场。

（3）药具发放　设有妇科、产科、计划生育科的医疗卫生机构，社区卫生服务中心（站）、乡镇卫生院、村卫生室和符合条件的其他医疗卫生机构均可承担免费基本避孕药具发放工作，在机构内醒目位置做好政策宣传，充分告知群众。皮下埋植剂、宫内节育器可在有资质的医疗机构免费放置。鼓励通过社区、单位、高校、自助发放机等多种渠道、多种形式发放免费基本避孕药具，方便育龄群众获得避孕药具，提高可及性。

目标检测

答案解析

一、选择题

1. 下列基本公共卫生服务项目中面向所有人群的是（　　）。
   A. 儿童健康管理服务　　　　　　　B. 居民健康档案建立与管理服务
   C. 高血压患者健康管理服务　　　　D. 老年人健康管理服务
   E. 中医药健康管理服务

2. 居民健康档案建立的对象是（　　）。
   A. 辖区所有人员　　　　　　　　　B. 辖区部分人员
   C. 辖区内居民　　　　　　　　　　D. 辖区内居住半年以上的户籍居民
   E. 辖区内居住半年以上的户籍居民及非户籍居民

3. 健康档案管理规范的重点人群不包括（　　）。
   A. 0~3 岁儿童　　　　B. 孕产妇　　　　C. 老年人
   D. 慢性病患者　　　　E. 严重精神障碍患者

4. 健康档案管理的第一步是建档，第二步就是要进行必要的（　　）。
   A. 健康档案的存放　　　　　　　　B. 健康档案的质量控制
   C. 健康档案的维护更新　　　　　　D. 健康档案的信息化管理
   E. 发放信息卡

5. 下面不属于健康教育形式的是（　　）。
   A. 演讲　　　　　　　B. 一对一咨询　　　　C. 分发健康小册子
   D. 知识讲座　　　　　E. 发放健康教育处方

6. 下列对健康教育的理解错误的是（　　）。
   A. 人群是健康教育的主要对象
   B. 健康教育以改善对象的健康相关行为为目标
   C. 健康教育的干预活动以调查为前提
   D. 健康教育是以信息传播和行为干预为主要措施的社会活动
   E. 健康教育的首要任务是致力于帮助普通人群积极增进健康水平

7. 2017 年我国发布的国家基本公共卫生服务项目包含（　　）。
   A. 9 类　　　　　　　B. 10 类　　　　　　　C. 11 类
   D. 12 类　　　　　　E. 13 类

8. 在突发公共卫生事件的范围中，应除（　　）外。
   A. 重大食物中毒　　　B. 重大职业中毒　　　C. 重大传染病疫情
   D. 重大非传染性疾病　E. 群体性不明原因疾病

二、思考题

1. 如果您是一名乡镇卫生院医生，你将如何开展糖尿病和高血压患者的健康教育服务？

2. 您所处的地区突发不明原因传染病，作为医务工作人员，您将会作出什么处理？

（王金勇　刘　峰）

书网融合……

| 本章小结 | 微课 1 | 微课 2 | 微课 3 | 题库 |

第三章 面向特殊人群的基本公共卫生服务项目

◎- 学习目标

　　1. 通过本章学习，重点把握预防接种以及0～6岁儿童、孕产妇、老年人健康管理和中医药健康管理的内容。

　　2. 学会针对特殊人群开展基本公共卫生服务项目；熟悉特殊人群服务技术规范流程及工作指标，能根据不同人群特点初步具备开展人群健康管理服务的能力；培养以人为本的观念。

≫ 情境导入

　　情境描述　李女士，31岁，产后10天，因乳头内陷，新生儿不能吸吮乳头，故分娩后一直采用吸奶器吸出母乳装入奶瓶喂养，近两日出现乳房胀痛，体温38.2℃，改用配方奶粉人工喂养。

　　讨论　1. 社区医生在产后访视中遇到这种情况，应该如何处理？

　　　　　　2. 社区医生对产妇还应进行哪些方面的产褥期保健指导？

第一节　预防接种

PPT

　　全球公共卫生实践证明，预防接种是预防、控制、消灭传染病最经济、安全和有效的措施。疫苗接种的普及，避免了无数儿童残疾和死亡。世界各国政府均将预防接种列为最优先的公共预防服务项目。我国通过接种疫苗，实施国家免疫规划，有效地控制了多种传染病发病。通过口服脊髓灰质炎糖丸，自1995年后，我国阻断了本土脊髓灰质炎病毒的传播，使成千上万孩子避免了肢体残疾；普及新生儿乙肝疫苗接种后，我国5岁以下儿童乙肝病毒携带率已从1992年的9.7%降至2014年的0.3%；20世纪中期，我国麻疹年发病人数曾高达900多万，至2020年，年麻疹发病人数已不到1000例；普及儿童计划免疫前，白喉每年可导致数以十万计儿童发病，2006年后，我国已无白喉病例报告。国家免疫规划的实施有效地保护了广大儿童的健康和生命安全。不断提高免疫服务质量，维持高水平接种率是全社会的责任。

一、预防接种概述

（一）预防接种定义

　　预防接种是利用人工制备的抗原或抗体通过适宜的途径对机体进行接种，使机体获得对某种传染病的特异免疫力，以提高个体或群体的免疫水平，预防和控制相关传染病的发生和流行。预防接种是政府提供的一项重要基本公共卫生服务，也是社会性非常强的公共卫生工作。

（二）疫苗

1. 概念　疫苗是指病原微生物或其代谢产物经处理后，使其失去毒性但保留抗原性用于预防接种的生物制品，接种到人体后使机体自身的免疫系统产生对相关传染病的特异性免疫力。其中细菌或螺旋体制作的疫苗也称为菌苗。

2. 按制备方法和免疫特性分类　可分为减毒活疫苗、灭活疫苗、类毒素、亚单位疫苗、合成肽疫苗、结合疫苗、基因工程疫苗等。

3. 按流通管理分类

（1）第一类疫苗　是指居民应当按照政府的规定接种的疫苗，包括国家免疫规划确定的疫苗，省、自治区、直辖市人民政府在执行国家免疫规划时增加的疫苗，以及县级以上人民政府或者其卫生健康主管部门组织的应急接种或者群体性预防接种所使用的疫苗。居住在中国境内的居民在依法享有接种免疫规划疫苗权利的同时，应履行接种免疫规划疫苗的义务。免疫规划疫苗由政府支付疫苗费用，实行免费接种。目前阶段免疫规划疫苗包括：乙肝疫苗、卡介苗、脊灰灭活疫苗、脊灰减毒活疫苗、百白破疫苗、白破疫苗、麻腮风疫苗、乙脑减毒活疫苗、乙脑灭活疫苗、A 群流脑多糖疫苗、A 群 C 群流脑多糖疫苗、甲肝减毒活疫苗、甲肝灭活疫苗等。

（2）第二类疫苗　是指由居民自愿接种的其他疫苗，属于自愿自费接种。居民可根据自身情况自愿选择接种。非免疫规划疫苗对传染病同样具有很好的预防效果，儿童家长可以根据孩子的健康需求，自主决定是否接种该类疫苗。非免疫规划疫苗包括：水痘疫苗、流感疫苗、b 型流感嗜血杆菌结合疫苗、肺炎球菌疫苗、轮状病毒疫苗等。

4. 接种方法

（1）皮内接种法　主要用于卡介苗接种，注射部位为左上臂三角肌下缘皮内。

（2）皮下接种法　主要用于麻疹疫苗、流脑疫苗、乙脑疫苗、风疹疫苗、腮腺炎疫苗等接种。接种部位为上臂外侧三角肌下缘附着处（凹陷处）皮肤。

（3）肌内接种法　适用于注射吸附疫苗，如百白破疫苗、白破疫苗、乙肝疫苗、脊髓灰质炎灭活疫苗等。接种部位可为上臂外侧三角肌中部、臀部外上 1/4 处或大腿中段外侧肌中部，但目前臀部肌内注射已基本不再使用。

（4）口服法　常用于口服脊髓灰质炎减毒活疫苗（bOPV），可分为糖丸剂型和液体剂型两种，糖丸剂型每次 1 粒；液体剂型每次 2 滴（约 0.1ml）。脊灰疫苗是减毒活疫苗，母亲在儿童服苗前后半小时内不要喂母乳。

5. 同时接种原则

（1）不同疫苗同时接种，即两种及以上注射类疫苗应在不同部位接种。严禁将两种或多种疫苗混合吸入同一支注射器内接种。

（2）现阶段的国家免疫规划疫苗均可按照免疫程序或补种原则同时接种。

（3）不同疫苗接种间隔，即两种及以上注射类减毒活疫苗如果未同时接种，应间隔不小于 28 天进行接种。国家免疫规划使用的灭活疫苗和口服类减毒活疫苗，如果与其他灭活疫苗、注射或口服类减毒活疫苗未同时接种，对接种间隔不做限制。

（三）冷链及冷链系统

由于疫苗在受热、光照、冷冻下可能发生蛋白变性、多糖降解和微生物灭活，进而影响其免疫效果，尤其是反复冻融不仅严重影响疫苗效力，而且增加了预防接种副作用的发生概率，所以疫苗需要在规定的温度下存储、运输和使用。冷链是指为保证疫苗从疫苗生产企业到接种单位运转过程中的质量而装备的储存、运输冷藏设施、设备。冷链设施、设备包括冷藏车、疫苗运输工具、冷库、冰箱、疫苗冷藏箱、疫苗冷藏包、冰排及安置设备的房屋等。冷链是保证疫苗质量的重要措施之一。冷链系统是在冷链设备的基础上加入管理因素，即人员、管理措施和保障的工作体系。

（四）国家免疫规划与免疫程序

1. 国家免疫规划 免疫规划是指根据国家传染病防治规划，使用有效疫苗对易感人群进行预防接种所制定的规划、计划和策略，按照国家或者省、自治区、直辖市确定的疫苗品种、免疫程序或者接种方案，在人群中有计划地进行预防接种，以提高人群的免疫水平，达到预防、控制和消灭相应传染病的目的。国务院卫生主管部门根据全国范围内的传染病流行情况、人群免疫状况等因素，制定国家免疫规划。

2. 免疫程序 是指国家对某一特定人群（如儿童）预防传染病需要接种疫苗的种类、次序、剂量、部位以及有关要求所做的具体规定。制定免疫程序时要综合考虑当前传染病控制规划、疾病负担、免疫学原理、疫苗特性、接种利弊和效益等多方面因素。国家免疫规划疫苗儿童免疫程序见表 3 - 1。

表 3 - 1　国家免疫规划疫苗儿童免疫程序表（2021 年版）

可预防疾病	疫苗种类	接种途径	剂量	英文缩写	接种年龄														
					出生时	1月	2月	3月	4月	5月	6月	8月	9月	18月	2岁	3岁	4岁	5岁	6岁
乙型病毒性肝炎	乙肝病毒	肌内注射	10 或 20μg	HepB	1	2					3								
结核病[1]	卡介苗	皮内注射	0.1ml	BCG	1														
脊髓灰质炎	脊灰灭活疫苗	肌内注射	0.5ml	IPV			1	2											
	脊灰减毒活疫苗	口服	1 粒或 2 滴	bOPV					3								4		
百日咳、白喉、破伤风	百白破疫苗	肌内注射	0.5ml	DTaP				1	2	3				4					
	白破疫苗	肌内注射	0.5ml	DT															5
麻疹、风疹、流行性腮腺炎	麻腮风疫苗	皮下注射	0.5ml	MMR								1		2					
流行性乙型脑炎[2]	乙脑减毒活疫苗	皮下注射	0.5ml	JE - L								1		2					
	乙脑灭活疫苗	肌内注射	0.5ml	JE - I								1，2		3			4		
流行性脑脊髓膜炎	A 群流脑多糖疫苗	皮下注射	0.5ml	MPSV - A							1		2						
	A 群 C 群流脑多糖疫苗	皮下注射	0.5ml	MPSV - AC												3			4
甲型病毒性肝炎[3]	甲肝减毒活疫苗	皮下注射	0.5 或 1.0ml	HepA - L										1					
	甲肝灭活疫苗	肌内注射	0.5ml	HepA - I										1	2				

注：1. 主要指结核性脑膜炎、粟粒性肺结核等。
　　2. 选择乙脑减毒活疫苗接种时，采用两剂次接种程序。选择乙脑灭活疫苗接种时，采用四剂次接种程序；乙脑灭活疫苗第 1、2 剂间隔 7～10 天。
　　3. 选择甲肝减毒活疫苗接种时，采用一剂次接种程序。选择甲肝灭活疫苗接种时，采用两剂次接种程序。

（五）预防接种的注意事项

1. 预防接种禁忌证 每种疫苗的禁忌证各不相同，具体参照疫苗说明书。接种工作人员在实施接种前，要询问受种者的健康状况以及是否有接种禁忌等情况，有急性疾病、过敏体质、免疫功能不全、神经系统疾病等的受种者要根据情况推迟、停止或者谨慎接种疫苗；既往接种疫苗有严重不良反应者，不应继续接种。

2. 常见预防接种反应及处置原则　预防接种反应是指在预防接种后发生的怀疑与预防接种有关的反应或事件。

（1）一般反应　是指在预防接种后发生的，由疫苗本身所固有的特性引起的，对机体只会造成一过性生理功能障碍的反应，主要有发热和局部红肿，同时可能伴有全身不适、倦怠、食欲不振、乏力等综合症状。发生轻度全身反应时加强观察，一般不需任何处理，必要时适当休息，多喝开水，注意保暖，防止继发其他疾病；全身反应严重者可对症处理；高热不退或伴有其他并发症者，应密切观察病情，必要时送医院观察治疗。轻度局部反应一般不需任何处理；较重的局部反应可用干净的毛巾热敷，每日数次，每次 10～15 分钟；卡介苗的局部反应不能热敷。

（2）异常反应　预防接种异常反应，是指合格的疫苗在实施规范接种过程中或者实施规范接种后造成受种者机体组织器官、功能损害，相关各方均无过错的药品不良反应。以下情形不属于预防接种异常反应：因疫苗本身特性引起的接种后一般反应；因疫苗质量不合格给受种者造成的损害；因接种单位违反预防接种工作规范、免疫程序、疫苗使用指导原则、接种方案给受种者造成的损害；受种者在接种时正处于某种疾病的潜伏期或者前驱期，接种后偶合发病；受种者有疫苗说明书规定的接种禁忌，在接种前受种者或者其监护人未如实提供受种者的健康状况和接种禁忌等情况，接种后受种者原有疾病急性复发或者病情加重；因心理因素发生的个体或者群体的心因性反应。

（3）其他与预防接种相关事件　因疫苗质量不合格给受种者造成损害的，依照《中华人民共和国药品管理法》的有关规定处理；因接种单位违反预防接种工作规范、免疫程序、疫苗使用指导原则、接种方案给受种者造成损害的，依照《医疗事故处理条例》的有关规定处理。

二、预防接种服务技术规范

1. 服务对象　辖区内 0～6 岁儿童和其他重点人群。

2. 服务内容

（1）预防接种管理

①及时为辖区内所有居住满 3 个月的 0～6 岁儿童建立预防接种证和预防接种卡（簿）等儿童预防接种档案。

②采取预约、通知单、电话、手机短信、网络、广播通知等适宜方式，通知儿童监护人，告知接种疫苗的种类、时间、地点和相关要求。在边远山区、海岛、牧区等交通不便的地区，可采取入户巡回的方式进行预防接种。

③每半年对辖区内儿童的预防接种卡（簿）进行 1 次核查和整理，查缺补漏，并及时进行补种。

（2）预防接种　根据国家免疫规划疫苗免疫程序，对适龄儿童进行常规接种。在部分省份对重点人群接种出血热疫苗。在重点地区对高危人群实施炭疽疫苗、钩体疫苗应急接种。根据传染病控制需要，开展乙肝、麻疹、脊灰等疫苗强化免疫或补充免疫、群体性接种工作和应急接种工作。

①接种前的工作。接种工作人员在对儿童接种前应查验儿童预防接种证（卡、簿）或电子档案，核对受种者姓名、性别、出生日期及接种记录，确定本次受种对象、接种疫苗的品种。询问受种者的健康状况以及是否有接种禁忌等，告知受种者或者其监护人所接种疫苗的品种、作用、禁忌、不良反应以及注意事项，可采用书面或（和）口头告知的形式，并如实记录告知和询问的情况。

②接种时的工作。接种工作人员在接种操作时再次查验并核对受种者姓名、预防接种证、接种凭证

和本次接种的疫苗品种，核对无误后严格按照《预防接种工作规范》规定的接种月（年）龄、接种部位、接种途径、安全注射等要求予以接种。接种工作人员在接种操作时再次进行"三查七对"，无误后予以预防接种。三查：检查受种者健康状况和接种禁忌证，查对预防接种卡（簿）与儿童预防接种证，检查疫苗、注射器外观与批号、效期；七对：核对受种对象姓名、年龄、疫苗品名、规格、剂量、接种部位、接种途径。

③接种后的工作。告知儿童监护人，受种者在接种后应在留观室观察 30 分钟。接种后及时在预防接种证、卡（簿）上记录，与儿童监护人预约下次接种疫苗的种类、时间和地点。有条件的地区录入计算机并进行网络报告。

（3）疑似预防接种异常反应处理　如发现疑似预防接种异常反应，接种人员应按照《全国疑似预防接种异常反应监测方案》的要求进行处理和报告。

3. 服务流程　服务流程如图 3-1 所示。

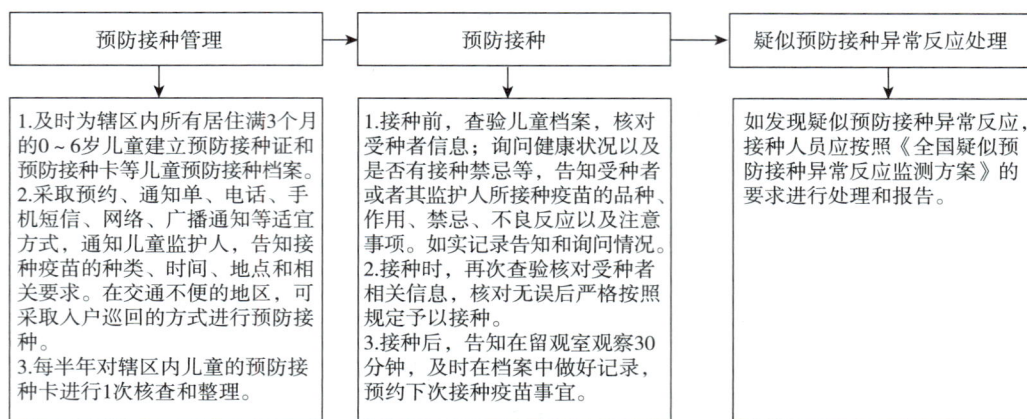

图 3-1　预防接种管理服务流程图

4. 服务要求

（1）接种单位必须为区县级卫生计生行政部门指定的预防接种单位，并具备《疫苗储存和运输管理规范》规定的冷藏设施、设备和冷藏保管制度，按照要求进行疫苗的领发和冷链管理，保证疫苗质量。

（2）应按照《疫苗流通和预防接种管理条例》《预防接种工作规范》《全国疑似预防接种异常反应监测方案》等相关规定做好预防接种服务工作，承担预防接种的人员应当具备执业医师、执业助理医师、执业护士或者乡村医生资格，并经过县级或以上卫生计生行政部门组织的预防接种专业培训，考核合格后持证方可上岗。

（3）基层医疗卫生机构应积极通过公安、乡镇（街道）、村（居）委会等多种渠道，利用提供其他医疗服务、发放宣传资料、入户排查等方式，向预防接种服务对象或监护人传播相关信息，主动做好辖区内服务对象的发现和管理。

（4）根据预防接种需要，合理安排接种门诊开放频率、开放时间和预约服务的时间，提供便利的接种服务。

5. 工作指标

（1）建证率＝年度辖区内已建立预防接种证人数／年度辖区内应建立预防接种证人数×100%

（2）某种疫苗接种率＝年度辖区内某种疫苗实际接种人数／年度辖区内某种疫苗应接种人数×100%

第二节　0~6岁儿童健康管理

PPT

一、0~6岁儿童保健概述

0~6岁儿童健康管理是以预防保健为中心、以保护和促进儿童身心健康和社会适应能力为目标，根据各年龄阶段儿童的生长发育特点，开展综合性保健服务，注重健康教育、保健育儿知识、咨询服务，同时通过儿童健康监测和重点疾病筛查，对儿童疾病做到早发现、早治疗，促进儿童身体的全面发展，提高儿童生命质量。0~6岁儿童健康管理内容包括新生儿访视、新生儿满月健康管理、婴幼儿健康管理、学龄前儿童健康管理。

（一）新生儿保健

出生后第一年为婴儿期，前28天为新生儿期，身体各组织和器官发育不成熟，适应性较差，各种疾病发病率和死亡率较高。

1. 新生儿喂养指导　母乳中的营养物质能全面满足4~6月龄内婴儿生长发育的全部需要，是婴儿最理想的食物，应提倡和鼓励母乳喂养。足月顺产新生儿应在生后一小时内开始吸吮母亲乳头，指导正确的哺乳方法，母乳确实不足或不能母乳喂养的指导选用配方奶粉喂养。出生后2周开始每日补充400IU的维生素D。

2. 新生儿护理指导　居室温度保持在26~28℃为宜，湿度为50%左右，根据气温的变化增减衣物包被；每日温水洗澡保持皮肤清洁，加强颈部、腋窝、腹股沟等皮肤褶皱处的清洁，用棉签蘸取医用酒精或聚维酮碘消毒脐带根部，保持脐带残端的清洁和干燥，预防感染。成人护理新生儿前应洗手，新生儿的用具每日煮沸消毒。通过婴儿抚触、交谈等方式促进发育。对于"生理性体重下降""马牙""螳螂嘴""乳腺肿大""假月经"等生理现象不需特殊处理。

3. 新生儿常见问题指导

（1）新生儿黄疸　又称新生儿高胆红素血症，是体内胆红素升高而引起皮肤、巩膜等黄染现象，分生理性黄疸和病理性黄疸两类。生理性黄疸多在出生后2~3天出现，并在2周左右消退，一般情况良好，早产儿可持续3~4周。早开奶，母乳喂养，有助于黄疸程度减轻。病理性黄疸可在生后24小时内出现，起病早，程度重，加深快，持续时间长，一旦发现应及时转诊。

（2）吐奶　又称新生儿溢奶，这是因为新生儿胃容量小，胃呈水平状，喂奶过多过快、吸进空气时会发生溢奶或吐奶，可喂奶后将婴儿竖直抱起，轻拍背部，使婴儿打嗝以排出空气以避免吐奶。若呕吐严重，伴有腹胀、腹痛、发热或呕吐物混有黄绿色胆汁应及时转诊。

（二）婴幼儿保健

出生后第一年为婴儿期，婴儿期生长发育最为迅速，1岁时体重可达出生时3倍，身长可达出生时的1.5倍，头围平均每月增加1cm，脑重量达到0.9~1kg，接近成人的2/3。婴儿对能量和各种营养素的需求相对较高。出生后的第2~3年为幼儿期，体格生长发育速度相对婴儿期减慢，囟门闭合，乳牙出齐。开始学步走路、说话、认物和简单表达，神经心理发育较快，社会适应能力逐渐增强，但识别危险能力不足，易发生意外。

1. 婴幼儿喂养指导　母乳喂养是婴儿出生后最佳喂养方式，应坚持纯母乳喂养至婴儿满6月龄，由于特殊情况需要在婴儿6月龄前添加母乳之外其他食物的，应咨询医务人员后谨慎做出决定。满6月龄后继续母乳喂养，及时添加辅食，首先添加肉泥、肝泥、强化铁的婴儿谷粉等富铁的泥糊状食物，逐渐过渡到固体食物，逐渐增加辅食频次和进食量。提倡回应式喂养，鼓励但不强迫进食，进餐时不看电视，不玩玩具，每次进餐时间不超过20分钟。注重饮食卫生和进食安全，选择安全、优质、新鲜的食材，制作过程始终保持清洁卫生，生熟分开，进食时应有成人看护，并注意进食环境安全。

2. 定期监测体格指标 体重、身长、头围等是反映婴幼儿营养状况的直观指标，半岁以下的婴儿每月监测1次身长、体重、头围等体格生长指标，半岁后每2个月监测1次，1~3岁每半年监测1次。利用0~3岁儿童生长发育监测图（WHO，2006年）观察儿童的发育情况，对有发育问题的婴幼儿应及时分析原因，采取针对性的矫正和预防措施。0~3岁不同性别儿童生长发育监测图如图3-2和图3-3所示。

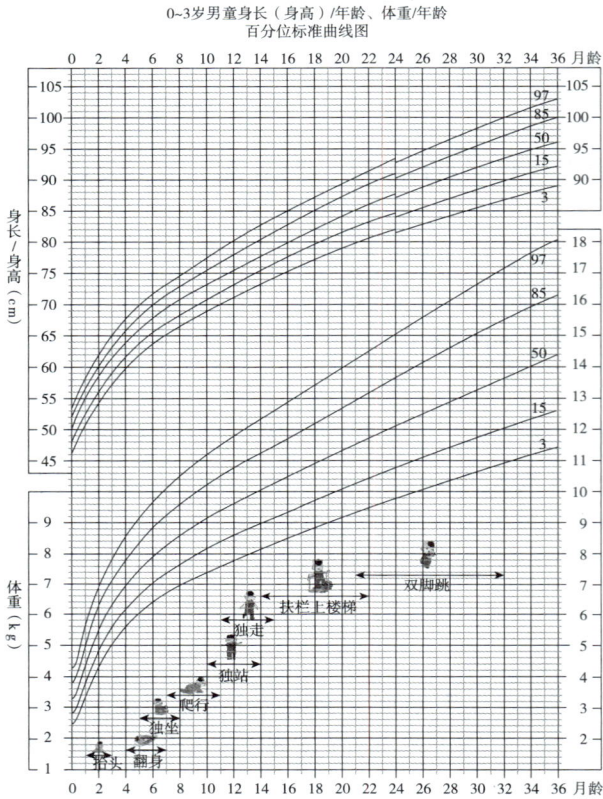

图3-2　男童生长发育监测图

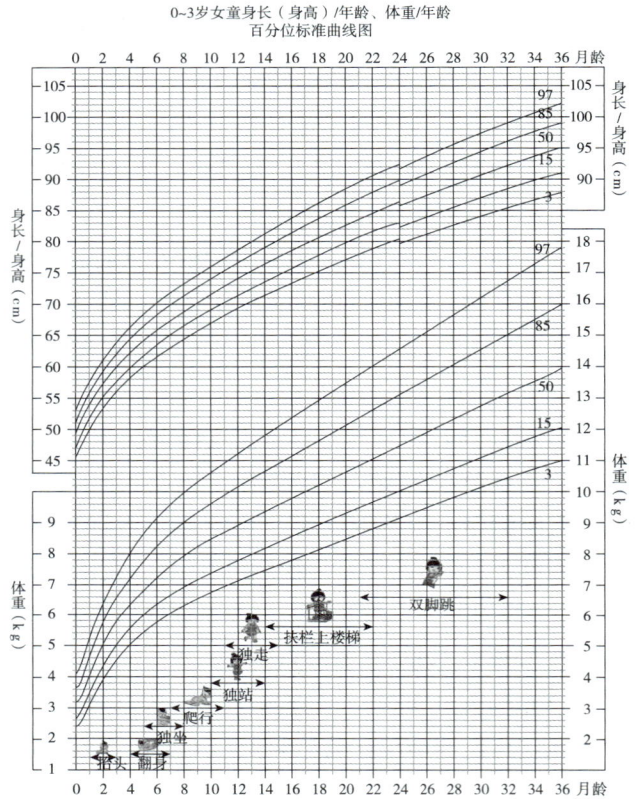

图3-3　女童生长发育监测图

（三）学龄前儿童保健

学龄前是指3~6岁。此阶段儿童生长速度较为平稳，精细动作、语言、智力发育较为迅速，可塑性强，应加强自理能力和行为习惯的培养。

1. 学龄前儿童膳食指导 家庭和托幼机构应遵循食物丰富、规律就餐原则安排学龄前儿童的膳食和餐次，建议平均每天食物种类数达到12种以上，每周达到25种以上，注重合理烹调，控制高盐、高脂、高糖食品及含糖饮料摄入。有意识地培养儿童使用餐具、自主进食，养成每天饮奶、足量饮水、正确选择零食和不挑食不偏食的良好饮食习惯。引导儿童参与食物选择和制作，增进对食物的认知和喜爱。积极鼓励儿童进行身体活动尤其是户外活动，限制久坐和视屏时间，保证充足睡眠，定期体格检查，保障儿童健康成长。

2. 生长发育监测 利用2~18岁儿童青少年生长发育监测图观察儿童的发育情况，每年监测1次。不同性别儿童青少年的生长发育监测曲线图如图3-4和图3-5所示。

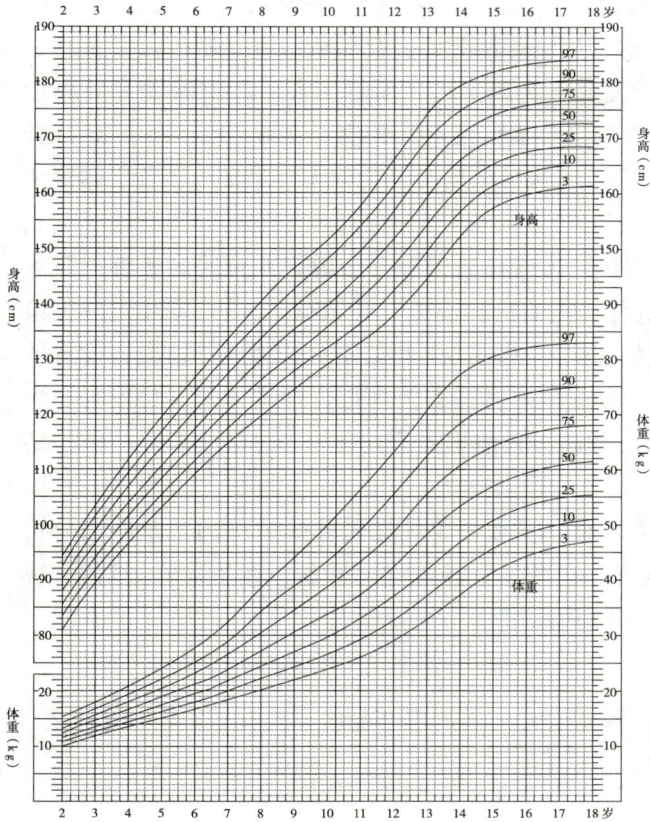

图 3-4 中国 2~18 岁男性儿童青少年生长发育监测曲线图　图 3-5 中国 2~18 岁女性儿童青少年生长发育监测曲线图

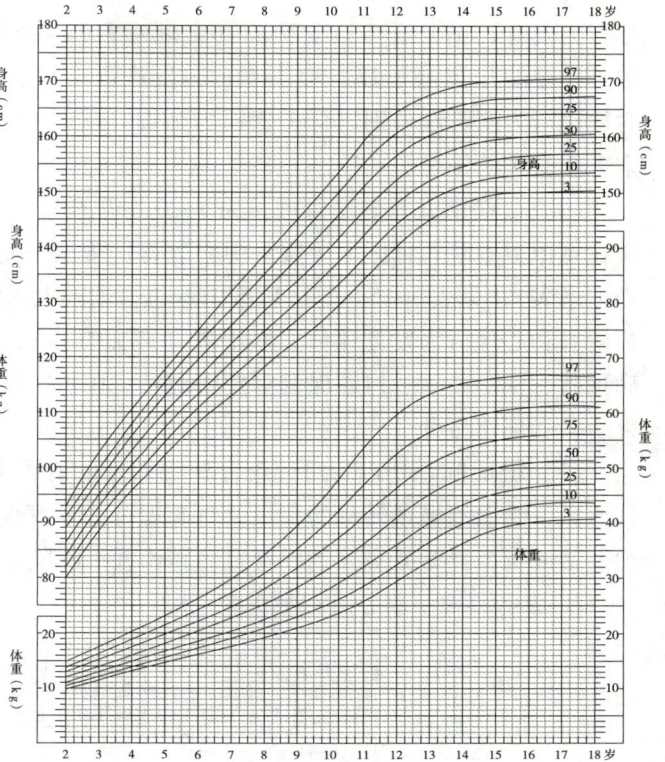

二、0~6 岁儿童健康管理服务技术规范

1. 服务对象 辖区内常住的 0~6 岁儿童。

2. 服务内容

（1）新生儿家庭访视 新生儿出院后 1 周内，医务人员到新生儿家中进行，同时进行产后访视，并填写"新生儿家庭访视记录表"，见表 3-2。了解出生时情况、预防接种情况，在开展新生儿疾病筛查的地区应了解新生儿疾病筛查情况等。观察家居环境，重点询问和观察喂养、睡眠、大小便、黄疸、脐部、口腔发育等情况。为新生儿测量体温，记录出生时体重、身长，进行体格检查，同时建立"母子健康手册"。根据新生儿的具体情况，对家长进行喂养、发育、防病、预防伤害和口腔保健指导。如果发现新生儿未接种卡介苗和第 1 剂乙肝疫苗，提醒家长尽快补种。如果发现新生儿未接受新生儿疾病筛查，告知家长到具备筛查条件的医疗保健机构补筛。对于低出生体重、早产、双多胎或有出生缺陷等具有高危因素的新生儿根据实际情况增加家庭访视次数。

（2）新生儿满月健康管理 新生儿出生后 28~30 天，结合接种乙肝疫苗第二针，在乡镇卫生院、社区卫生服务中心进行随访，并填写"1~8 月龄儿童健康检查记录表"，见表 3-3。重点询问和观察新生儿的喂养、睡眠、大小便、黄疸等情况，对其进行体重、身长、头围测量及体格检查，对家长进行喂养、发育、防病指导。

（3）婴幼儿健康管理 满月后的随访服务均应在乡镇卫生院、社区卫生服务中心进行，偏远地区可在村卫生室、社区卫生服务站进行，时间分别在 3、6、8、12、18、24、30、36 月龄，共 8 次，并依次填写"1~8 月龄儿童健康检查记录表""12~30 月龄儿童健康检查记录表""3~6 岁儿童健康检查记录表"，见表 3 - 3、表 3 - 4、表 3 - 5。有条件的地区，建议结合儿童预防接种时间增加随访次数。服务内容包括询问上次随访到本次随访之间的婴幼儿喂养、患病等情况，进行体格检查，做生长发育和心理行为发育评估，进行科学喂养（合理膳食）、生长发育、疾病预防、预防伤害、口腔保健等健康指导。在婴幼儿 6~8、18、30 月龄时分别进行 1 次血常规（或血红蛋白）检测。在 6、12、24、36 月龄时使用行为测听法分别进行 1 次听力筛查。在每次进行预防接种前均要检查有无禁忌证，若无，体检结束后接受预防接种。

（4）学龄前儿童健康管理　为 4~6 岁儿童每年提供一次健康管理服务。散居儿童的健康管理服务应在乡镇卫生院、社区卫生服务中心进行，集居儿童可在托幼机构进行，并填写《3~6 岁儿童健康检查记录表》，见表 3 - 5。每次服务内容包括询问上次随访到本次随访之间的膳食、患病等情况，进行体格检查和心理行为发育评估，血常规（或血红蛋白）检测和视力筛查，进行合理膳食、生长发育、疾病预防、预防伤害、口腔保健等健康指导。在每次进行预防接种前均要检查有无禁忌证，若无，体检结束后接受疫苗接种。

（5）健康问题处理　对健康管理中发现的有营养不良、贫血、单纯性肥胖等情况的儿童应当分析其原因，给出指导或转诊的建议。对心理行为发育偏异、口腔发育异常（唇腭裂、诞生牙）、龋齿、视力低常或听力异常儿童等情况应及时转诊并追踪随访转诊后结果。

3. 服务流程　服务流程如图 3 - 6 所示。

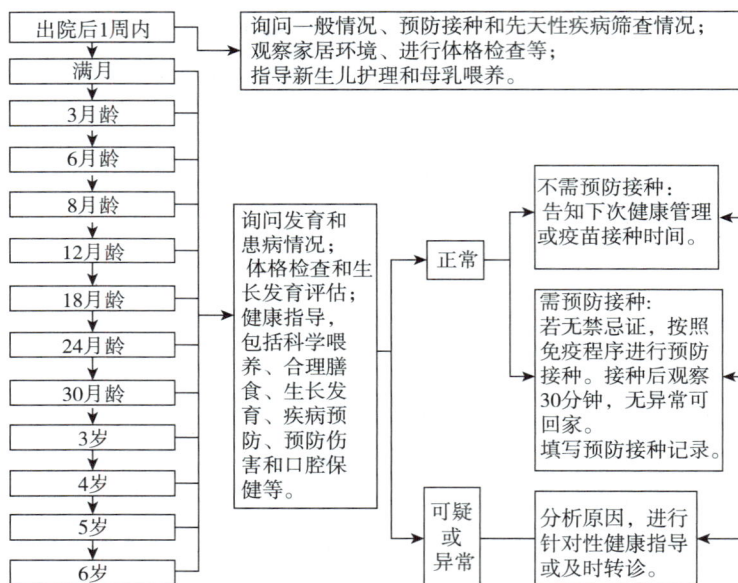

图 3 - 6　0~6 岁儿童健康管理服务流程图

4. 服务要求

（1）开展儿童健康管理的乡镇卫生院、村卫生室和社区卫生服务中心（站）应当具备所需的基本设备和条件。

（2）按照国家儿童保健有关规范的要求进行儿童健康管理，从事儿童健康管理工作的人员（含乡村医生）应取得相应的执业资格，并接受过儿童保健专业技术培训。

（3）乡镇卫生院、村卫生室和社区卫生服务中心（站）应通过妇幼卫生网络、预防接种系统以及日常医疗卫生服务等多种途径掌握辖区中的适龄儿童数，并加强与托幼机构的联系，取得配合，做好儿童的健康管理。

（4）加强宣传，向儿童监护人告知服务内容，使更多的儿童家长愿意接受服务。

（5）儿童健康管理服务在时间上应与预防接种时间相结合。鼓励在儿童每次接受免疫规划范围内的预防接种时，对其进行体重、身长（高）测量，并提供健康指导服务。

（6）每次服务后及时记录相关信息，纳入儿童健康档案。

（7）积极应用中医药方法，为儿童提供生长发育与疾病预防等健康指导。

5. 工作指标

（1）新生儿访视率＝年度辖区内按照规范要求接受1次及以上访视的新生儿人数/年度辖区内活产数×100%

（2）儿童健康管理率＝年度辖区内接受1次及以上随访的0～6岁儿童数/年度辖区内0～6岁儿童数×100%

6. 附件 表3-2 新生儿家庭访视记录表；表3-3 1～8月龄儿童健康检查记录表；表3-4 12～30月龄儿童健康检查记录表；表3-5 3～6岁儿童健康检查记录表。

表3-2 新生儿家庭访视记录表

姓名：　　　　　　　　　　　　　　　　　　　　　　　　　　　　　　编号□□□-□□□□□

性别	1 男　2 女　9 未说明的性别　0 未知的性别　□	出生日期	□□□□ □□ □□
身份证号		家庭住址	
父亲	姓名　　　　　职业	联系电话	出生日期
母亲	姓名　　　　　职业	联系电话	出生日期
出生孕周	周　母亲妊娠期患病情况	1 无　2 糖尿病　3 妊娠期高血压　4 其他　□	
助产机构名称	出生情况	1 顺产　2 胎头吸引　3 产钳　4 剖宫　5 双多胎　6 臀位　7 其他　□/□	
新生儿窒息	1 无　2 有　□（Apgar 评分：1 分钟　5 分钟　不详）	畸形	1 无　2 有　□
新生儿听力筛查	1 通过　2 未通过　3 未筛查　4 不详		□
新生儿疾病筛查	1 未进行　2 检查均阴性　3 甲低　4 苯丙酮尿症　5 其他遗传代谢病		□/□
新生儿出生体重	kg　目前体重	kg　出生身长	cm
喂养方式	1 纯母乳　2 混合　3 人工　□　吃奶量	ml/次　吃奶次数	次/日
呕吐	1 无　2 有　□　大便	1 糊状　2 稀　3 其他　□　大便次数	次/日
体温	℃　心率	次/分钟　呼吸频率	次/分钟
面色	1 红润　2 黄染　3 其他_____　□　黄疸部位	1 无　2 面部　3 躯干　4 四肢　5 手足　□/□/□/□	
前囟	_____cm×_____cm　1 正常　2 膨隆　3 凹陷　4 其他		□
眼睛	1 未见异常　2 异常　□	四肢活动度　1 未见异常　2 异常	□
耳外观	1 未见异常　2 异常　□	颈部包块　1 无　2 有	□
鼻	1 未见异常　2 异常　□	皮肤　1 未见异常　2 湿疹　3 糜烂　4 其他	□
口腔	1 未见异常　2 异常　□	外生殖器　1 未见异常　2 异常	□
心肺听诊	1 未见异常　2 异常　□	腹部　1 未见异常　2 异常	□
腹部触诊	1 未见异常　2 异常　□	脊柱　1 未见异常　2 异常	□
脐带	1 未脱　2 脱落　3 脐部有渗出　4 其他		□
转诊建议	1 无　2 有　原因：　　　机构及科室：		□
指导	1 喂养指导　2 发育指导　3 防病指导　4 预防伤害指导　5 口腔保健指导　6 其他		□/□/□/□/□
本次访视日期	年　月　日	下次随访地点	
下次随访日期	年　月　日	随访医生签名	

填表说明：

1. 姓名：填写新生儿的姓名。如没有取名则填写母亲姓名＋之男或之女。若不是以新生儿的身份纳入管理，则填写该表至"出生情况"一栏后，按照对应月龄填写其他的检查记录表。

2. 出生日期：按照年（4位）、月（2位）、日（2位）顺序填写，如20080101。

3. 身份证号：填写新生儿身份证号，若无，可暂时空缺，待户口登记后再补填。

4. 父亲、母亲情况：分别填写新生儿父母的姓名、职业、联系电话、出生日期。

5. 出生孕周：指新生儿出生时母亲怀孕周数。

6. 助产机构名称：对于非住院分娩的情况写无。

7. 新生儿听力筛查：询问是否做过新生儿听力筛查，将询问结果相应在"通过""未通过""未筛查"上划"√"。若不清楚在"不详"上划"√"。

8. 新生儿疾病筛查：询问是否做过新生儿甲低、新生儿苯丙酮尿症及其他遗传代谢病的筛查，筛查过的在相应疾病上面划"√"；若进行了其他遗传代谢病检查，将筛查的疾病名称填入。可多选。

9. 喂养方式：将询问结果在相应方式上划"√"。

纯母乳喂养 指只给婴儿喂母乳，而不给其他任何的液体和固体食物。但允许在有医学指征的情况下，加喂药物、维生素和矿物质。

混合喂养 指婴儿喂母乳同时，喂其他乳类及乳制品。

人工喂养 指无母乳，完全给婴儿喂其他乳类和代乳品。

10. 吃奶量和吃奶次数：纯母乳或混合喂养儿童不必填写吃奶量。

11. 黄疸部位：可多选。

12. 查体

眼睛：婴儿有目光接触，眼球能随移动的物体移动，结膜无充血、溢泪、溢脓时，判断为"未见异常"，否则为"异常"。

耳外观：当外耳无畸形、外耳道无异常分泌物，无外耳湿疹，判断为"未见异常"，否则为"异常"。

鼻：当外观正常且双鼻孔通气良好时，判断为"未见异常"，否则为"异常"。

口腔：当无唇腭裂、高腭弓、诞生牙、口炎及其他口腔异常时，判断为"未见异常"，否则为"异常"。

胸部：当未闻及心脏杂音，心率和肺部呼吸音无异常时，判断为"未见异常"，否则为"异常"。

腹部：肝脾触诊无异常时，判断为"未见异常"，否则为"异常"。

四肢活动度：上下肢活动良好且对称，判断为"未见异常"，否则为"异常"。颈部包块：触摸颈部是否有包块，根据触摸结果，在"有"或"无"上划"√"。

皮肤：当无色素异常，无黄疸、发绀、苍白、皮疹、包块、硬肿、红肿等，腋下、颈部、腹股沟部、臀部等皮肤皱褶处无潮红或糜烂时，判断为"未见异常"，可多选。

肛门：当肛门完整无畸形时，判断为"未见异常"，否则为"异常"。

外生殖器：当男孩无阴囊水肿、鞘膜积液、隐睾，女孩无阴唇粘连，外阴颜色正常时，判断为"未见异常"，否则为"异常"。

13. 脐带：可多选。

14. 指导：做了哪些指导请在对应的选项上划"√"，可以多选，未列出的其他指导请具体填写。

15. 下次随访日期：根据儿童情况确定下次随访的日期，并告知家长。

表 3-3 1~8 月龄儿童健康检查记录表

姓名：   编号□□□-□□□□□

月 龄		满 月	3 月龄	6 月龄	8 月龄
随访日期					
体 重 /kg		___上 中 下	___上 中 下	___上 中 下	___上 中 下
身 长 /cm		___上 中 下	___上 中 下	___上 中 下	___上 中 下
头 围 /cm					
体格检查	面 色	1 红润 2 黄染 3 其他	1 红润 2 黄染 3 其他	1 红润 2 其他	1 红润 2 其他
	皮 肤	1 未见异常 2 异常	1 未见异常 2 异常	1 未见异常 2 异常	1 未见异常 2 异常
	前 囟	1 闭合 2 未闭 __ cm × __ cm	1 闭合 2 未闭 __ cm × __ cm	1 闭合 2 未闭 __ cm × __ cm	1 闭合 2 未闭 __ cm × __ cm
	颈部包块	1 有 2 无	1 有 2 无	1 有 2 无	—
	眼 睛	1 未见异常 2 异常	1 未见异常 2 异常	1 未见异常 2 异常	1 未见异常 2 异常
	耳外观	1 未见异常 2 异常	1 未见异常 2 异常	1 未见异常 2 异常	1 未见异常 2 异常
	听 力	—	—	1 通过 2 未通过	—
	口 腔	1 未见异常 2 异常	1 未见异常 2 异常	出牙数____（颗）	出牙数____（颗）
	胸 部	1 未见异常 2 异常	1 未见异常 2 异常	1 未见异常 2 异常	1 未见异常 2 异常
	腹 部	1 未见异常 2 异常	1 未见异常 2 异常	1 未见异常 2 异常	1 未见异常 2 异常
	脐 部	1 未脱 2 脱落 3 脐部有渗出 4 其他	1 未见异常 2 异常	—	—

续表

月　龄		满　月	3 月龄	6 月龄	8 月龄
体格检查	四　肢	1 未见异常　2 异常	1 未见异常　2 异常	1 未见异常　2 异常	1 未见异常　2 异常
	可疑佝偻病症状	—	1 无　　　2 夜惊 3 多汗　4 烦躁	1 无　　　2 夜惊 3 多汗　4 烦躁	1 无　　　2 夜惊 3 多汗　4 烦躁
	可疑佝偻病体征	—	1 无　　2 颅骨软化	1 无　　2 肋串珠 3 肋软骨沟 4 鸡胸　5 手足镯 6 颅骨软化　7 方颅	1 无　　2 肋串珠 3 肋软骨沟 4 鸡胸　5 手足镯 6 颅骨软化　7 方颅
	肛门/外生殖器	1 未见异常　2 异常	1 未见异常　2 异常	1 未见异常　2 异常	1 未见异常　2 异常
	血红蛋白值	—	—	＿＿＿g/L	＿＿＿g/L
户外活动		＿＿＿小时/日	＿＿＿小时/日	＿＿＿小时/日	＿＿＿小时/日
服用维生素 D		＿＿＿IU/日	＿＿＿IU/日	＿＿＿IU/日	＿＿＿IU/日
发育评估		—	1. 对很大声音没有反应 2. 逗引时不发音或不会微笑 3. 不注视人脸，不追视移动人或物品 4. 俯卧时不会抬头	1. 发音少，不会笑出声 2. 不会伸手抓物 3. 紧握拳松不开 4. 不能扶坐	1. 听到声音无应答 2. 不会区分生人和熟人 3. 双手间不会传递玩具 4. 不会独坐
两次随访间患病情况		1 无 2 肺炎＿＿＿次 3 腹泻＿＿＿次 4 外伤＿＿＿次 5 其他	1 无 2 肺炎＿＿＿次 3 腹泻＿＿＿次 4 外伤＿＿＿次 5 其他	1 无 2 肺炎＿＿＿次 3 腹泻＿＿＿次 4 外伤＿＿＿次 5 其他	1 无 2 肺炎＿＿＿次 3 腹泻＿＿＿次 4 外伤＿＿＿次 5 其他
转诊建议		1 无　2 有 原因： 机构及科室：	1 无　2 有 原因： 机构及科室：	1 无　2 有 原因： 机构及科室：	1 无　2 有 原因： 机构及科室：
指　导		1 科学喂养 2 生长发育 3 疾病预防 4 预防伤害 5 口腔保健 6 其他	1 科学喂养 2 生长发育 3 疾病预防 4 预防伤害 5 口腔保健 6 其他	1 科学喂养 2 生长发育 3 疾病预防 4 预防伤害 5 口腔保健 6 其他	1 科学喂养 2 生长发育 3 疾病预防 4 预防伤害 5 口腔保健 6 其他
下次随访日期					
随访医生签名					

填表说明：

1. 填表时，按照项目栏的文字表述，在对应的选项上划"√"。若有其他异常，请具体描述。"—"表示本次随访时该项目不用检查。若失访，在随访日期处写明失访原因；若死亡，写明死亡日期和死亡原因。

2. 体重、身长：指检查时实测的具体数值。并根据国家卫生计生委选用的儿童生长发育评价标准，判断儿童体格发育情况，在相应的"上""中""下"上划"√"。

3. 体格检查

（1）满月　皮肤、颈部包块、眼外观、耳外观、心肺、腹部、脐部、四肢、肛门/外生殖器的未见异常判定标准同新生儿家庭访视。满月及 3 月龄时，当无口炎及其他口腔异常时，判断为"未见异常"，否则为"异常"。

（2）3、6、8 月龄

皮肤：当无皮疹、湿疹、增大的体表淋巴结等，判断为"未见异常"，否则为"异常"。眼睛：结膜无充血、溢泪、溢脓判断为"未见异常"，否则为"异常"。

耳外观：当外耳无湿疹、畸形、外耳道无异常分泌物时，判断为"未见异常"，否则为"异常"。

听力：6 月龄时使用行为测听的方法进行听力筛查。检查时应避开小儿的视线，分别从不同的方向给予不同强度的声音，观察孩子的反应，根据所给声音的大小，大致地估测听力正常与否。

口腔：3 月龄时，当无口炎及其他口腔异常时，判断为"未见异常"，否则为"异常"，6 月龄和 8 月龄时按实际出牙数填写。

胸部：当未闻及心脏杂音，肺部呼吸音也无异常时，判断为"未见异常"，否则为"异常"。

腹部：肝脾触诊无异常，判断为"未见异常"，否则为"异常"。脐部：无脐疝，判断为"未见异常"，否则为"异常"。

四肢：上下肢活动良好且对称，判断为"未见异常"，否则为"异常"。可疑佝偻病症状：根据症状的有无在对应选项上划"√"。

可疑佝偻病体征：根据体征的有无在对应选项上划"√"。

肛门/外生殖器：男孩无阴囊水肿，无鞘膜积液，无隐睾；女孩无阴唇粘连，肛门完整无畸形，判断为"未见异常"，否则为"异常"。

血红蛋白值：6 月龄或者 8 月龄可免费测一次血常规（血红蛋白）。

4. 户外活动：询问家长儿童在户外活动的平均时间后填写。

5. 服用维生素 D：填写具体的维生素 D 名称、每日剂量，按实际补充量填写，未补充，填写"0"。

6. 发育评估：发现发育问题在相应序号上打"√"。该年龄段任何一条预警征象阳性，提示有发育偏异的可能。

7. 两次随访间患病情况：填写上次随访到本次随访间儿童所患疾病情况，若有，填写具体疾病名称。

8. 指导：做了哪些指导在对应的选项上划"√"，可以多选，未列出的其他指导请具体填写。

9. 下次随访日期：根据儿童情况确定下次随访日期，并告知家长。

10. 满月：出生后 28～30 天；3 月（满 3 月至 3 月 29 天）；6 月（满 6 月至 6 月 29 天），8 月（满 8 月至 8 月 29 天），月龄段的健康检查内容可以增加健康检查记录表，标注随访月龄和随访时间。

表 3-4　12～30 月龄儿童健康检查记录表

姓名：　　　　　　　　　　　　　　　　　　　　　　　　　　　　　　　　编号□□□-□□□□□

月　龄		12 月龄	18 月龄	24 月龄	30 月龄
随访日期					
体重/kg		___上 中 下	___上 中 下	___上 中 下	___上 中 下
身长（高）/cm		___上 中 下	___上 中 下	___上 中 下	___上 中 下
体格检查	面　色	1 红润　2 其他	1 红润　2 其他	1 红润　2 其他	1 红润　2 其他
	皮　肤	1 未见异常　2 异常	1 未见异常　2 异常	1 未见异常　2 异常	1 未见异常　2 异常
	前　囟	1 闭合　2 未闭 ___cm×___cm	1 闭合　2 未闭 ___cm×___cm	1 闭合　2 未闭 ___cm×___cm	—
	眼　睛	1 未见异常　2 异常	1 未见异常　2 异常	1 未见异常　2 异常	1 未见异常　2 异常
	耳外观	1 未见异常　2 异常	1 未见异常　2 异常	1 未见异常　2 异常	1 未见异常　2 异常
	听　力	1 通过　2 未通过	—	1 通过　2 未通过	—
	出牙/龋齿数（颗）	/	/	/	/
	胸　部	1 未见异常　2 异常	1 未见异常　2 异常	1 未见异常　2 异常	1 未见异常　2 异常
	腹　部	1 未见异常　2 异常	1 未见异常　2 异常	1 未见异常　2 异常	1 未见异常　2 异常
	四　肢	1 未见异常　2 异常	1 未见异常　2 异常	1 未见异常　2 异常	1 未见异常　2 异常
	步　态	—	1 未见异常　2 异常	1 未见异常　2 异常	1 未见异常　2 异常
	可疑佝偻病体征	1 无　　2 肋串珠 3 肋软骨沟 4 鸡胸　5 手足镯 6 "O"型腿 7 "X"型腿	1 无　　2 肋串珠 3 肋软骨沟 4 鸡胸　5 手足镯 6 "O"型腿 7 "X"型腿	1 无　　2 肋串珠 3 肋软骨沟 4 鸡胸　5 手足镯 6 "O"型腿 7 "X"型腿	—
	血红蛋白值	—	___g/L	—	___g/L
户外活动		___小时/日	___小时/日	___小时/日	___小时/日
服用维生素 D		___IU/日	___IU/日	___IU/日	—
发育评估		1. 呼唤名字无反应 2. 不会模仿"再见"或"欢迎"动作 3. 不会用拇食指对捏小物品 4. 不会扶物站立	1. 不会有意识叫"爸爸"或"妈妈" 2. 不会按要求指人或物 3. 与人无目光交流 4. 不会独走	1. 不会说 3 个物品的名称 2. 不会按吩咐做简单事情 3. 不会用勺吃饭 4. 不会扶栏上楼梯/台阶	1. 不会说 2～3 个字的短语 2. 兴趣单一、刻板 3. 不会示意大小便 4. 不会跑
两次随访间患病情况		1 无 2 肺炎___次 3 腹泻___次 4 外伤___次 5 其他	1 无 2 肺炎___次 3 腹泻___次 4 外伤___次 5 其他	1 无 2 肺炎___次 3 腹泻___次 4 外伤___次 5 其他	1 无 2 肺炎___次 3 腹泻___次 4 外伤___次 5 其他

月　龄	12 月龄	18 月龄	24 月龄	30 月龄
转诊建议	1 无　　2 有 原因： 机构及科室：	1 无　　2 有 原因： 机构及科室：	1 无　　2 有 原因： 机构及科室：	1 无　　2 有 原因： 机构及科室：
指　导	1 科学喂养 2 生长发育 3 疾病预防 4 预防伤害 5 口腔保健 6 其他	1 科学喂养 2 生长发育 3 疾病预防 4 预防伤害 5 口腔保健 6 其他	1 合理膳食 2 生长发育 3 疾病预防 4 预防伤害 5 口腔保健 6 其他	1 合理膳食 2 生长发育 3 疾病预防 4 预防伤害 5 口腔保健 6 其他
下次随访日期				
随访医生签名				

填表说明：

1. 填表时，按照项目栏的文字表述，根据查体结果在对应的序号上划"√"。"—"表示本次随访时该项目不用检查。若失访，在随访日期处写明失访原因；若死亡，写明死亡日期和死亡原因。

2. 体重、身长（高）：指检查时实测的具体数值。并根据国家卫生计生委选用的儿童生长发育评价标准，判断儿童体格发育情况，在相应的"上""中""下"上划"√"。

3. 体格检查

皮肤：当无皮疹、湿疹、增大的体表淋巴结等，判断为"未见异常"，否则为"异常"。前囟：如果未闭，请填写具体的数值。

眼睛：结膜无充血、无溢泪、无流脓判断为"未见异常"，否则为"异常"。

耳外观：外耳无湿疹、畸形、外耳道无异常分泌物，判断为"未见异常"，否则为"异常"。

听力：使用行为测听的方法进行听力筛查。检查时应避开小儿的视线，分别从不同的方向给予不同强度的声音，观察孩子的反应，根据所给声音的大小，大致地估测听力正常与否。

出牙/龋齿数（颗）：填入出牙颗数和龋齿颗数。出现褐色或黑褐色斑点或斑块，表面粗糙，甚至出现明显的牙体结构破坏为龋齿。

胸部：当未闻及心脏杂音，肺部呼吸音也无异常时，判断为"未见异常"，否则为"异常"。

腹部：肝脾触诊无异常，判断为"未见异常"，否则为"异常"。

四肢：上下肢活动良好且对称，判断为"未见异常"，否则为"异常"。步态：无跛行，判断为"未见异常"，否则为"异常"。

可疑佝偻病体征：根据体征的有无在对应选项上划"√"。

血红蛋白值：18 月和 30 月可分别免费测一次血常规（或血红蛋白）。

4. 户外活动：询问家长儿童在户外活动的平均时间后填写。

5. 服用维生素 D：填写具体的维生素 D 名称、每日剂量，按实际补充量填写，未补充，填写"0"。

6. 发育评估：发现发育问题在相应序号上打"√"。该年龄段任何一条预警征象阳性，提示有发育偏异的可能。

7. 两次随访间患病情况：填写上次随访到本次随访间儿童所患疾病情况，若有，填写具体疾病名称。

8. 转诊建议：转诊无、有在相应数字上划"√"。并将转诊原因及接诊机构名称填入。

9. 指导：做了哪些指导请在对应的选项上划"√"，可以多选，未列出的其他指导请具体填写。

10. 下次随访日期：根据儿童情况确定下次随访的日期，并告知家长。

11. 12 月（满 12 月至 12 月 29 天）；18 月（满 18 月至 18 月 29 天）；24 月（满 24 月至 24 月 29 天）；30 月（满 30 月至 30 月 29 天），其他月龄段的健康检查内容可以增加健康检查记录表，标注随访月龄和随访时间。

表 3-5　3~6 岁儿童健康检查记录表

姓名：　　　　　　　　　　　　　　　　　　　　　　　　编号□□□-□□□□□

年　龄	3 岁	4 岁	5 岁	6 岁
随访日期				
体重/kg	＿＿上 中 下	＿＿上 中 下	＿＿上 中 下	＿＿上 中 下
身高/cm	＿＿上 中 下	＿＿上 中 下	＿＿上 中 下	＿＿上 中 下
体重/身高	＿＿上 中 下	＿＿上 中 下	＿＿上 中 下	＿＿上 中 下
体格发育评价	1 正常　2 低体重 3 消瘦　4 生长迟缓 5 超重	1 正常　2 低体重 3 消瘦　4 生长迟缓 5 超重	1 正常　2 低体重 3 消瘦　4 生长迟缓 5 超重	1 正常　2 低体重 3 消瘦　4 生长迟缓 5 超重

年　龄		3 岁	4 岁	5 岁	6 岁
体格检查	视　力	—			
	听　力	1 通过　2 未过	—	—	—
	牙数/龋齿数（颗）	/	/	/	/
	胸　部	1 未见异常　2 异常	1 未见异常　2 异常	1 未见异常　2 异常	1 未见异常　2 异常
	腹　部	1 未见异常　2 异常	1 未见异常　2 异常	1 未见异常　2 异常	1 未见异常　2 异常
	血红蛋白值	____ g/L	____ g/L	____ g/L	____ g/L
	其　他				
发育评估		1. 不会说自己的名字 2. 不会玩"拿棍当马骑"等假想游戏 3. 不会模仿画圆 4. 不会双脚跳	1. 不会说带形容词的句子 2. 不能按要求等待或轮流 3. 不会独立穿衣 4. 不会单脚站立	1. 不能简单叙说事情经过 2. 不知道自己的性别 3. 不会用筷子吃饭 4. 不会单脚跳	1. 不会表达自己的感受或想法 2. 不会玩角色扮演的集体游戏 3. 不会画方形 4. 不会奔跑
两次随访间患病情况		1 无 2 肺炎____次 3 腹泻____次 4 外伤____次 5 其他	1 无 2 肺炎____次 3 腹泻____次 4 外伤____次 5 其他	1 无 2 肺炎____次 3 腹泻____次 4 外伤____次 5 其他	1 无 2 肺炎____次 3 腹泻____次 4 外伤____次 5 其他
转诊建议		1 无　2 有 原因： 机构及科室：	1 无　2 有 原因： 机构及科室：	1 无　2 有 原因： 机构及科室：	1 无　2 有 原因： 机构及科室：
指　导		1 合理膳食 2 生长发育 3 疾病预防 4 预防伤害 5 口腔保健 6 其他	1 合理膳食 2 生长发育 3 疾病预防 4 预防伤害 5 口腔保健 6 其他	1 合理膳食 2 生长发育 3 疾病预防 4 预防伤害 5 口腔保健 6 其他	1 合理膳食 2 生长发育 3 疾病预防 4 预防伤害 5 口腔保健 6 其他
下次随访日期					
随访医生签名					

填表说明：

1. 填表时，按照项目栏的文字表述，在对应的选项前划"√"。若有其他异常，请具体描述。"—"表示本次随访时该项目不用检查。若失访，在随访日期处写明失访原因；若死亡，写明死亡日期和死亡原因。

2. 体重、身高：指检查时实测的具体数值。并根据国家卫生计生委选用的儿童生长发育评价标准，判断儿童体格发育情况，在相应的"上""中""下"上划"√"。

3. 体重/身高：身高和体重，根据儿童身高体重评价标准进行判断。

4. 体格检查

视力：填写具体数据，使用国际视力表或对数视力表均可。

听力：3 岁时使用行为测听的方法进行听力筛查，将结果在相应数字上划"√"。

牙数与龋齿数：据实填写牙齿数和龋齿数。出现褐色或黑褐色斑点或斑块，表面粗糙，甚至出现明显的牙体结构破坏为龋齿。

胸部：当未闻及心脏杂音，肺部呼吸音也无异常时，判断为"未见异常"，否则为"异常"。

腹部：肝脾触诊无异常，判断为"未见异常"，否则为"异常"。

血红蛋白值：填写实际测查数据。4 岁、5 岁和 6 岁可分别免费测一次血常规（或血红蛋白）。

其他：将体格检查中需要记录又不在标目限制范围之内的内容记录在此。

5. 发育评估：发现发育问题在相应序号上打"√"。该年龄段任何一条预警征象阳性，提示有发育偏异的可能。

6. 两次随访间患病情况：在所患疾病后填写次数。

7. 其他：当有表格上未列入事宜，但须记录时，在"其他"栏目上填写。

8. 指导：做了哪些指导请在对应的选项上划"√"，可以多选，未列出的其他指导请具体填写。

9. 下次随访日期：根据儿童情况确定下次随访的日期，并告知家长。

10. 3 岁（满 3 周岁至 3 周岁 11 个月 29 天）；4 岁（满 4 周岁至 4 周岁 11 个月 29 天）；5 岁（满 5 周岁至 5 周岁 11 个月 29 天）；6 岁（满 6 周岁至 6 周岁 11 个月 29 天），其他年龄段的健康检查内容可以增加健康检查记录表，标注随访月龄和随访时间。

第三节　孕产妇健康管理

一、孕产妇保健概述

孕产妇承载着新生命的孕育和哺喂，是政府和全社会重点呵护和关爱的人群。在孕产妇各阶段进行健康管理和保健指导，对维护母亲和胎儿或新生儿的健康非常重要。社区卫生服务机构为孕产妇提供基本保健服务的内容包括：孕12周前随访建册及对正常孕妇孕中晚期四次产前随访服务，还要开展产后家庭访视工作和正常产妇的产后健康随访。

（一）孕前期保健

孕前期健康管理是在计划妊娠前4~6个月进行，通过评估和识别不利于妊娠的危险因素，改善或避免导致出生缺陷等不良妊娠结局的风险因素，其核心是有计划受孕，是优孕与优生优育的重要前提。

1. 受孕年龄的建议　较小年龄妊娠，易发生早产、难产和婴儿死亡等；高龄妊娠，卵子老化和异常的概率增大，会增加难产、妊娠并发症的发生风险。故目前一般建议，女性受孕的最佳年龄为24~29岁，男性最佳生育年龄为25~35岁。

2. 孕前生活方式及营养指导　在计划受孕前6个月夫妻双方均应停止吸烟、饮酒，并远离吸烟环境，注意保持规律作息，避免熬夜和过度劳累，保证充足睡眠，保持愉悦心情。保证平衡膳食并调整孕前体重至适宜水平，肥胖或低体重备孕妇女应调整体重，使BMI达到18.5~23.9范围内，常吃含铁丰富的食物，如动物血、肝脏及红肉，增加铁储备；选用碘盐，每周吃一次含碘丰富的食物；至少孕前3个月开始补充叶酸每天400μg。

3. 孕前检查　包括询问计划妊娠夫妇的健康状况，评估既往慢性疾病史、家族史和遗传病史，不宜妊娠者应及时告之，详细了解不良孕产史和前次分娩史；全面体格检查，包括心肺听诊、血压、体重、计算体质指数（BMI）、血常规、小便常规、肝功能、肾功能、常规妇科检查、乙肝表面抗原筛查、梅毒血清抗体筛查、HIV筛查、地中海贫血筛查等；将以下9个项目作为备查项目，包括子宫颈细胞学检查、TORCH筛查、阴道分泌物检查、甲状腺功能检测、口服葡萄糖耐量试验（OGTT）、血脂水平、妇科超声、心电图、胸部X线检查。

（二）孕期保健

孕期也称为妊娠期，可分为三个阶段：孕早期为从妊娠开始到怀孕12周末，孕中期为怀孕第13周到第27周末，孕晚期为怀孕第28周至分娩。孕期健康管理的目的是为减少妊娠和分娩期间的并发症，从而保护孕妇的身心健康和促进胎儿的生长发育。

1. 早期确认妊娠　根据停经史，通过尿或血液HCG试验或B超检查诊断早期妊娠，并核对孕周，推算预产期，注意排除异位妊娠。第一次产前检查可在确诊妊娠后尽快进行，原则上越早越好，检查的目的是为充分了解孕妇的健康状况，及时处理存在问题。

2. 定期产前检查　产前检查的项目包括：①询问与观察，询问孕妇的健康状况和心理状态，有无异常感觉或出现特殊情况，观察体态和步态、面色是否苍白、巩膜有无黄染等；②一般体检，包括血压、体重、腹围、膝反射和下肢有无水肿、腹围；③产科检查，观察腹部的大小、形状是否与孕期相符，是否有水肿及手术瘢痕，测量宫高、听诊胎心，绘制妊娠图；④实验室检查，尿常规、血常规、B型超声检查、21-三体综合征筛查等。

3. 孕期生活方式指导　孕5~10周为致畸敏感期，特别注意避免环境中不良因素对胚胎的影响。常见的环境不良因素有：生物性因素（引起感染的各种病原体）；化学性因素（药物、环境中的有毒物质）；物理性因素（射线、噪声、振动、高温、极低温、微波等）。妊娠期应注意个人卫生，勤洗头洗澡，勤换衣服，保持皮肤清洁；注意口腔卫生与保健，早晚刷牙，进食后应漱口，防止牙周疾病；注意休息，避免重体力劳动及剧烈运动；保证每天至少 8 ~ 9 小时的睡眠时间，孕中期开始多采用左侧卧位。

4. 孕期营养指导　孕早期建议食物清淡可口，烹饪多样化，避免营养不良或缺乏，避免孕妇体重增长过快，避免营养素摄入过量对胚胎发育的不良影响，开始口服叶酸补充剂以预防胎儿神经管畸形。孕中晚期应合理增加食物的摄入量，适量增加奶、鱼、禽、蛋、瘦肉的摄入，每天增加 20 ~ 50g 红肉，每周吃 1 ~ 2 次动物内脏或血液，每周食用 2 ~ 3 次鱼类，适量身体活动，维持孕期适宜增重，健康孕妇孕中晚期每周体重增长 0.35 ~ 0.5kg。

5. 指导孕妇进行自我监护　数胎动是孕晚期较常用的监护方法。从孕 28 周起进行，每天早、中、晚固定时间计数 3 次，每次 1 小时，将早、中、晚 3 次胎动数相加，再乘以 4，即为 12 小时的胎动数，正常值应为 30 次或 30 次以上。如果少于 20 次提示胎儿宫内异常；如果少于 10 次，提示胎儿宫内缺氧。如胎动次数减少或消失或过分剧烈，都应立即到医院就诊，胎动异常及时住院、及时处理可减少围产儿死亡率。

（三）产褥期保健 微课1

产褥期是指胎儿、胎盘娩出至产妇所有器官（乳腺除外）恢复正常或接近正常未孕状态的时期，一般为 6 ~ 8 周。产褥期健康管理由初级卫生保健单位承担，其目的是使产妇顺利康复、新生儿健康成长和促进母乳喂养成功。

1. 产后健康检查　社区卫生服务机构分别在出院后 3 ~ 7 天内和产后 42 天对产妇进行随访和指导，同时对新生儿进行访视，并填写"母子健康手册"。

（1）产后访视　社区卫生服务机构在收到分娩医院转来的产妇分娩信息后，应于出院后 3 ~ 7 天内到产妇家中进行产后访视，包括：观察产妇的一般情况、饮食、睡眠、精神状态和心理是否有抑郁症状；检查乳房、乳头有无皲裂，了解乳汁量，观察产妇喂奶的全过程；测量产妇体温、呼吸、脉搏及血压，子宫复旧是否良好，会阴或腹部伤口恢复情况，了解恶露的颜色、气味及量多少；查看新生儿一般情况、精神状态、大小便、脐带情况、吸吮能力等。

（2）产后 42 天健康检查　产后 42 天产褥期结束时，会对产妇做一次全面的健康检查，以确定母亲身体是否恢复正常，包括：①询问与观察，询问产后康复及母乳喂养情况，观察母亲的情绪和神态，患有合并症的需了解相关疾病的症状是否缓解或存在；②一般体检，包括血压、体重、心、肺、肝、脾等脏器有无异常，乳房和乳头有无炎症，剖宫产伤口愈合情况；③妇科检查，外阴部检查、阴道窥器检查、双合诊/三合诊检查；④实验室检查，针对有异常情况者进行必要的实验室检查。

2. 产褥期生活方式指导　居住的房间安静、舒适、清洁，保持空气流通，室温调节要合理，夏天防中暑，冬天防煤气中毒。有充足的睡眠时间，保证产后体力的恢复。做好个人卫生，避免产褥期感染，要注意皮肤的清洁、干燥，勤擦身，勤换衣物和被褥，每天用温开水清洁会阴部，经常更换卫生巾。洗澡勿用盆浴。避免性生活。

3. 产褥期营养指导　分娩最初 1 ~ 2 天可选择清淡、稀软、易消化的食物，之后就可过渡到正常膳食。剖宫手术后给予流质食物，但忌用牛奶、豆浆或含大量蔗糖等胀气的食物，肛门排气后可逐渐恢复正常饮食。产褥期膳食应是由多样化食物构成的平衡膳食，无特殊食物禁忌，每天应吃肉、禽、鱼、蛋、奶等动物性食品，但不应过量，肉、禽、鱼、蛋每天总量 220g，牛奶 400 ~ 500g，每天蔬菜 500g，每日需水量比一般人增加 500 ~ 1000ml，每餐保证有带汤水的食物，以持续进行母乳喂养。

4. 母乳喂养指导　母乳是婴儿最经济、最理想的食物，既能为婴儿提供丰富的营养及大量的免疫物质，促进婴儿健康成长，使婴儿少得病，同时可促进母亲子宫收缩，减少产后出血，减少母亲乳腺癌、宫颈癌的发病风险，还能促进母子间的感情交流。因此，提倡婴儿6月龄内纯母乳喂养。

（1）正确的哺乳姿势　哺乳时母亲可以采用不同的体位，或坐或卧，但必须注意以下几点：母亲的体位要舒适，全身放松，母亲放松脊背；母婴必须紧密相贴，即胸贴胸，腹贴腹；婴儿下巴贴母亲的乳房，头与双肩朝向乳房，嘴与乳头在相同水平上。

（2）正确的含接姿势　哺乳时母亲应将整个乳房托起，用乳头去触碰婴儿面颊或口唇周围的皮肤，引起觅食反射。当婴儿口张大时，迅速将乳头和乳晕送入婴儿口中，使婴儿将整个乳头和几乎全部乳晕含入口中，唇呈"鱼唇"样凸出，将乳头和乳晕牵拉成一个比原来乳头更长的奶头，吸吮时舌头抵上腭挤压乳晕，将乳窦内的乳汁压出。当婴儿含接姿势正确时，母亲不会感到乳头痛，婴儿的吸吮轻松愉快，缓慢有力，能听到孩子的吞咽声。

（3）哺喂方式　母婴同室，在分娩后头几小时和7天内为促进乳汁分泌，需经常吸吮、排空乳房，每1~3小时一次或更多，刺激乳腺分泌。此后逐渐过渡到按需哺乳，按需是指婴儿饥饿时或母亲感到乳房胀满时喂哺，哺乳时间由婴儿和母亲的个体需要所决定。每次哺乳应左右乳房轮流吸吮，并先吸空一侧乳房后再换另一侧。每次哺乳后，挤出乳房内多余的乳汁，能避免发生乳房肿块，还能促进泌乳。如果一侧乳房有疾病，如乳头皲裂、乳房炎症等，应先让婴儿吸吮正常一侧乳房后再吸另一侧乳房。

二、孕产妇健康管理服务技术规范

1. 服务对象　辖区内常住的孕产妇。孕产妇是指从怀孕开始到产后42天这一时期的妇女。

2. 服务内容

（1）孕早期健康管理　孕13周前为孕妇建立"母子健康手册"，进行第1次产前检查，并填写"第1次产前检查服务记录表"，见表3-6。

①进行孕早期健康教育和指导。

②孕13周前由孕妇居住地的乡镇卫生院、社区卫生服务中心建立"母子健康手册"。

③孕妇健康状况评估：询问既往史、家族史、个人史等，观察体态、精神等，并进行一般体检、妇科检查和血常规、尿常规、血型、肝功能、肾功能、乙型肝炎，有条件的地区建议进行血糖、阴道分泌物、梅毒血清学试验、HIV抗体检测等实验室检查。

④开展孕早期生活方式、心理和营养保健指导，特别要强调避免致畸因素和疾病对胚胎的不良影响，同时告知和督促孕妇进行产前筛查和产前诊断。

⑤根据检查结果填写第1次产前检查服务记录表，对具有妊娠危险因素和可能有妊娠禁忌证或严重并发症的孕妇，及时转诊到上级医疗卫生机构，并在2周内随访转诊结果。

表3-6　第1次产前检查服务记录表

姓名：　　　　　　　　　　　　　　　　　　　　　　　　　　　　　　编号□□□-□□□□□

填表日期	年　月　日		孕周	周	
孕妇年龄					
丈夫姓名		丈夫年龄		丈夫电话	
孕次		产次	阴道分娩____次　剖宫产____次		
末次月经	年　月　日或不详	预产期	年　月　日		
既往史	1无　2心脏病　3肾脏疾病　4肝脏疾病　5高血压　6贫血　7糖尿病　8其他				□/□/□/□/□/□/□
家族史	1无　2遗传性疾病史　3精神疾病史　4其他				□/□/□

续表

个人史	1 无特殊　2 吸烟　3 饮酒　4 服用药物　5 接触有毒有害物质　6 接触放射线　7 其他		□/□/□/□/□
妇产科手术史	1 无　2 有		□
孕产史	1 自然流产____　2 人工流产____　3 死胎____　4 死产____　5 新生儿死亡____　6 出生缺陷儿____		
身　高	cm	体重	kg
体质指数（BMI）	kg/㎡	血压	／　　mmHg
听　诊	心脏：1 未见异常　2 异常　□	肺部：1 未见异常　2 异常	□
妇科检查	外阴：1 未见异常　2 异常　□	阴道：1 未见异常　2 异常	□
	宫颈：1 未见异常　2 异常　□	子宫：1 未见异常　2 异常	□
	附件：1 未见异常　2 异常　□		
辅助检查	血常规	血红蛋白值____ g/L　白细胞计数值____ /L 血小板计数值____ /L　其他	
	尿常规	尿蛋白____　尿糖____　尿酮体____　尿潜血____　其他	
	血型　ABO		
	RH *		
	血糖 *	____mmol/L	
	肝功能	血清谷丙转氨酶____ U/L　血清谷草转氨酶 ____ U/L 白蛋白 ____ g/L　总胆红素____ μmol/L　结合胆红素____ μmol/L	
	肾功能	血清肌酐____ μmol/L　血尿素____ mmol/L	
	阴道分泌物 *	1 未见异常　2 滴虫　3 假丝酵母菌　4 其他_____　□/□/□	
		阴道清洁度：1 Ⅰ度　2 Ⅱ度　3 Ⅲ度　4 Ⅳ度　□	
	乙型肝炎	乙型肝炎表面抗原_____　乙型肝炎表面抗体 *_____ 乙型肝炎 e 抗原 *_____　乙型肝炎 e 抗体 *_____ 乙型肝炎核心抗体 *_____	
	梅毒血清学试验 *	1 阴性　2 阳性	□
	HIV 抗体检测 *	1 阴性　2 阳性	□
	B 超 *		
	其他 *		
总体评估	1 未见异常　2 异常_____		□
保健指导	1 生活方式　2 心理　3 营养　4 避免致畸因素和疾病对胚胎的不良影响 5 产前筛查宣传告知　6 其他_____		□/□/□/□/□
转诊	1 无　2 有 原因：_____　机构及科室：		□
下次随访日期	年　月　日	随访医生签名	

填表说明：

1. 本表由医生在第一次接诊孕妇（尽量在孕 13 周前）时填写。若未建立居民健康档案，需同时建立。随访时填写各项目对应情况的数字。

2. 孕周：填写此表时孕妇的怀孕周数。

3. 孕次：怀孕的次数，包括本次妊娠。

4. 产次：指此次怀孕前，孕期超过 28 周的分娩次数。

5. 末次月经：此怀孕前最后一次月经的第一天。

6. 预产期：可按照末次月经推算，为末次月经日期的月份加 9 或减 3，为预产期月份数；天数加 7 为预产期日。

7. 既往史：孕妇曾经患过的疾病，可以多选。

8. 家族史：填写孕妇父亲、母亲、丈夫、兄弟姐妹或其他子女中是否曾患遗传性疾病或精神疾病，若有，请具体说明。

9. 个人史：可以多选。

10. 妇产科手术史：孕妇曾经接受过的妇科手术和剖宫产手术。

11. 孕产史：根据具体情况填写，若有，填写次数，若无，填写"0"。

12. 体质指数（BMI）＝体重（kg）/身高的平方（m²）。

13. 体格检查、妇科检查及辅助检查：进行相应检查，并填写检查结果。标有＊的项目尚未纳入国家基本公共卫生服务项目，其中梅毒血清学试验、HIV 抗体检测检查为重大公共卫生服务免费测查项目。

14. 总体评估：根据孕妇总体情况进行评估，若发现异常，具体描述异常情况。

15. 保健指导：填写相应的保健指导内容，可以多选。

16. 转诊：若有需转诊的情况，具体填写。

17. 下次随访日期：根据孕妇情况确定下次随访日期，并告知孕妇。

18. 随访医生签名：随访完毕，核查无误后随访医生签署其姓名。

（2）孕中期健康管理

①进行孕中期（孕 16～20 周、21～24 周各一次）健康教育和指导，并填写"第 2～5 次产前随访服务记录表"，见表 3－7。

②孕妇健康状况评估：通过询问、观察、一般体格检查、产科检查、实验室检查对孕妇健康和胎儿的生长发育状况进行评估，识别需要做产前诊断和需要转诊的高危重点孕妇。

③对未发现异常的孕妇，除了进行孕期的生活方式、心理、运动和营养指导外，还应告知和督促孕妇进行预防出生缺陷的产前筛查和产前诊断。

④对发现有异常的孕妇，要及时转至上级医疗卫生机构。出现危急征象的孕妇，要立即转上级医疗卫生机构，并在 2 周内随访转诊结果。

表 3－7 第 2～5 次产前随访服务记录表

姓名：　　　　　　　　　　　　　　　　　　　　　　　　　　　编号□□□－□□□□□

项目		第 2 次	第 3 次	第 4 次	第 5 次
随访日期					
孕周（周）					
主诉					
体重（kg）					
产科检查	宫底高度（cm）				
	腹围（cm）				
	胎位				
	胎心率（次/分钟）				
血压（mmHg）		/	/	/	/
血红蛋白（g/L）					
尿蛋白					
其他辅助检查＊					
分类		1 未见异常 □ 2 异常＿＿	1 未见异常 □ 2 异常＿＿	1 未见异常 □ 2 异常＿＿	1 未见异常 □ 2 异常＿＿
指导		1. 个人卫生 2. 膳食 3. 心理 4. 运动 5. 其他	1. 个人卫生 2. 膳食 3. 心理 4. 运动 5. 自我监护 6. 母乳喂养 7. 其他	1. 个人卫生 2. 膳食 3. 心理 4. 运动 5. 自我监测 6. 分娩准备 7. 母乳喂养 8. 其他	1. 个人卫生 2. 膳食 3. 心理 4. 运动 5. 自我监测 6. 分娩准备 7. 母乳喂养 8. 其他
转诊		1 无 2 有 □ 原因：＿＿ 机构及科室：	1 无 2 有 □ 原因：＿＿ 机构及科室：	1 无 2 有 □ 原因：＿＿ 机构及科室：	1 无 2 有 □ 原因：＿＿ 机构及科室：
下次随访日期					
随访医生签名					

填表说明

1. 孕周：此次随访时的妊娠周数。
2. 主诉：填写孕妇自述的主要症状和不适。
3. 体重：填写此次测量的体重。
4. 产科检查：按照要求进行产科检查，填写具体数值。
5. 血红蛋白、尿蛋白：填写血红蛋白、尿蛋白检测结果。
6. 其他辅助检查：若有，填写此处。
7. 分类：根据此次随访的情况，对孕妇进行分类，若发现异常，写明具体情况。
8. 指导：可以多选，未列出的其他指导请具体填写。
9. 转诊：若有需转诊的情况，具体填写。
10. 下次随访日期：根据孕妇情况确定下次随访日期，并告知孕妇。
11. 随访医生签名：随访完毕，核查无误后医生签名。
12. 第 2 ~ 5 次产前随访服务应该在确定好的有助产技术服务资质的医疗卫生机构进行相应的检查，并填写相关结果；没有条件的基层医疗卫生机构督促孕产妇前往有资质的机构进行相关随访，注明督促日期，无需填写相关记录。
13. 若失访，在随访日期处写明失访原因；若死亡，写明死亡日期和死亡原因。

（3）孕晚期健康管理

①进行孕晚期（孕 28 ~ 36 周、37 ~ 40 周各一次）健康教育和指导，并继续填写"第 2 ~ 5 次产前随访服务记录表"，见表 3 - 7。

②开展孕产妇自我监护方法、促进自然分娩、母乳喂养以及孕期并发症、合并症防治指导。

③对随访中发现的高危孕妇应根据就诊医疗卫生机构的建议督促其酌情增加随访次数。随访中若发现有高危情况，建议其及时转诊。

（4）产后访视 乡镇卫生院、村卫生室和社区卫生服务中心（站）在收到分娩医院转来的产妇分娩信息后应于产妇出院后 1 周内到产妇家中进行产后访视，进行产褥期健康管理，加强母乳喂养和新生儿护理指导，同时进行新生儿访视，并填写"产后访视记录表"，见表 3 - 8。

①通过观察、询问和检查，了解产妇一般情况、乳房、子宫、恶露、会阴或腹部伤口恢复等情况。

②对产妇进行产褥期保健指导，对母乳喂养困难、产后便秘、痔疮、会阴或腹部伤口等问题进行处理。

③发现有产褥感染、产后出血、子宫复旧不佳、妊娠合并症未恢复者以及产后抑郁等问题的产妇，应及时转至上级医疗卫生机构进一步检查、诊断和治疗。

④通过观察、询问和检查了解新生儿的基本情况。

表 3 - 8 产后访视记录表

姓名：   编号□□□ - □□□□□

随访日期	年 月 日				
分娩日期	年 月 日		出院日期	年 月 日	
体温（℃）					
一般健康情况					
一般心理状况					
血压（mmHg）	/				
乳房	1 未见异常　2 异常				□
恶露	1 未见异常　2 异常				□
子宫	1 未见异常　2 异常				□
伤口	1 未见异常　2 异常				□
其他					
分类	1 未见异常　2 异常				□

续表

指导	1 个人卫生 2 心理 3 营养 4 母乳喂养 5 新生儿护理与喂养 6 其他_____	□/□/□/□/□
处　理	1 结案 2 转诊 原因： 机构及科室：	□
下次随访日期		
随访医生签名		

填表说明

1. 本表为产妇出院后 3～7 天内由医务人员到产妇家中进行产后检查时填写，产妇情况填写此表，新生儿情况填写"新生儿家庭访视表"。

2. 一般健康状况：对产妇一般情况进行检查，具体描述并填写。

3. 一般心理状况：评估产妇是否有产后抑郁的症状。

4. 血压：测量产妇血压，填写具体数值。

5. 乳房、恶露、子宫、伤口：对产妇进行检查，若有异常，具体描述。

6. 分类：根据此次随访情况，对产妇进行分类，若为其他异常，具体写明情况。

7. 指导：可以多选，未列出的其他指导请具体填写。

8. 转诊：若有需转诊的情况，具体填写。

9. 随访医生签名：随访完毕，核查无误后随访医生签名。

（5）产后 42 天健康检查

①乡镇卫生院、社区卫生服务中心为正常产妇做产后健康检查，异常产妇到原分娩医疗卫生机构检查。

②通过询问、观察、一般体检和妇科检查，必要时进行辅助检查对产妇恢复情况进行评估，并填写"产后 42 天健康检查记录表"，见表 3 - 9。

③对产妇应进行心理保健、性保健与避孕、预防生殖道感染、纯母乳喂养 6 个月、产妇和婴幼营养等方面的指导。

表 3 - 9　产后 42 天健康检查记录表

姓名：　　　　　　　　　　　　　　　　　　　　　　　　　　　　编号□□□ - □□□□□

随访日期		年　　月　　日		
分娩日期	年　　月　　日	出院日期	年　　月　　日	
一般健康情况				
一般心理状况				
血压（mmHg）				
乳房	1 未见异常　2 异常			□
恶露	1 未见异常　2 异常			□
子宫	1 未见异常　2 异常			□
伤口	1 未见异常　2 异常			□
其他				
分类	1 已恢复　　2 未恢复			□
指导	1 个人卫生 2 心理 3 营养 4 母乳喂养 5 新生儿护理与喂养 6 其他_____			□/□/□/□/□

处理	1 结案 2 转诊 原因： 机构及科室：	□
随访医生签名		

填表说明

1. 一般健康状况：对产妇一般情况进行检查，具体描述并填写。

2. 一般心理状况：评估是否有产后抑郁的症状。

3. 血压：如有必要，测量产妇血压，填写具体数值。

4. 乳房、恶露、子宫、伤口：对产妇进行检查，若有异常，具体描述。

5. 分类：根据此次随访情况，对产妇进行分类，若为未恢复，具体写明情况。

6. 指导：可以多选，未列出的其他指导请具体填写。

7. 处理：若产妇已恢复正常，则结案。若有需转诊的情况，具体填写。

8. 随访医生签名：检查完毕，核查无误后检查医生签名。

9. 若失访，在随访日期处写明失访原因；若死亡，写明死亡日期和死亡原因。

3. 服务流程 孕产妇健康管理的服务流程，如图 3-7 所示。

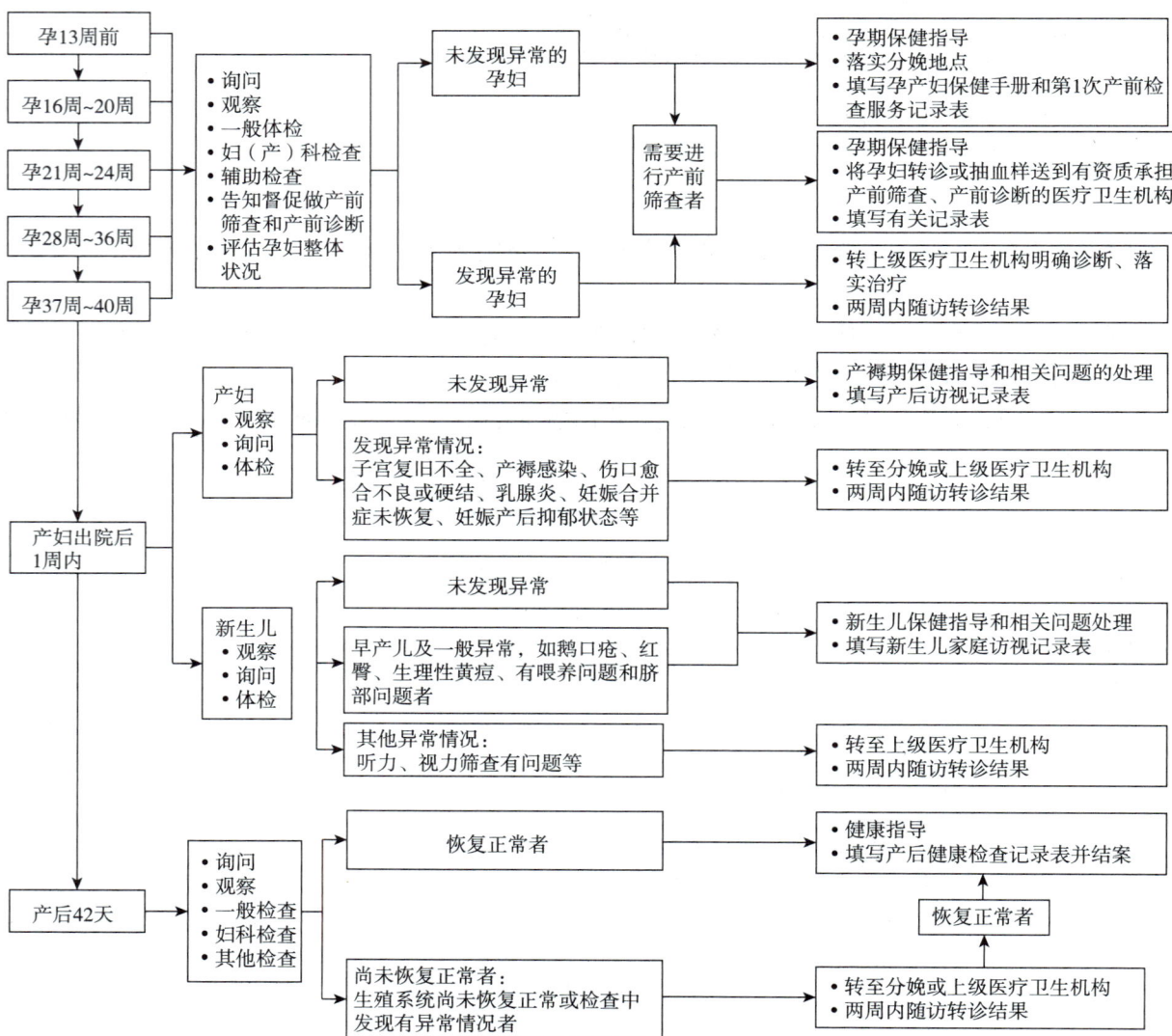

图 3-7 孕产妇健康管理服务流程图

4. 服务要求和工作指标

（1）服务要求

①开展孕产妇健康管理的乡镇卫生院和社区卫生服务中心应当具备服务所需的基本设备和条件。

②按照国家孕产妇保健有关规范要求，进行孕产妇全程追踪与管理工作，从事孕产妇健康管理服务工作的人员应取得相应的执业资格，并接受过孕产妇保健专业技术培训。

③加强与村（居）委会、妇联相关部门的联系，掌握辖区内孕产妇人口信息。

④加强宣传，在基层医疗卫生机构公示免费服务内容，使更多的育龄妇女愿意接受服务，提高早孕建册率。

⑤每次服务后及时记录相关信息，纳入孕产妇健康档案。

⑥积极运用中医药方法（如饮食起居、情志调摄、食疗药膳、产后康复等），开展孕期、产褥期、哺乳期保健服务。

⑦有助产技术服务资质的基层医疗卫生机构在孕中期和孕晚期对孕产妇各进行 2 次随访。没有助产技术服务资质的基层医疗卫生机构督促孕产妇前往有资质的机构进行相关随访。

（2）工作指标

①早孕建册率 = 辖区内孕 13 周之前建册并进行第一次产前检查的产妇人数/ 该地该时间段内活产数 ×100%

②产后访视率 = 辖区内产妇出院后 28 天内接受过产后访视的产妇人数/该地该时间段内活产数 ×100%

第四节　老年人健康管理

PPT

一、老年人健康管理概述

国际上将 60 周岁以上的定为老年人，在我国《老年人权益保障法》中指出，60 周岁以上的中国公民都属于老年人。2021 年全国第七次人口普查结果显示，在我国年龄 ≥60 岁的人口为 26402 万人，占总人口 18.7%；≥65 岁的人口为 19064 万人，占总人口 13.5%。由此可见，我国老龄化程度进一步加深。随之而来，老年群体的健康管理也成为基层公共卫生服务工作的重要内容之一。因此，国家也提出，针对老年群体开展重点人群健康管理服务，老年人健康管理服务也是国家基本公共卫生服务项目之一。

二、老年人健康管理服务规范　微课2

1. 老年人健康管理服务对象　针对辖区内 65 岁及以上常住居民，基层乡镇卫生院、村卫生室、社区卫生服务中心（站）等，及其他医疗卫生机构、各级卫生计生行政部门联合开展健康管理服务。

2. 老年人健康管理服务内容　每年为老年人提供 1 次健康管理服务，包括生活方式和健康状况评估、体格检查、辅助检查和健康指导。

（1）生活方式和健康状况评估　通过问诊及老年人健康状态自评了解其基本健康状况、体育锻炼、饮食、吸烟、饮酒、慢性疾病常见症状、既往所患疾病、治疗及目前用药和生活自理能力等情况。

（2）体格检查　包括体温、脉搏、呼吸、血压、身高、体重、腰围、皮肤、浅表淋巴结、肺部、心脏、腹部等常规体格检查，并对口腔、视力、听力和运动功能等进行粗测判断。

（3）辅助检查　包括血常规、尿常规、肝功能（血清谷草转氨酶、血清谷丙转氨酶和总胆红素）、肾功能（血清肌酐和血尿素）、空腹血糖、血脂（总胆固醇、甘油三酯、低密度脂蛋白胆固醇、高密度脂蛋白胆固醇）、心电图和腹部 B 超（肝胆胰脾）检查。

（4）健康指导　告知评价结果并进行相应健康指导。

①对发现已确诊的原发性高血压和 2 型糖尿病等患者同时开展相应的慢性病患者健康管理。

②对患有其他疾病的（除高血压糖尿病外），应及时治疗或转诊。

③对发现有异常的老年人建议定期复查或向上级医疗机构转诊。

④进行健康生活方式以及疫苗接种、骨质疏松预防、防跌倒措施、意外伤害预防和自救、认知和情感等健康指导。

⑤告知或预约下一次健康管理服务的时间。

3. 健康管理服务流程　如图 3－8 所示。

（1）针对辖区内 65 岁以上常住老年人，由老年人或家属预约健康检查时间，或直接前往社区卫生服务中心、乡镇卫生院等，亦或者社区卫生服务中心、乡镇卫生院等下社区（村）入户提供健康服务。

（2）家庭医生对老年人进行健康管理服务　①询问生活方式和健康状况：吸烟、饮酒、体育锻炼、饮食；所患疾病；治疗情况；目前用药情况。②进行体格检查：询问慢性疾病常见症状；健康状况自评；生活自理能力评估；测量身高、体重、血压等；口腔、视力、听力和活动能力的粗测判断。③辅助检查：检测血常规、尿常规、空腹血糖、血脂、心电图、肝功能、肾功能、腹部 B 超。

（3）家庭医生根据结果进行处理　①新发现或既往确诊高血压或糖尿病等疾病，纳入相应的疾病管理；②存在危险因素的，进行有针对性健康教育，定期复查；③无异常发现的，进行健康教育和指导。

（4）家庭医生进行健康指导　①告知体检结果；②进行健康生活方式指导，疫苗接种，骨质疏松预防，预防意外伤害；③告知下次健康管理服务时间。

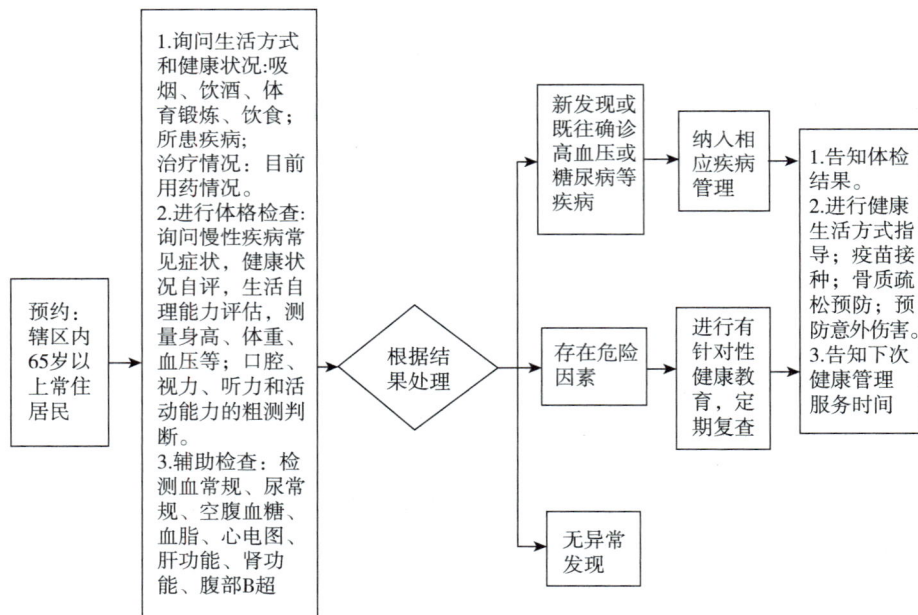

图 3－8　老年人健康管理服务流程图

4. 老年人健康管理服务要求

（1）开展老年人健康管理服务的乡镇卫生院和社区卫生服务中心应当具备服务内容所需的基本设备和条件。

（2）加强与村（居）委会、派出所等相关部门的联系，掌握辖区内老年人口信息变化。加强宣传，告知服务内容，使更多的老年人愿意接受服务。

（3）每次健康检查后及时将相关信息记入健康档案。具体内容详见《居民健康档案管理服务规范》健康体检表。对于已纳入相应慢病健康管理的老年人，本次健康管理服务可作为一次随访服务。

（4）积极应用中医药方法为老年人提供养生保健、疾病防治等健康指导。

5. 老年人健康管理服务工作指标　　老年人健康管理服务工作评价指标，通常用老年人健康管理率来表示，是指年内接受健康管理人数在年内辖区内 65 岁及以上常住居民数的比率。

老年人健康管理率＝年内接受健康管理人数/年内辖区内 65 岁及以上常住居民数×100%

注：接受健康管理是指建立了健康档案、接受了健康体检、健康指导、健康体检表填写完整。

6. 老年人健康与医养结合管理服务　　据卫生健康委员会官方数据（2022 年）显示，我国有 4000 多万失能、半失能老年人；而 80 岁以上的老年人群，失能、半失能率大概占 40% 左右，不少家庭为之所困。随着现代社会的发展，人口老龄化形势也越来越严重，老年群体的养老问题随之而来。健康养老问题既是健康中国目标实现的重要内容，也是保障民生的重要内容。因此，聚焦老年全体健康与养老问题，特别是高龄、失能、半失能老年人，为其提供方便且能负担的健康照护服务，需要以基层为重点，发挥基层医院、社区卫生服务中心、乡镇卫生院等医疗卫生机构的作用，完善老年群体养老服务标准和工作规范，加强疾病预防、健康促进和健康教育，为全国 65 岁及以上老年人提供医养结合服务，及为全国 65 岁及以上失能老年人开展健康评估与健康服务，改善失能老年人的生活质量，提高老年群体生活质量，从而促进老年群体健康水平。

（1）老年健康与医养结合管理服务实施对象　　全国 31 个省（区、市）内 65 岁及以上老年人。

（2）老年健康与医养结合管理服务实施内容

①为 65 岁及以上老年人提供医养结合服务。基层医疗卫生机构结合历次老年人健康体检结果，每年对辖区内 65 岁及以上居家养老的老年人进行两次医养结合服务。服务内容：血压测量、末梢血血糖检测、康复指导、护理技能指导、保健咨询、营养改善指导 6 个方面。对高龄、失能、行动不便的老年人上门进行服务。

②为 65 岁以上失能老年人提供健康评估与健康服务。基层医疗卫生机构从老年人能力（具体包括日常生活活动能力、精神状态与社会参与能力、感知觉与沟通能力）和老年综合征罹患等维度，每年对辖区内提出申请的 65 岁及以上失能老年人上门进行健康评估，并对符合条件的失能老年人及照护者年内提供至少 1 次的健康服务工作，健康服务的具体内容包括康复护理指导、心理支持等。同时，基层医疗卫生机构将开展健康评估与健康服务的失能老年人信息录入信息系统，做好数据信息的及时更新、上报等工作。

（3）老年健康与医养结合管理服务组织实施

①组织机制。国家卫生健康委制定项目管理规范，对全国的项目服务实施情况进行监督，同时根据实际情况适时对规范进行修订；省级卫生健康行政部门结合当地实际情况，制定本地区的项目管理和服务规范，并对本地区的项目服务实施情况进行管理；县级卫生健康行政部门指导基层医疗卫生机构完成项目工作任务，对其进行考核，并接受上级卫生健康行政部门的考核。

基层医疗卫生机构是承担服务任务的重要主体，对辖区内 65 岁及以上老年人提供医养结合与失能老年人健康评估和健康服务，按照规定合理使用和管理经费，接受县级卫生健康行政部门考核。

②实施条件。对老年人进行医养结合服务及对失能老年人进行健康评估与健康服务的基层医疗卫生机构人员，应是专业医护人员。

③经费保障。资金使用对象为基层医疗卫生机构，包含 65 岁及以上老年人医养结合服务经费、失

能老年人上门评估与健康服务经费。各地要严格执行相关规定，加强资金监管，并落实督导、培训等工作经费，保障项目顺利实施。

④信息化应用。将 65 岁及以上老年人医养结合服务信息纳入国家基本公共卫生服务管理平台，进行信息化管理。建立失能老年人健康评估与健康服务信息系统，录入失能老年人健康评估服务信息。

⑤其他要求。要按照自愿的原则组织实施项目，项目实施过程中要充分尊重老年人的自主意愿，并注重与 65 岁以上老年人健康管理、家庭医生签约服务等工作的衔接，避免服务项目的重复。支持指导一级及以上医疗卫生机构开设方便老年人挂号、就医等便利服务的绿色通道，设置老年人就诊服务处，配置明显标识，配备专兼职人员进行引导服务，配备轮椅等必需的转运工具，为老年人就医提供便利服务。要积极组织开展针对基层医疗卫生机构医养结合与失能老年人健康评估服务人员及照护者的技能培训，不断提升基层医养结合与失能老年人健康评估服务人员及照护者的服务水平。

（4）老年健康与医养结合管理服务工作指标　评价老年健康与医养结合管理服务质量，是用 65 岁及以上老年人医养结合服务率和 65 岁以上失能老年人健康服务率这两个指标表示。

①65 岁及以上老年人医养结合服务率　65 岁及以上老年人医养结合服务率是指年内辖区内接受医养结合服务的 65 岁及以上老年人人数占辖区内老年人总数的比例。该指标是一个数量指标。

65 岁及以上老年人医养结合服务率 = 年内辖区内 65 岁及以上老年人中接受两次医养结合服务的人数／辖区内 65 岁及以上老年人总数 ×100% 。

②65 岁以上失能老年人健康服务率　65 岁以上失能老年人健康服务率是指年内辖区内接受健康服务的失能老年人人数占辖区内接受健康评估的 65 岁以上失能老年人总数的比例。该指标是一个数量指标。

65 岁以上失能老年人健康服务率 = 年内辖区内接受健康服务的失能老年人人数／辖区内接受健康评估的失能老年人人数 ×100% 。

7. 老年人生活自理能力评估表　老年人生活自理能力自评表，从进餐、梳洗、穿衣、如厕、活动等五个方面进行评估，评估从可自理、轻度依赖、中度依赖、不能自理等四个等级进行打分，0~3 分为可自理；4~8 分为轻度依赖；9~18 分为中度依赖；19 分以上为不能自理（表 3-10）。

表 3-10　老年人生活自理能力评估表

评估事项、内容与评分	程度等级				
	可自理	轻度依赖	中度依赖	不能自理	判断评分
进餐：使用餐具将饭菜送入口、咀嚼、吞咽等活动	独立完成	—	需要协助，如切碎、搅拌食物等	完全需要帮助	
评分	0	0	3	5	
梳洗：梳头、洗脸、刷牙、剃须、洗澡等活动	独立完成	能独立地洗头、梳头、洗脸、刷牙、剃须等；洗澡需要协助	在协助下和适当的时间内，能完成部分梳洗活动	完全需要帮助	
评分	0	1	3	7	
穿衣：穿衣裤、袜子、鞋子等活动	独立完成	—	需要协助，在适当的时间内完成部分穿衣	完全需要帮助	
评分	0	0	3	5	

续表

评估事项、内容与评分	程度等级				
	可自理	轻度依赖	中度依赖	不能自理	判断评分
如厕：小便、大便等活动及自控	不需协助，可自控	偶尔失禁，但基本上能如厕或使用便具	经常失禁，在很多提示和协助下尚能如厕或使用便具	完全失禁，完全需要帮助	
评分	0	1	5	10	
活动：站立、室内行走、上下楼梯、户外活动	独立完成所有活动	借助较小的外力或辅助装置能完成站立、行走、上下楼梯等	借助较大的外力才能完成站立、行走，不能上下楼梯	卧床不起，活动完全需要帮助	
评分	0	1	5	10	
总分					

第五节　中医药健康管理 [e]微课3

PPT

一、概述

中国医药具有数千年悠久历史，是我国人民长期与疾病作斗争的经验总结，也是我国优秀的文化传承。中医药健康管理服务可有效发挥中医药行业为群众服务的优势，让中医药真正成为服务群众的具体行动，推进中医药服务群众理念。

中医药健康管理服务通过情志调摄、饮食调养、起居调摄、运动保健、穴位保健等多种形式向居民普及中医药基本知识与养生保健技术，增强社区居民的健康意识和自我保健能力。同时以妇女、儿童、老年人为重点服务人群，通过开展中医药健康检查、辨别体制类型，制定相应的健康管理方案等进行健康指导，使广大人民群众认识中医，享受中医，不断提高居民健康水平。

⚙ 素质提升

认识中医药文化，树立文化自信

2015 年，屠呦呦因发现了青蒿素获得了诺贝尔奖。青蒿素来源来自于中国医药古籍《肘后备急方》，它的发现极大地降低了全球疟疾患者的死亡率，是我国中医药发展中献给世界的一份礼物。而今，中医药文化中"上工治未病"、阴阳五行学说等的思想仍在传承，青蒿素、针灸按摩、养生、药膳等各类中医药成果深受国内外人群的信任和喜爱。中医药学是中华民族优秀传统文化的重要组成部分，是中华文明的杰出代表，深刻反映了中国民族的世界观、价值观、健康观和生命观，为人类健康做出重大贡献，是我们应该引以为豪，传承和发展的一门学科。

二、65 岁以上老年人中医药健康管理服务规范

1. 服务对象　辖区内 65 岁及以上常住居民。

2. 服务内容　每年为 65 岁及以上老年人提供 1 次中医药健康管理服务，内容包括中医体质辨识和中医药保健指导。

（1）中医体质辨识　按照老年人中医药健康管理服务记录表前 33 项问题采集信息，根据体质判定

标准进行体质辨识，并将辨识结果告知服务对象。

（2）中医药保健指导　根据不同体质从情志调摄、饮食调养、起居调摄、运动保健、穴位保健等方面进行相应的中医药保健指导。

3. 服务流程　如图 3 - 9 所示。

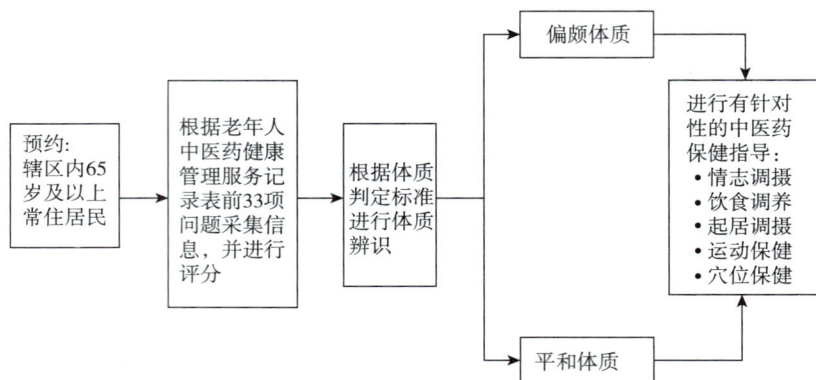

图 3 - 9　65 岁以上老年人中医药健康管理服务流程图

4. 服务要求

（1）开展老年人中医药健康管理服务可结合老年人健康体检和慢性病患者管理及日常诊疗时间。

（2）开展老年人中医药健康管理服务的乡镇卫生院、村卫生室和社区卫生服务中心（站）应当具备相应的设备和条件。有条件的地区应利用信息化手段开展老年人中医药健康管理服务。

（3）开展老年人中医体质辨识工作的人员应当为接受过老年人中医药知识和技能培训的卫生技术人员。开展老年人中医药保健指导工作的人员应当为中医类别执业（助理）医师或接受过中医药知识和技能专门培训能够提供上述服务的其他类别医师（含乡村医生）。

（4）服务机构要加强与村（居）委会、派出所等相关部门的联系，掌握辖区内老年人口信息变化。

（5）服务机构要加强宣传，告知服务内容，使更多的老年人愿意接受服务。

（6）每次服务后要及时、完整记录相关信息，纳入老年人健康档案。

5. 工作指标　老年人中医药健康管理率 = 年内接受中医药健康管理服务的 65 岁及以上居民数/年内辖区内 65 岁及以上常住居民数 ×100%

注：接受中医药健康管理是指建立了健康档案、接受了中医体质辨识、中医药保健指导、服务记录表填写完整。

三、0～36 个月儿童中医药健康管理服务规范

1. 服务对象　辖区内常住的 0～36 个月常住儿童。

2. 服务内容　在儿童 6、12、18、24、30、36 月龄时，对儿童家长进行儿童中医药健康指导，具体内容包括以下几项。

（1）向家长提供儿童中医饮食调养、起居活动指导。

（2）在儿童 6、12 月龄给家长传授揉腹和捏脊方法；在 18、24 月龄传授按揉迎香穴、足三里穴的方法；在 30、36 月龄传授按揉四神聪穴的方法。

3. 服务流程　如图 3 - 10 所示。

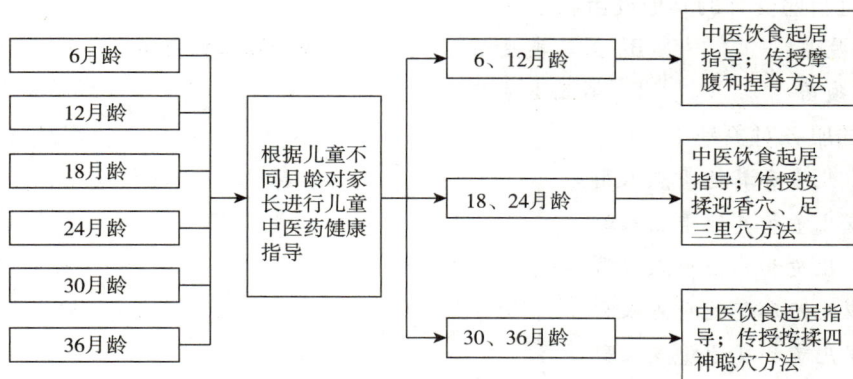

图 3 - 10　0 ~ 36 个月儿童中医药健康管理服务流程图

4. 服务要求

（1）开展儿童中医药健康管理服务应当结合儿童健康体检和预防接种的时间。

（2）开展儿童中医药健康管理服务的乡镇卫生院、村卫生室和社区卫生服务中心（站）应当具备相应的设备和条件。

（3）开展儿童中医药健康管理服务的人员应当为中医类别执业（助理）医师，或接受过儿童中医药保健知识和技能培训能够提供上述服务的其他类别医师（含乡村医生）。

（4）服务机构要加强宣传，告知服务内容，提高服务质量，使更多的儿童家长愿意接受服务。

（5）每次服务后要及时记录相关信息，纳入儿童健康档案。

5. 工作指标

0 ~ 36 个月儿童中医药健康管理服务率 = 年度辖区内按照月龄接受中医药健康管理服务的 0 ~ 36 月儿童数/年度辖区内应管理的 0 ~ 36 个月儿童数 × 100%

目标检测

答案解析

一、选择题

1. 社区卫生服务机构应于产妇出院后（　　）到产妇家中进行产后访视。

　　A. 3 天内　　　　　　　　B. 1 周内　　　　　　　　C. 2 周内

　　D. 3 周内　　　　　　　　E. 42 天

2. 以下关于产褥期生活方式指导错误的是（　　）。

　　A. 居住的房间安静、舒适、清洁

　　B. 为避免感染切勿洗澡

　　C. 避免性生活

　　D. 室温调节要合理

　　E. 用温开水清洁会阴部

3. 新生儿出院（　　）内，医务人员应到新生儿家中进行首次访视。

　　A. 3 天　　　　　　　　　B. 5 天　　　　　　　　　C. 7 天

　　D. 15 天　　　　　　　　E. 30 天

4. 公民自费且自愿受种的其他疫苗属于（　　）。

    A. 第一类疫苗   B. 第二类疫苗   C. 第三类疫苗

    D. 第四类疫苗   E. 第五类疫苗

5. 预防接种的服务对象是（　　）。

    A. 0～6 岁儿童和其他重点人群

    B. 0～1 岁儿童和其他重点人群

    C. 0～3 岁儿童和其他重点人群

    D. 0～2 岁儿童和其他重点人群

    E. 0～4 岁儿童和其他重点人群

二、思考题

1. 产后 42 天应去哪里做健康检查？产后 42 天健康检查包括哪些内容？

2. 预防接种的一般反应都有哪些？应该怎样处理？

（刘　玲）

书网融合……

本章小结	微课 1	微课 2	微课 3	题库

第四章　面向患病人群的基本公共卫生服务项目

◉ 学习目标

　　1. 通过本章学习，重点把握高血压患者、2 型糖尿病患者、严重精神障碍患者及肺结核患者健康管理的内容。

　　2. 学会针对患病人群开展基本公共卫生服务项目；熟悉患病人群服务技术规范流程及工作指标，能根据不同疾病初步具备开展健康管理服务的能力，培养以人为本的观念。

≫ 情境导入

　　情境描述　王先生，56 岁，教师，3 年前体检时发现血压 148/92mmHg，未引起注意，没有服用降压药物。近 2 个月来，经常感觉头晕、头痛、眼花、耳鸣等，遂就诊。医生诊断为高血压。

　　讨论　1. 社区医生在慢性病管理中遇到这种情况，应该如何处理？

　　　　　2. 社区医生应如何对该患者进行健康管理服务？

第一节　慢性病管理

PPT

　　随着经济社会的发展，人口老龄化问题日益显著，老百姓生活方式、居住环境、食品药品安全等对健康的影响逐步凸显，慢性病发病率、患病率和死亡人数不断增长，对居民健康造成严重的影响，已成为我国公共卫生亟需解决的重要问题。慢性病主要有高血压、糖尿病、心脑血管等疾病，尤其是老年群体慢性病，成为当今基层医疗卫生工作的重要方面。《中国防治慢性病中长期规划（2017—2025 年）》指出，以控制慢性病危险因素、建设健康支持性环境为重点，以健康促进和健康管理为手段，提升全民健康素质，降低高危人群发病风险，提高患者生存质量，减少可预防的慢性病发病、死亡和残疾，实现由以治病为中心向以健康为中心转变，促进全生命周期健康，提高居民健康期望寿命，为推进健康中国建设奠定坚实基础。

　　自 2009 年起，国家设立基本公共卫生服务项目，面向全体居民免费提供基本的公共卫生服务。以老年人为重点服务对象的国家基本公共卫生服务项目包括老年人健康管理、高血压和 2 型糖尿病等慢性病患者健康管理、老年健康与医养结合服务等。基本公共卫生服务项目人均财政补助标准从 2020 年的 74 元提高至 2021 年的 79 元再到 2022 年的 84 元。据 2021 年我国卫生健康事业发展统计公报数据显示，2021 年内在基层医疗卫生机构接受健康管理的 65 岁及以上老年人数 11941.2 万，接受健康管理的高血压患者人数 10938.4 万，接受健康管理的 2 型糖尿病患者人数 3571.3 万。开展基层慢病健康管理服务工作是落实分级诊疗制度的有益探索，是落实基层机构防治结合职能的重要手段，是落实健康中国行动的重要举措。

一、高血压患者健康管理服务

　　高血压是最常见的慢性病之一，是心脏病、脑卒中、肾脏病和糖尿病发病和死亡的最大的危险因素；而心脑血管病死亡占总死亡的 41%，常常无症状，也称为"无声杀手"。积极预防和控制高血压，是遏制心脑血管疾病发生发展的核心策略，也是干预成本效益最为显著的防控措施。随着社会经济的发展，我国高血压防控工作进展显著，加强了高血压等心脑血管疾病综合防治体系建设，大力开展宣传教育活动，并将 35 岁以上高血压患者的健康管理作为基本公共卫生服务的重要工作内容。国家一直以来，针对高血压等突出公共卫生问题提供高质量的早期干预，控制危险因素，以健康教育、健康促进和患者管理为主要手段，强化基层医疗卫生机构的防治作用，促进预防、干预、治疗的有机结合。同时通过持续不断的宣传，唤起老百姓和全社会对高血压的防控意识，营造科学健康知识传播环境，扩大高血压防控知识的宣传规模和效果，提高高血压防控整体水平。

二、高血压患者健康管理服务规范 🄴 微课 1

1. 高血压患者健康管理服务对象 辖区内 35 岁及以上常住居民中原发性高血压患者。

2. 高血压患者健康管理服务内容

（1）筛查 针对辖区内 35 岁以上常住居民，每年开展免费血压测量。

①对辖区内 35 岁及以上常住居民，每年为其免费测量一次血压（非同日三次测量）。

②对第一次发现收缩压≥140mmHg 和（或）舒张压≥90mmHg 的居民在去除可能引起血压升高的因素后预约其复查，非同日 3 次测量血压均高于正常，可初步诊断为高血压。建议转诊到有条件的上级医院确诊并取得治疗方案，2 周内随访转诊结果，对已确诊的原发性高血压患者纳入高血压患者健康管理。对可疑继发性高血压患者，及时转诊。

③ 如有以下六项指标中的任一项高危因素，建议每半年至少测量 1 次血压，并接受医务人员的生活方式指导：

1）血压高值［收缩压 130～139mmHg 和（或）舒张压 85～89mmHg］；

2）超重或肥胖，和（或）腹型肥胖：

超重：$28kg/m^2 > BMI≥24kg/m^2$；

肥胖：$BMI≥28kg/m^2$；

腰围：男≥90cm（2.7 尺），女≥85cm（2.6 尺）为腹型肥胖。

3）高血压家族史（一、二级亲属）；

4）长期膳食高盐；

5）长期过量饮酒（每日饮白酒≥100ml）；

6）年龄≥55 岁。

（2）随访评估 对原发性高血压患者，每年要提供至少 4 次面对面的随访。

①测量血压并评估是否存在危急情况，如出现收缩压≥180mmHg 和（或）舒张压≥110mmHg；意识改变、剧烈头痛或头晕、恶心呕吐、视力模糊、眼痛、心悸、胸闷、喘憋不能平卧及处于妊娠期或哺乳期同时血压高于正常等危急情况之一，或存在不能处理的其他疾病时，须在处理后紧急转诊。对于紧急转诊者，乡镇卫生院、村卫生室、社区卫生服务中心（站）应在 2 周内主动随访转诊情况。

②若不需紧急转诊，询问上次随访到此次随访期间的症状。

③测量体重、心率，计算体质指数（BMI）。

④询问患者疾病情况和生活方式，包括心脑血管疾病、糖尿病、吸烟、饮酒、运动、摄盐情况等。

⑤了解患者服药情况。

（3）分类干预 针对评估结果，进行分类干预。

①对血压控制满意（一般高血压患者血压降至 140/90mmHg 以下；≥65 岁老年高血压患者的血压

降至 150/90mmHg 以下，如果能耐受，可进一步降至 140/90mmHg 以下；一般糖尿病或慢性肾脏病患者的血压目标可以在 140/90mmHg 基础上再适当降低）、无药物不良反应、无新发并发症或原有并发症无加重的患者，预约下一次随访时间。

②对第一次出现血压控制不满意，或出现药物不良反应的患者，结合其服药依从性，必要时增加现用药物剂量、更换或增加不同类的降压药物，2 周内随访。

③对连续两次出现血压控制不满意或药物不良反应难以控制以及出现新的并发症或原有并发症加重的患者，建议其转诊到上级医院，2 周内主动随访转诊情况。

④对所有患者进行有针对性的健康教育，与患者一起制定生活方式改进目标并在下一次随访时评估进展。告诉患者出现哪些异常时应立即就诊。

（4）健康体检 对原发性高血压患者，每年进行 1 次较全面的健康检查，可与随访相结合。内容包括体温、脉搏、呼吸、血压、身高、体重、腰围、皮肤、浅表淋巴结、心脏、肺部、腹部等常规体格检查，并对口腔、视力、听力和运动功能等进行判断。具体内容可见《居民健康档案管理服务规范》健康体检表。

3. 高血压患者健康管理服务流程

（1）高血压筛查流程图 根据高血压患者健康管理服务筛查内容，高血压患者筛查流程如图 4 - 1 所示。

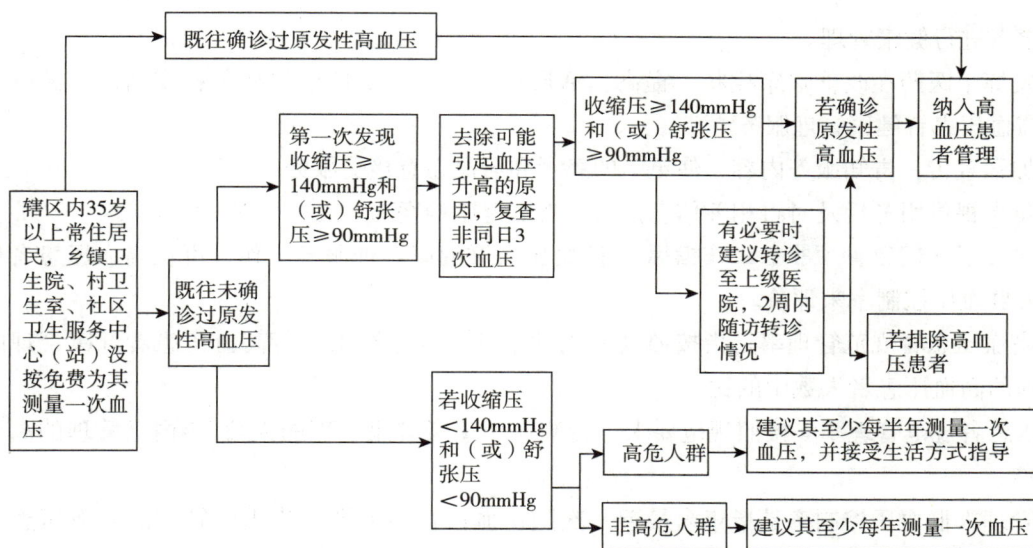

图 4 - 1 高血压筛查流程图

（2）高血压患者随访流程图 根据高血压患者健康管理服务随访内容，高血压患者随访流程如图 4 - 2 所示。

4. 高血压患者健康管理服务服务要求

（1）高血压患者的健康管理由医生负责，应与门诊服务相结合，对未能按照管理要求接受随访的患者，乡镇卫生院、村卫生室、社区卫生服务中心（站）医务人员应主动与患者联系，保证管理的连续性。

（2）随访包括预约患者到门诊就诊、电话追踪和家庭访视等方式。

（3）乡镇卫生院、村卫生室、社区卫生服务中心（站）可通过本地区社区卫生诊断和门诊服务等途径筛查和发现高血压患者。有条件的地区，对人员进行规范培训后，可参考《中国高血压防治指南》

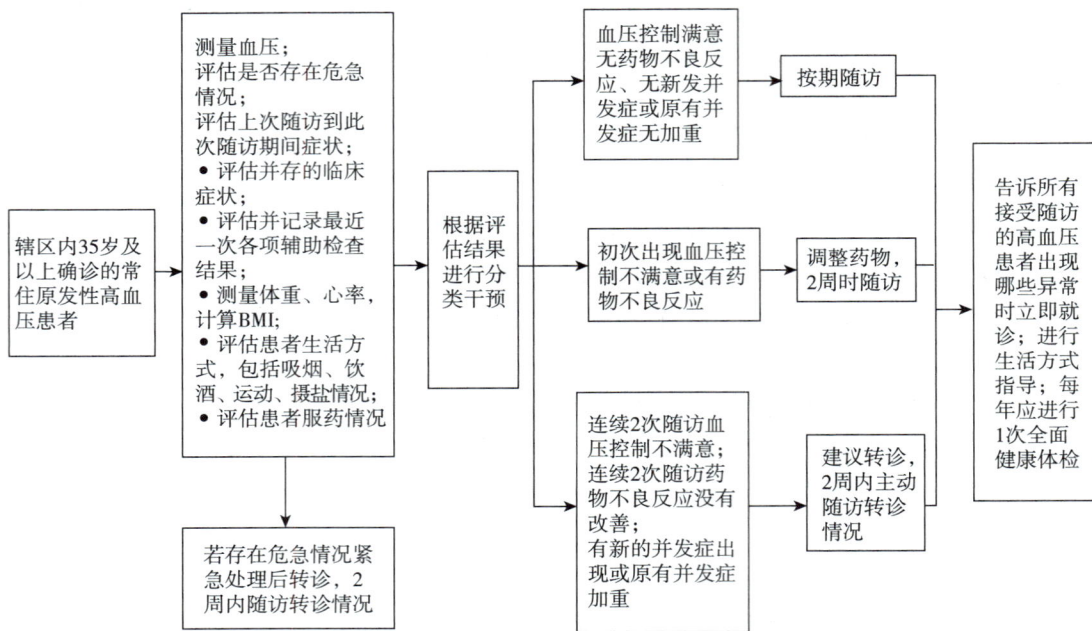

图 4 - 2 高血压患者随访流程图

对高血压患者进行健康管理。

（4）发挥中医药在改善临床症状、提高生活质量、防治并发症中的特色和作用，积极应用中医药方法开展高血压患者健康管理服务。

（5）加强宣传，告知服务内容，使更多的患者和居民愿意接受服务。

（6）每次提供服务后及时将相关信息记入患者的健康档案。

5. 高血压患者健康管理服务工作指标 高血压人群健康管理服务工作，可从高血压患者规范管理率和管理人群血压控制率来评价。

（1）高血压患者规范管理率是指按照高血压健康管理规范要求进行高血压患者健康管理的人数在年内已管理的高血压患者人数中的比率。

高血压患者规范管理率 = 按照规范要求进行高血压患者健康管理的人数/年内已管理的高血压患者人数 × 100% 。

（2）管理人群血压控制率是指年内最近一次随访血压达标人数在年内已管理的高血压患者人数的比率。

管理人群血压控制率 = 年内最近一次随访血压达标人数/年内已管理的高血压患者人数 × 100%

注：最近一次随访血压指的是按照规范要求最近一次随访的血压，若失访则判断为未达标，血压控制是指收缩压 < 140mmHg 和舒张压 < 90mmHg（65 岁及以上患者收缩压 < 150mmHg 和舒张压 < 90mmHg），即收缩压和舒张压同时达标。

6. 高血压患者随访服务记录表 见表 4 - 1。

表 4 - 1 高血压患者随访服务记录表

姓名： 编号□□□ - □□□□□

随访日期	年 月 日	年 月 日	年 月 日	年 月 日
随访方式	1 门诊　2 家庭 3 电话　　　　　□	1 门诊　2 家庭 3 电话　　　　　□	1 门诊　2 家庭 3 电话　　　　　□	1 门诊　2 家庭 3 电话　　　　　□

续表

症状	1 无症状 2 头痛头晕 3 恶心呕吐 4 眼花耳鸣 5 呼吸困难 6 心悸胸闷 7 鼻衄出血不止 8 四肢发麻 9 下肢水肿	□/□/□/□/□/□/□ □/□ 其他:	□/□/□/□/□/□/□ □/□ 其他:	□/□/□/□/□/□/□ □/□ 其他:	□/□/□/□/□/□/□ □/□ 其他:
体征	血压（mmHg）	/	/	/	/
	体重（kg）	/	/	/	/
	体质指数（BMI）（kg/m²）	/	/	/	/
	心率（次/分钟）	/	/	/	/
	其他				
生活方式指导	日吸烟量（支）	/	/	/	/
	日饮酒量（两）	/	/	/	/
	运动	____次/周 ____分钟/次 ____次/周 ____分钟/次	____次/周 ____分钟/次 ____次/周 ____分钟/次	____次/周 ____分钟/次 ____次/周 ____分钟/次	____次/周 ____分钟/次 ____次/周 ____分钟/次
	摄盐情况（克/天）	轻□ 中□ 重□	轻□ 中□ 重□	轻□ 中□ 重□	轻□ 中□ 重□
	心理调整	1 良好 2 一般 3 差 □	1 良好 2 一般 3 差 □	1 良好 2 一般 3 差 □	1 良好 2 一般 3 差 □
	遵医行为	1 良好 2 一般 3 差 □	1 良好 2 一般 3 差 □	1 良好 2 一般 3 差 □	1 良好 2 一般 3 差 □
辅助检查					
服药依从性		1 规律 2 间断 3 不服药 □	1 规律 2 间断 3 不服药 □	1 规律 2 间断 3 不服药 □	1 规律 2 间断 3 不服药 □
药物不良反应		1 无 2 有___ □	1 无 2 有___ □	1 无 2 有___ □	1 无 2 有___ □
此次随访分类		1 控制满意 2 控制不满意 3 不良反应 4 并发症 □	1 控制满意 2 控制不满意 3 不良反应 4 并发症 □	1 控制满意 2 控制不满意 3 不良反应 4 并发症 □	1 控制满意 2 控制不满意 3 不良反应 4 并发症 □
用药情况	药物名称1				
	用法	每日 次 每次 mg	每日 次 每次 mg	每日 次 每次 mg	每日 次 每次 mg
	药物名称2				
	用法	每日 次 每次 mg	每日 次 每次 mg	每日 次 每次 mg	每日 次 每次 mg
	药物名称3				
	用法	每日 次 每次 mg	每日 次 每次 mg	每日 次 每次 mg	每日 次 每次 mg
	其他药物				
	用法	每日 次 每次 mg	每日 次 每次 mg	每日 次 每次 mg	每日 次 每次 mg
转诊	原因				
	机构及科别				
下次随访日期					
随访医生签名					

填表说明：

①本表为高血压患者在接受随访服务时由医生填写。每年的健康体检后填写健康体检表。若失访，在随访日期处写明失访原因；若死亡，写明死亡日期和死亡原因。

②体征：体质指数（BMI）＝体重（kg）/身高的平方（m²），体重和体质指数斜线前填写目前情况，斜线后填写下次随访时应调整到的目标。如果是超重或是肥胖的高血压患者，要求每次随访时测量体重并指导患者控制体重；正常体重人群可每年测量一次体重及体质指数。如有其他阳性体征，请填写在"其他"一栏。

③生活方式指导：在询问患者生活方式时，同时对患者进行生活方式指导，与患者共同制定下次随访目标。

日吸烟量：斜线前填写目前吸烟量，不吸烟填"0"，吸烟者写出每天的吸烟量"××支"，斜线后填写吸烟者下次随访目标吸烟量"××支"。

日饮酒量：斜线前填写目前饮酒量，不饮酒填"0"，饮酒者写出每天的饮酒量相当于白酒"××两"，斜线后填写饮酒者下次随访目标饮酒量相当于白酒"××两"。（啤酒/10＝白酒量，红酒/4＝白酒量，黄酒/5＝白酒量）。

运动：填写每周几次，每次多少分钟。即"××次/周，××分钟/次"。横线上填写目前情况，横线下填写下次随访时应达到的目标。

摄盐情况：斜线前填写目前摄盐的咸淡情况。根据患者饮食的摄盐情况，按咸淡程度在列出的"轻、中、重"之一上划"√"分类，斜线后填写患者下次随访目标摄盐情况。

心理调整：根据医生印象选择对应的选项。

遵医行为：指患者是否遵照医生的指导去改善生活方式。

④辅助检查：记录患者上次随访到这次随访之间在各医疗机构进行的辅助检查结果。

⑤服药依从性："规律"为按医嘱服药；"间断"为未按医嘱服药，频次或数量不足；"不服药"即为医生开了处方，但患者未使用此药。

⑥药物不良反应：如果患者服用的降压药物有明显的药物不良反应，具体描述是哪种药物，有何种不良反应。

⑦此次随访分类：根据此次随访时的分类结果，由随访医生在4种分类结果中选择一项在"□"中填上相应的数字。

"控制满意"是指血压控制满意，无其他异常；

"控制不满意"是指血压控制不满意，无其他异常；

"不良反应"是指存在药物不良反应；

"并发症"是指出现新的并发症或并发症出现异常。

如果患者同时并存几种情况，填写最严重的一种情况，同时结合上次随访情况确定患者下次随访时间，并告知患者。

⑧用药情况：根据患者整体情况，为患者开具处方，并填写在表格中，写明用法、用量。同时记录其他医疗卫生机构为其开具的处方药。

⑨转诊：如果转诊要写明转诊的医疗机构及科室类别，如××市人民医院心内科，并在原因一栏写明转诊原因。

⑩下次随访日期：根据患者此次随访分类，确定下次随访日期，并告知患者。

⑪随访医生签名：随访完毕，核查无误后随访医生签署其姓名。

三、2型糖尿病患者健康管理服务规范

糖尿病是国际公认的威胁居民健康最主要的四大类慢性非传染病疾病，也是严重威胁我国居民健康的慢性病之一，已成为严重的公共卫生问题。联合国2030年可持续发展议程，将降低糖尿病这一重大慢性病导致的过早死亡率，作为重要的发展目标，"健康中国2030"规划纲要也将这个目标纳入健康中国建设的主要指标。糖尿病防治关键在于早防早控，要坚持预防为主，促进居民形成健康生活方式，坚持科学发展，提升糖尿病全方位管理水平，探索糖尿病防治模式。因此，我国提出糖尿病患者健康管理服务项目，希望通过对糖尿病患者的全面监测、分析、评估，给予分类干预和连续性、综合性健康管理，以达到控制疾病发展，防治并发症的发生和发展，降低医疗费用，提高生命质量。

素质提升

糖尿病防治，我们在行动

一直以来，我国高度重视糖尿病防治工作，将糖尿病防治行动纳入"健康中国行动"15个专项行动，将降低糖尿病等四类重大慢性病过早死亡率作为核心目标纳入《"健康中国2030"规划纲要》《中国防治慢性病中长期规划（2017—2025年）》等国家政策规划。糖尿病并发症是导致糖尿病患者死亡和疾病负担的主要原因，2019年印发实施的《健康中国行动（2019—2030年）》，在糖尿病防治行动中明确提出"及早干预治疗糖尿病伴肾脏损害等并发症，延缓并发症进展，降低致残率和致死率"的任务要求。国家卫生健康委员会先后组织制定《国家基层糖尿病防治管理指南（2018）》《中国糖尿病健康管理规范（2020）》，对糖尿病肾脏病变等并发症筛查频率和要求进行明确，指导各级医疗卫生机构特别是基层医疗卫生机构规范开展糖尿病并发症筛查。

1. 2型糖尿病患者健康管理服务对象 辖区内35岁及以上常住居民中2型糖尿病患者。

2. 2 型糖尿病患者健康管理服务内容

（1）筛查　对工作中发现的 2 型糖尿病高危人群进行有针对性的健康教育，建议其每年至少测量 1 次空腹血糖，并接受医务人员的健康指导。

（2）随访评估　对确诊的 2 型糖尿病患者，每年提供 4 次免费空腹血糖检测，至少进行 4 次面对面随访。

①测量空腹血糖和血压，并评估是否存在危急情况，如出现血糖≥16.7mmol/L 或血糖≤3.9mmol/L；收缩压≥180mmHg 和（或）舒张压≥110mmHg；意识或行为改变、呼气有烂苹果样丙酮味、心悸、出汗、食欲减退、恶心、呕吐、多饮、多尿、腹痛、有深大呼吸、皮肤潮红；持续性心动过速（心率超过 100 次/分钟）；体温超过 39℃ 或有其他的突发异常情况，如视力突然骤降、妊娠期及哺乳期血糖高于正常值等危险情况之一，或存在不能处理的其他疾病时，须在处理后紧急转诊。对于紧急转诊者，乡镇卫生院、村卫生室、社区卫生服务中心（站）应在 2 周内主动随访转诊情况。

②若不需紧急转诊，询问上次随访到此次随访期间的症状。

③测量体重，计算体质指数（BMI），检查足背动脉搏动。

④询问患者疾病情况和生活方式，包括心脑血管疾病、吸烟、饮酒、运动、主食摄入情况等。

⑤了解患者服药情况。

（3）分类干预

①对血糖控制满意（空腹血糖值＜7.0mmol/L），无药物不良反应、无新发并发症或原有并发症无加重的患者，预约下一次随访。

②对第一次出现空腹血糖控制不满意（空腹血糖值≥7.0mmol/L）或药物不良反应的患者，结合其服药依从情况进行指导，必要时增加现有药物剂量、更换或增加不同类的降糖药物，2 周时随访。

③对连续两次出现空腹血糖控制不满意或药物不良反应难以控制以及出现新的并发症或原有并发症加重的患者，建议其转诊到上级医院，2 周内主动随访转诊情况。

④对所有的患者进行针对性的健康教育，与患者一起制定生活方式改进目标并在下一次随访时评估进展。告诉患者出现哪些异常时应立即就诊。

（4）健康体检　对确诊的 2 型糖尿病患者，每年进行 1 次较全面的健康体检，体检可与随访相结合。内容包括体温、脉搏、呼吸、血压、空腹血糖、身高、体重、腰围、皮肤、浅表淋巴结、心脏、肺部、腹部等常规体格检查，并对口腔、视力、听力和运动功能等进行判断。

具体内容参照《居民健康档案管理服务规范》健康体检表。

3. 2 型糖尿病患者健康管理服务流程　根据 2 型糖尿病患者健康管理内容，2 型糖尿病患者健康管理服务流程如图 4-3 所示。

4. 2 型糖尿病患者健康管理服务要求

（1）2 型糖尿病患者的健康管理由医生负责，应与门诊服务相结合，对未能按照健康管理要求接受随访的患者，乡镇卫生院、村卫生室、社区卫生服务中心（站）应主动与患者联系，保证管理的连续性。

（2）随访包括预约患者到门诊就诊、电话追踪和家庭访视等方式。

（3）乡镇卫生院、村卫生室、社区卫生服务中心（站）要通过本地区社区卫生诊断和门诊服务等途径筛查和发现 2 型糖尿病患者，掌握辖区内居民 2 型糖尿病的患病情况。

（4）发挥中医药在改善临床症状、提高生活质量、防治并发症中的特色和作用，积极应用中医药方法开展 2 型糖尿病患者健康管理服务。

（5）加强宣传，告知服务内容，使更多的患者愿意接受服务。

（6）每次提供服务后及时将相关信息记入患者的健康档案。

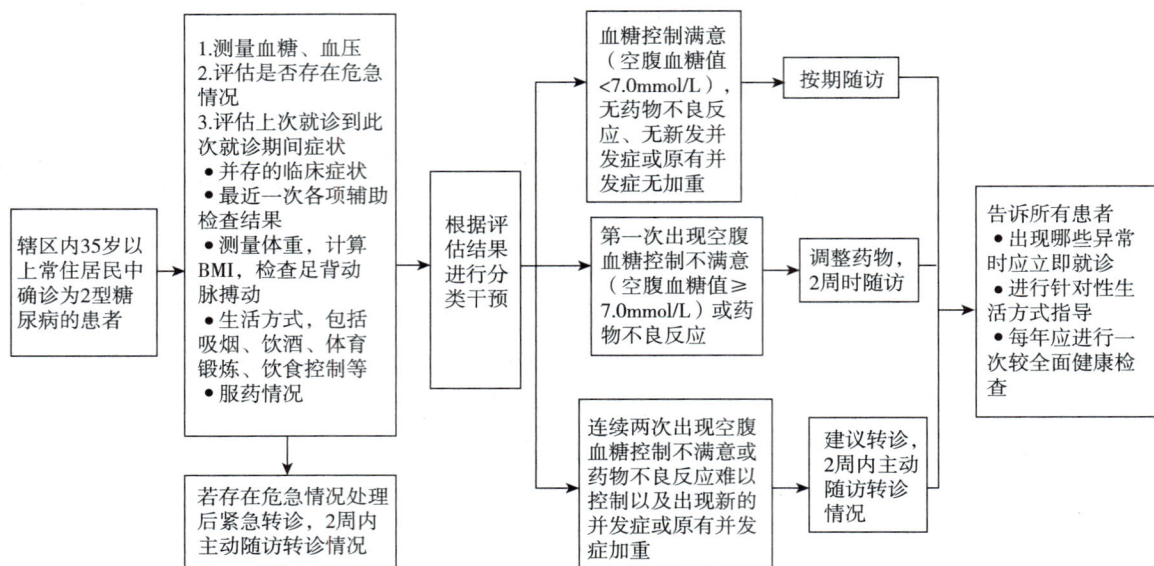

图 4-3　2 型糖尿病患者健康管理服务流程图

5. 2 型糖尿病患者健康管理工作指标

（1）2 型糖尿病患者规范管理率 = 按照规范要求进行 2 型糖尿病患者健康管理的人数/年内已管理的 2 型糖尿病患者人数 × 100%

（2）管理人群血糖控制率 = 年内最近一次随访空腹血糖达标人数/年内已管理的 2 型糖尿病患者人数 × 100%

注：最近一次随访血糖指的是按照规范要求最近一次随访的血糖，若失访则判断为未达标，空腹血糖达标是指空腹血糖 <7mmol/L。

6. 2 型糖尿病患者随访服务记录表　见表 4-2。

表 4-2　2 型糖尿病患者随访服务记录表

姓名：　　　　　　　　　　　　　　　　　　　　　　　　　　　　　　　　编号□□□－□□□□□

	随访时间	___年___月___日	___年___月___日	___年___月___日
	随访方式	1 门诊　2 家庭　3 电话　□	1 门诊　2 家庭　3 电话　□	1 门诊　2 家庭　3 电话　□
症状	1. 没有症状 2. 多饮 3. 多食 4. 多尿 5. 视力模糊 6. 感染 7. 手脚麻木 8. 下肢浮肿 9. 体重明显下降	□□□□□□ 其他：	□□□□□□ 其他：	□□□□□□ 其他：
体征	血压（mmHg）			
	体重（kg）			
	体质指数（kg/m²）			
	足背动脉搏动	1 触及正常　　　　　　　□ 2 减弱（双侧 左侧 右侧） 3 消失（双侧 左侧 右侧）	1 触及正常　　　　　　　□ 2 减弱（双侧 左侧 右侧） 3 消失（双侧 左侧 右侧）	1 触及正常　　　　　　　□ 2 减弱（双侧 左侧 右侧） 3 消失（双侧 左侧 右侧）

续表

生活方式指导	日吸烟量	支/	支	支/	支	支/	支	
	日饮酒量	两/	两	两/	两	两/	两	
	运动	次/周	分钟/次	次/周	分钟/次	次/周	分钟/次	
		次/周	分钟/次	次/周	分钟/次	次/周	分钟/次	
	主食（克/天）	/		/		/		
	心理调整	1 良好　2 一般　3 差 □		1 良好　2 一般　3 差 □		1 良好　2 一般　3 差 □		
	遵医行为	1 良好　2 一般　3 差 □		1 良好　2 一般　3 差 □		1 良好　2 一般　3 差 □		
实验室检查	空腹血糖	＿＿ mmol/L		＿＿ mmol/L		＿＿ mmol/L		
	其他检查 *	糖化血红蛋白＿＿% 检查日期：＿＿月＿＿日		糖化血红蛋白＿＿% 检查日期：＿＿月＿＿日		糖化血红蛋白＿＿% 检查日期：＿＿月＿＿日		
服药依从性		1 规律　2 间断　3 不服药 □		1 规律　2 间断　3 不服药 □		1 规律　2 间断　3 不服药 □		
药物不良反应		1 无　2 有＿＿＿＿＿ □		1 无　2 有＿＿＿＿＿ □		1 无　2 有＿＿＿＿＿ □		
低血糖反应		1 无　2 偶尔　3 频繁 □		1 无　2 偶尔　3 频繁 □		1 无　2 偶尔　3 频繁 □		
此次随访分类		1 控制满意　2 控制不满意 3 不良反应　4 并发症 □		1 控制满意　2 控制不满意 3 不良反应　4 并发症 □		1 控制满意　2 控制不满意 3 不良反应　4 并发症 □		
用药情况	药物名称1							
	用法用量	每日　次	每次	每日　次	每次	每日　次	每次	
	药物名称2							
	用法用量	每日　次	每次	每日　次	每次	每日　次	每次	
	药物名称3							
	用法用量	每日　次	每次	每日　次	每次	每日　次	每次	
	胰岛素	种类： 用法和用量：		种类： 用法和用量：		种类： 用法和用量：		
转诊	原因							
	机构及科别							
下次随访日期								
随访医生签名								

填表说明：

①本表为 2 型糖尿病患者在接受随访服务时由医生填写。每年的健康体检后填写健康体检表。若失访，在随访日期处写明失访原因；若死亡，写明死亡日期和死亡原因。

②体征：体质指数（BMI）＝体重（kg）/身高的平方（m²），体重和体质指数斜线前填写目前情况，斜线后填写下次随访时应调整到的目标。如果是超重或是肥胖的患者，要求每次随访时测量体重并指导患者控制体重；正常体重人群可每年测量一次体重及体质指数。如有其他阳性体征，请填写在"其他"一栏。

③生活方式指导：在询问患者生活方式时，同时对患者进行生活方式指导，与患者共同制定下次随访目标。

日吸烟量：斜线前填写目前吸烟量，不吸烟填"0"，吸烟者写出每天的吸烟量"××支"，斜线后填写吸烟者下次随访目标吸烟量"××支"。

日饮酒量：斜线前填写目前饮酒量，不饮酒填"0"，饮酒者写出每天的饮酒量相当于白酒"××两"，斜线后填写饮酒者下次随访目标饮酒量相当于白酒"××两"。（啤酒/10＝白酒量，红酒/4＝白酒量，黄酒/5＝白酒量）。

运动：填写每周几次，每次多少分钟。即"××次/周，××分钟/次"。横线上填写目前情况，横线下填写下次随访时应达到的目标。

主食：根据患者的实际情况估算主食（米饭、面食、饼干等淀粉类食物）的摄入量。为每天各餐的合计量。

心理调整：根据医生印象选择对应的选项。

遵医行为：指患者是否遵照医生的指导去改善生活方式。

④辅助检查：为患者进行空腹血糖检查，记录检查结果。若患者在上次随访到此次随访之间到医疗机构进行过糖化血红蛋白（控制目标为 7%，随着年龄的增长标准可适当放宽）或其他辅助检查，应如实记录。

⑤服药依从性："规律"为按医嘱服药；"间断"为未按医嘱服药，频次或数量不足；"不服药"即为医生开了处方，但患者未使用此药。

⑥药物不良反应：如果患者服用的降糖药物有明显的药物不良反应，具体描述哪种药物，何种不良反应。

⑦低血糖反应：根据上次随访到此次随访之间患者出现的低血糖反应情况。

⑧此次随访分类：根据此次随访时的分类结果，由责任医生在 4 种分类结果中选择一项在"□"中填上相应的数字。

"控制满意"是指血糖控制满意，无其他异常；

"控制不满意"是指血糖控制不满意，无其他异常；

"不良反应"是指存在药物不良反应；

"并发症"是指出现新的并发症或并发症出现异常。

如果患者同时并存几种情况，填写最严重的一种情况，同时结合上次随访情况确定患者下次随访时间，并告知患者。

⑨用药情况：根据患者整体情况，为患者开具处方，并填写在表格中，写明用法、用量。同时记录其他医疗卫生机构为其开具的处方药。

⑩转诊：如果转诊要写明转诊的医疗机构及科室类别，如××市人民医院内分泌科，并在原因一栏写明转诊原因。

⑪下次随访日期：根据患者此次随访分类，确定下次随访日期，并告知患者。

⑫随访医生签名：随访完毕，核查无误后随访医生签署其姓名。

第二节　严重精神障碍患者管理

PPT

精神障碍指的是大脑机能活动发生紊乱，导致认知、情感、行为和意志等精神活动不同程度障碍的总称。常见的有情感性精神障碍、脑器质性精神障碍等。致病因素有多方面：先天遗传、个性特征及体质因素、器质因素、社会性环境因素等。近年来，精神障碍的总体患病率呈上升趋势，如焦虑症、抑郁症等轻症心理疾病的患病率显著增加，精神分裂症等严重精神障碍的患病率变化不大。精神健康是与居民身心健康不可分割的组成部分，做好严重精神障碍患者管理服务工作，不仅关系到千百万人的身心健康，而且关系到社会稳定和人民群众生命财产的安全，对社会经济发展也具有重要的意义。对严重精神障碍患者开展管理服务是采取预防为主、防治结合、重点干预、广泛覆盖的方法，提供连续性服务，从而帮助严重精神障碍患者及其家庭获得均等化的基本公共卫生服务。

一、严重精神障碍概述

（一）严重精神障碍定义

严重精神障碍是指疾病症状严重，导致患者社会适应等功能严重损害、对自身健康状况或者客观现实不能完整认识，或者不能处理自身事务的精神障碍。患者可表现有幻觉、妄想、思维障碍、行动紊乱等，并且社会生活能力严重受损。

（二）严重精神障碍种类

主要包括精神分裂症、分裂情感性障碍、妄想性障碍、双相情感障碍、癫痫所致精神障碍、精神发育迟滞伴发精神障碍。

（三）严重精神障碍患者的送治

1. 个人自行到医疗机构进行精神障碍诊断。

2. 疑似精神障碍患者的近亲属可以将其送往医疗机构进行精神障碍诊断。

3. 查找不到近亲属的流浪乞讨疑似精神障碍患者，由当地民政等有关部门按照职责分工，帮助送往医疗机构进行精神障碍诊断。

4. 疑似精神障碍患者发生伤害自身、危害他人安全的行为，或者有伤害自身、危害他人安全的危险的，其近亲属、所在单位、当地公安机关应当立即采取措施予以制止，并将其送往医疗机构进行精神障碍诊断。

5. 医疗机构接到送诊的疑似精神障碍患者，不得拒绝为其作出诊断。

（四）严重精神障碍患者的诊断

精神障碍的诊断应当以精神健康状况为依据。精神障碍的诊断应当由精神科执业医师作出。对连续就诊半年以上仍未明确诊断者，应请上级精神卫生医疗机构进行诊断或复核诊断。不具备诊断条件的地区，可由卫生健康行政部门组织精神科执业医师协助当地开展疑似患者诊断。

（五）严重精神障碍患者的报告和管理

1. 重性精神疾病信息管理系统　国家建立重性精神疾病信息管理系统，严重精神障碍发病信息是该信息系统的组成部分。

2. 责任报告单位　具有精神障碍诊疗资质的医疗机构是严重精神障碍发病报告的责任报告单位。责任报告单位应当指定相应科室承担本单位的严重精神障碍确诊病例的信息报告工作，相应科室应当指定专人负责信息录入或报送。责任报告单位在严重精神障碍患者确诊后 10 个工作日内将相关信息录入信息系统。严重精神障碍患者出院的，责任报告单位应当在患者出院后 10 个工作日内将出院信息录入信息系统。

3. 责任报告人　精神科执业医师是严重精神障碍发病报告的责任报告人。精神科执业医师首次诊断严重精神障碍患者后，应当将患者相关信息及时报告前款规定的负责信息报告工作的科室。

4. 基层医疗卫生机构管理　基层医疗卫生机构应在 5 个工作日内接收由精神卫生医疗机构转来的严重精神障碍患者报告卡或出院信息单。对本辖区患者，及时建立或补充居民个人健康档案（含个人基本信息表和严重精神障碍患者个人信息补充表），10 个工作日内录入信息系统。对于住址不明确或有误的患者，5 个工作日内联系辖区派出所民警协助查找，仍无法明确住址者将信息转至县级精防机构。对于辖区筛查确诊患者，基层医疗卫生机构应及时建立或补充居民个人健康档案，10 个工作日内录入信息系统。

二、严重精神障碍患者管理服务技术规范

1. 服务对象　辖区内常住居民中诊断明确、在家居住的严重精神障碍患者。主要包括精神分裂症、分裂情感性障碍、偏执性精神病、双相情感障碍、癫痫所致精神障碍、精神发育迟滞伴发精神障碍。

2. 服务内容

（1）患者信息管理　在将严重精神障碍患者纳入管理时，需由家属提供或直接转自原承担治疗任务的专业医疗卫生机构的疾病诊疗相关信息，同时为患者进行一次全面评估，为其建立居民健康档案，并按照要求填写严重精神障碍患者个人信息补充表。

（2）随访评估　对应管理的严重精神障碍患者每年至少随访 4 次，每次随访应对患者进行危险性评估；检查患者的精神状况，包括感觉、知觉、思维、情感和意志行为、自知力等；询问和评估患者的躯体疾病、社会功能情况、用药情况及各项实验室检查结果等。其中，危险性评估分为 6 级。

0 级：无符合以下 1~5 级中的任何行为。

1 级：口头威胁，喊叫，但没有打砸行为。

2 级：打砸行为，局限在家里，针对财物，能被劝说制止。

3 级：明显打砸行为，不分场合，针对财物，不能接受劝说而停止。

4 级：持续的打砸行为，不分场合，针对财物或人，不能接受劝说而停止（包括自伤、自杀）。

5 级：持械针对人的任何暴力行为，或者纵火、爆炸等行为，无论在家里还是公共场合。

（3）分类干预　根据患者的危险性评估分级、社会功能状况、精神症状评估、自知力判断以及患者是否存在药物不良反应或躯体疾病情况对患者进行分类干预。

①病情不稳定患者。若危险性为 3~5 级或精神症状明显、自知力缺乏、有严重药物不良反应或严重躯体疾病，对症处理后立即转诊到上级医院。必要时报告当地公安部门，2 周内了解其治疗情况。对于未能住院或转诊的患者，联系精神专科医师进行相应处置，并在居委会人员、民警的共同协助下，2

周内随访。

②病情基本稳定患者。若危险性为 1~2 级，或精神症状、自知力、社会功能状况至少有一方面较差，首先应判断是病情波动或药物疗效不佳，还是伴有药物不良反应或躯体症状恶化，分别采取在规定剂量范围内调整现用药物剂量和查找原因对症治疗的措施，2 周时随访，若处理后病情趋于稳定者，可维持目前治疗方案，3 个月时随访；未达到稳定者，应请精神专科医师进行技术指导，1 个月时随访。

③病情稳定患者。若危险性为 0 级，且精神症状基本消失，自知力基本恢复，社会功能处于一般或良好，无严重药物不良反应，躯体疾病稳定，无其他异常，继续执行上级医院制定的治疗方案，3 个月时随访。

④每次随访根据患者病情的控制情况，对患者及其家属进行有针对性的健康教育和生活技能训练等方面的康复指导，对家属提供心理支持和帮助。

（4）健康体检　在患者病情许可的情况下，征得监护人与（或）患者本人同意后，每年进行 1 次健康检查，可与随访相结合。内容包括一般体格检查、血压、体重、血常规（含白细胞分类）、转氨酶、血糖、心电图。

3. 服务流程　严重精神障碍管理服务流程如图 4-4 所示。

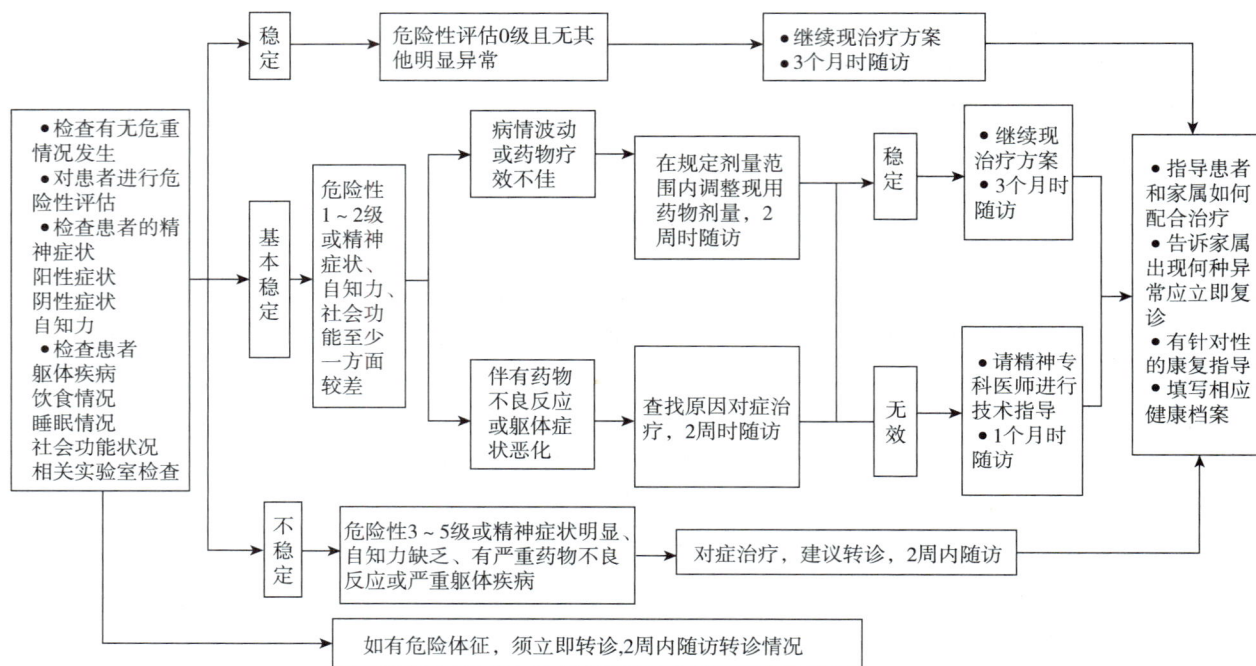

图 4-4　严重精神障碍管理服务流程图

4. 服务要求

（1）配备接受过严重精神障碍管理培训的专（兼）职人员，开展本规范规定的健康管理工作。

（2）与相关部门加强联系，及时为辖区内新发现的严重精神障碍患者建立健康档案并根据情况及时更新。

（3）随访包括预约患者到门诊就诊、电话追踪和家庭访视等方式。

（4）加强宣传，鼓励和帮助患者进行社会功能康复训练，指导患者参与社会活动，接受职业训练。

5. 工作指标　严重精神障碍患者规范管理率＝年内辖区内按照规范要求进行管理的严重精神障碍患者人数/年内辖区内登记在册的确诊严重精神障碍患者人数×100%

6. 附件　①表4-3严重精神障碍患者个人信息补充表。②表4-4严重精神障碍患者随访服务记录表。

表4-3　严重精神障碍患者个人信息补充表

姓名：　　　　　　　　　　　　　　　　　　　　　　　　　　　　　　　　　　编号□□□-□□□□□

监护人姓名			与患者关系	
监护人住址			监护人电话	
辖区村（居）委会联系人、电话				
户别		1 城镇　2 农村		□
就业情况		1 在岗工人　2 在岗管理者　3 农民　4 下岗或无业　5 在校学生　6 退休　7 专业技术人员 8 其他　9 不详		□
知情同意		1 同意参加管理　　0 不同意参加管理 签字： 签字时间＿＿＿＿年＿＿＿＿月＿＿＿＿日		□
初次发病时间		＿＿＿＿年＿＿＿＿月＿＿＿＿日		
既往主要症状		1 幻觉　2 交流困难　3 猜疑　4 喜怒无常　5 行为怪异　6 兴奋话多　7 伤人毁物　8 悲观厌世 9 无故外走　10 自语自笑　11 孤僻懒散　12 其他		□/□/□/□/□/□/□/□/□
既往关锁情况		1 无关锁　2 关锁　3 关锁已解除		□
既往治疗情况	门诊	1 未治　2 间断门诊治疗　3 连续门诊治疗 首次抗精神病药治疗时间＿＿＿＿年＿＿＿＿月＿＿＿＿日		□
	住院	曾住精神专科医院/综合医院精神专科＿＿＿＿次		
目前诊断情况		诊断＿＿＿＿确诊医院＿＿＿＿确诊日期＿＿＿＿		
最近一次治疗效果		1 临床痊愈　2 好转　3 无变化　4 加重		□
危险行为		1 轻度滋事＿＿＿＿次　2 肇事＿＿＿＿次 3 肇祸＿＿＿＿次　4 其他危害行为＿＿＿＿次 5 自伤＿＿＿＿次　6 自杀未遂＿＿＿＿次 7 无		□/□/□/□/□/□/□
经济状况		1 贫困，在当地贫困线标准以下　2 非贫困		□
专科医生的意见 （如果有请记录）				
填表日期		年　　月　　日	医生签字	

填表说明：

1. 对于严重精神障碍患者，在建立居民健康档案时，除填写个人基本信息表外，还应填写此表。在随访中发现个人信息有所变更时，要及时变更。

2. 监护人姓名：法律规定的、目前行使监护职责的人。

3. 监护人住址及监护人电话：填写患者监护人目前的居住地址及可以随时联系的电话。

4. 初次发病时间：患者首次出现精神症状的时间，尽可能精确，可以填写到年份。

5. 既往主要症状：根据患者从第一次发病到填写此表之时的情况，填写患者曾出现过的主要症状。

6. 既往关锁情况：关锁指出于非医疗目的，使用某种工具（如绳索、铁链、铁笼等）限制患者的行动自由。

7. 既往治疗情况：根据患者接受的门诊和住院治疗情况填写。首次抗精神病药治疗时间，尽可能精确，可只填写到年份。若未住过精神专科医院或综合医院精神科，填写"0"，住过院的填写次数。

8. 目前诊断情况：填写患者目前所患精神疾病的诊断名称，并填写确诊医院名称和日期。

9. 临床痊愈：精神症状消失，自知力恢复。

10. 危险行为：根据患者从第一次发病到填写此表之时的情况，若未发生过，填写"0"；若发生过，填写相应的次数。

轻度滋事：是指公安机关出警但仅作一般教育等处理的案情，例如患者打、骂他人或者扰乱秩序，但没有造成生命财产损害的，属于此类。

肇事：是指患者的行为触犯了我国《治安管理处罚法》但未触犯《刑法》，例如患者有行凶伤人毁物等，但未导致被害人轻、重伤的。

肇祸：是指患者的行为触犯了《刑法》，属于犯罪行为的。

11. 经济状况：指患者经济状况。贫困指低保户。

12. 专科医生意见：是指建档时由家属提供或患者原治疗医疗机构提供的精神专科医生的意见。如没有相关信息则填写"不详"。

表4-4 严重精神障碍患者随访服务记录表

姓名：_____　　　　　　　　　　　　　　　　　　　　　　　　　　　　　　编号□□□-□□□□□

随访日期	年　月　日		
本次随访形式	1 门诊　　2 家庭访视　　3 电话		□
若失访，原因	1 外出打工　2 迁居他处　3 走失　4 连续3次未到访　5 其他		□
如死亡，日期和原因	死亡日期	年　月　日	
	死亡原因	1 躯体疾病 ①传染病和寄生虫病　②肿瘤　③心脏病　④脑血管病 ⑤呼吸系统疾病　⑥消化系统疾病　⑦其他疾病　⑧不详 2 自杀　3 他杀　4 意外　5 精神疾病相关并发症　6 其他	□ □
危险性评估	0（0级）　1（1级）　2（2级）　3（3级）　4（4级）　5（5级）		□
目前症状	1 幻觉　2 交流困难　3 猜疑　4 喜怒无常　5 行为怪异　6 兴奋话多　7 伤人毁物　8 悲观厌世 9 无故外走　10 自语自笑　11 孤僻懒散　12 其他 　　　　　　　□/□/□/□/□/□/□/□/□/□		
自知力	1 自知力完全　2 自知力不全　3 自知力缺失		□
睡眠情况	1 良好　2 一般　3 较差		□
饮食情况	1 良好　2 一般　3 较差		□
社会功能情况	个人生活料理	1 良好　2 一般　3 较差	□
	家务劳动	1 良好　2 一般　3 较差	□
	生产劳动及工作	1 良好　2 一般　3 较差　9 此项不适用	□
	学习能力	1 良好　2 一般　3 较差	□
	社会人际交往	1 良好　2 一般　3 较差	□
危险行为	1 轻度滋事____次　2 肇事____次　3 肇祸____次 4 其他危害行____次　5 自伤____次　6 自杀未遂____次　7 无		□
两次随访期间关锁情况	1 无关锁　2 关锁　3 关锁已解除		□
两次随访期间住院情况	0 未住院　1 目前正在住院　2 曾住院，现未住院 末次出院时间_____年_____月____日		□
实验室检查	1 无　2 有		□
用药依从性	1 按医嘱规律用药　2 间断用药　3 不用药　4 医嘱无需用药		□
药物不良反应	1 无　2 有　9 此项不适用		□
治疗效果	1 痊愈　2 好转　3 无变化　4 加重　9 此项不适用		□
是否转诊	1 否　2 是 转诊原因： 转诊至机构及科室：		□
用药情况	药物1：	用法：每日（月）　　次	每次剂量　　　mg
	药物2：	用法：每日（月）　　次	每次剂量　　　mg
	药物3：	用法：每日（月）　　次	每次剂量　　　mg
用药指导	药物1：	用法：每日（月）　　次	每次剂量　　　mg
	药物2：	用法：每日（月）　　次	每次剂量　　　mg
	药物3：	用法：每日（月）　　次	每次剂量　　　mg
康复措施	1 生活劳动能力　2 职业训练　3 学习能力　4 社会交往　5 其他　　　□/□/□/□		
本次随访分类	1 不稳定　2 基本稳定　3 稳定		□
下次随访日期	_____年____月___日	随访医生签名	

填表说明：

1. 目前症状：填写从上次随访到本次随访期间发生的情况。

2. 自知力：是患者对其自身精神状态的认识能力。

自知力完全：患者精神症状消失，真正认识到自己有病，能透彻认识到哪些是病态表现，并认为需要治疗。

自知力不全：患者承认有病，但缺乏正确认识和分析自己病态表现的能力。

自知力缺失：患者否认自己有病。

3. 危险行为：填写从上次随访到本次随访期间发生的情况。若未发生过，填写"0"；若发生过，填写相应的次数。

4. 实验室检查：记录从上次随访到此次随访期间的实验室检查结果，包括在上级医院或其他医院的检查。

5. 用药依从性："规律"为按医嘱用药，"间断"为未按医嘱用药，用药频次或数量不足；"不用药"即为医生开了处方，但患者未使用此药；"医嘱无需用药"为医生认为不需要用药。

6. 药物不良反应：如果患者服用的药物有明显的药物不良反应，应具体描述哪种药物，以及何种不良反应。

7. 本次随访分类：根据从上次随访到此次随访期间患者的总体情况进行选择。

8. 是否转诊：根据患者此次随访的情况，确定是否要转诊，若给出患者转诊建议，填写转诊医院的具体名称。

9. 用药情况：填写患者实际使用的抗精神病药物名称、用法和用量。

10. 用药指导：根据患者的总体情况，填写医生开具的患者需要使用的抗精神病药物名称、用法和用量。

11. 康复措施：根据患者此次随访的情况，给出应采取的康复措施，可以多选。

12. 下次随访日期：根据患者的情况确定下次随访时间，并告知患者和家属。

第三节　肺结核患者健康管理

PPT

一、肺结核患者健康管理

肺结核是由结核杆菌引发的肺部感染性疾病，肺结核在人群中普遍易感，患者是导致肺结核传播的主要因素。我国是肺结核病的高负担国家，其严重危害我国居民健康，也是我国重要的公共卫生问题。开展肺结核患者的健康管理服务工作，既可保证肺结核患者的有效治愈，恢复健康，又可减少结核病在人群中的传播。

二、肺结核患者健康管理服务规范 📱 微课2

1. 服务对象　辖区内确诊的肺结核患者。

2. 服务内容

（1）筛查及推介转诊　对辖区内前来就诊的居民或患者，如发现有慢性咳嗽、咳痰≥2周，咯血、血痰，或发热、盗汗、胸痛或不明原因消瘦等肺结核可疑症状者，在鉴别诊断的基础上，填写"双向转诊单"。推荐其到结核病定点医疗机构进行结核病检查。一周内进行电话随访，看是否前去就诊，督促其及时就医。

（2）第一次入户随访　乡镇卫生院、村卫生室、社区卫生服务中心（站）接到上级专业机构管理肺结核患者的通知单后，要在72小时内访视患者，具体内容如下。

①确定督导人员，督导人员优先为医务人员，也可为患者家属。

②对患者的居住环境进行评估，告诉患者及家属做好防护工作，防止传染。

③对患者及家属进行结核病防治知识宣传教育。

④告诉患者出现病情加重、严重不良反应、并发症等异常情况时，要及时就诊。若72小时内2次访视均未见到患者，则将访视结果向上级专业机构报告。

（3）督导服药和随访管理

①督导服药：医务人员督导：患者服药日，医务人员对患者进行直接面视下督导服药。

家庭成员督导：患者每次服药要在家属的面视下进行。

②随访评估：对于由医务人员督导的患者，医务人员至少每月记录1次对患者的随访评估结果；对于由家庭成员督导的患者，基层医疗卫生机构要在患者的强化期或注射期内每10天随访1次，继续期或非注射期内每1个月随访1次。

评估是否存在危急情况，如有则紧急转诊，2周内主动随访转诊情况。对无需紧急转诊的，了解患者服药情况（包括服药是否规律，是否有不良反应），询问上次随访至此次随访期间的症状。询问其他疾病状况、用药史和生活方式。

③分类干预：对于能够按时服药，无不良反应的患者，则继续督导服药，并预约下一次随访时间。

患者未按定点医疗机构的医嘱服药，要查明原因。若是不良反应引起的，则转诊；若其他原因，则要对患者强化健康教育。若患者漏服药次数超过1周及以上，要及时向上级专业机构进行报告。

对出现药物不良反应、并发症或合并症的患者，要立即转诊，2周内随访。

提醒并督促患者按时到定点医疗机构进行复诊。

（4）结案评估　当患者停止抗结核治疗后，要对其进行结案评估，包括：记录患者停止治疗的时间及原因；对其全程服药管理情况进行评估；收集和上报患者的"肺结核患者治疗记录卡"或"耐多药肺结核患者服药卡"。同时将患者转诊至结核病定点医疗机构进行治疗转归评估，2周内进行电话随访，确定其是否就诊及确诊结果。

3. 服务流程　对辖区前来就诊的居民或患者进行筛查，如发现慢性咳嗽、咳痰≥2周、咯血、发热、盗汗、胸痛或不明原因消瘦大于等于2周的患者推介转诊至结核病定点医疗机构进行结核病检查。肺结核患者筛查与推介转诊流程，如图4－5所示。

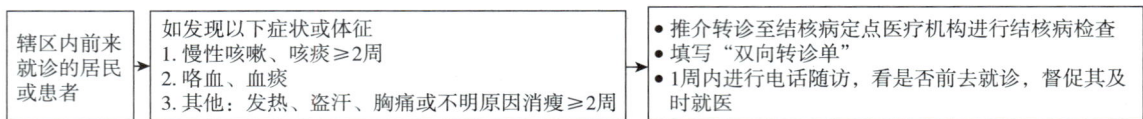

图4－5　肺结核患者筛查与推介转诊流程图

在接到上级专业机构管理肺结核患者的通知后，对结核病患者进行第一次入户随访。肺结核患者第一次入户随访流程，如图4－6所示。

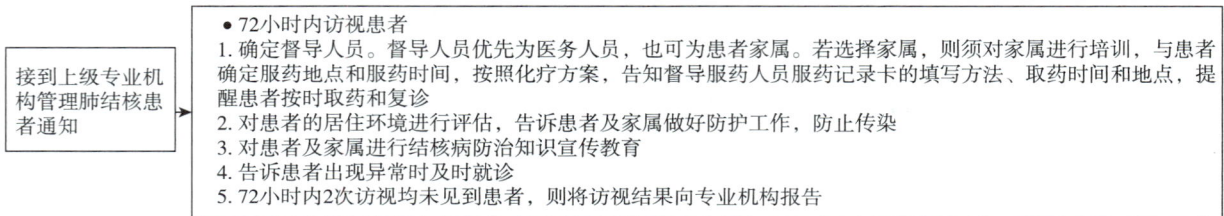

图4－6　肺结核患者第一次入户随访流程图

检查患者是否有紧急情况、有无不能处理的危险疾病或其他疾病，根据评估结果进行分类干预。肺结核患者督导服药与随访管理流程，如图4－7所示。

4. 服务要求

（1）在农村地区，主要由村医开展肺结核患者的健康管理服务。

（2）肺结核患者健康管理医务人员需接受上级专业机构的培训和技术指导。

（3）患者服药后，督导人员按上级专业机构的要求，在患者服完药后在"肺结核患者治疗记录卡"/"耐多药肺结核患者服药卡"中记录服药情况。患者完成疗程后，要将"肺结核患者治疗记录卡"/"耐多药肺结核患者服药卡"交上级专业机构留存。

（4）提供服务后及时将相关信息记入"肺结核患者随访服务记录表"，每月记入1次，存入患者的健康档案，并将该信息与上级专业机构共享。

（5）管理期间如发现患者从本辖区居住地迁出，要及时向上级专业机构报告。

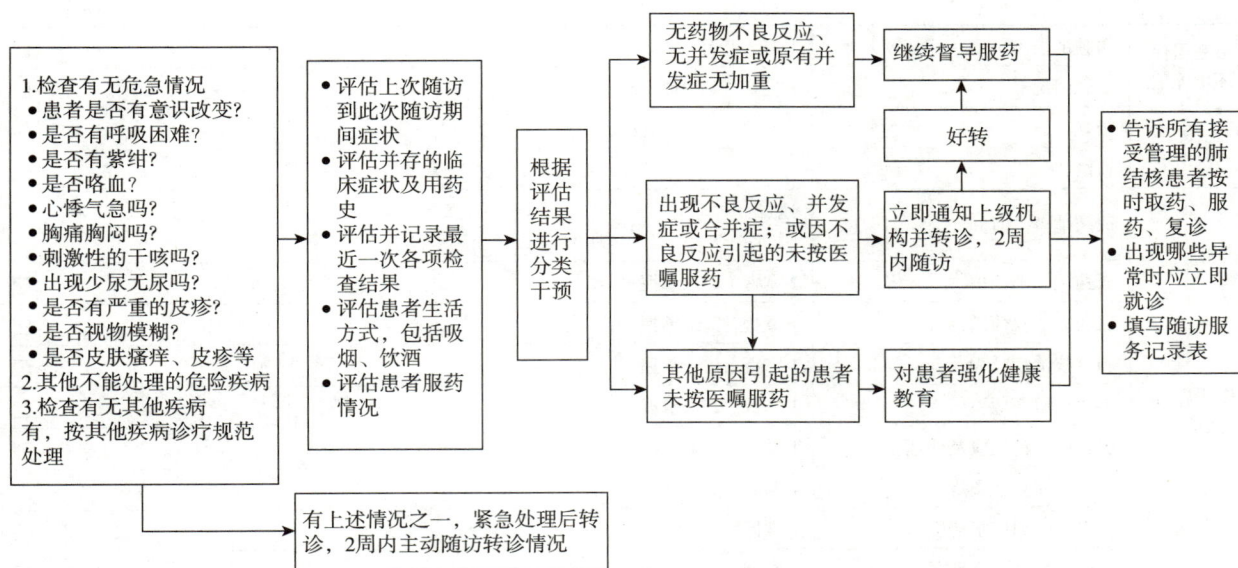

图 4 - 7　肺结核患者督导服药与随访管理流程图

5. 工作指标

（1）肺结核患者管理率＝已管理的肺结核患者人数/辖区同期内经上级定点医疗机构确诊并通知基层医疗卫生机构管理的肺结核患者人数×100%

（2）肺结核患者规则服药率＝按照要求规则服药的肺结核患者人数/同期辖区内已完成治疗的肺结核患者人数×100% 。

规则服药：在整个疗程中，患者在规定的服药时间实际服药次数占应服药次数的 90% 以上。

6. 管理服务规范表格及说明

（1）肺结核患者第一次入户随访记录表　见表 4 - 5。

（2）肺结核患者随访服务记录表　见表 4 - 6。

表 4 - 5　肺结核患者第一次入户随访记录表

姓名：　　　　　　　　　　　　　　　　　　　　　　　　　　　　　编号□□□ - □□□□□

随访时间		年　　月　　日	
随访方式		1 门诊　2 家庭	□
患者类型		1 初治　2 复治	□
痰菌情况		1 阳性　2 阴性　3 未查痰	□
耐药情况		1 耐药　2 非耐药　3 未检测	□
症状及体征		0 没有症状　1 咳嗽咳痰　2 低热盗汗　3 咯血或血痰　4 胸痛消瘦　5 恶心纳差 6 关节疼痛　7 头痛失眠　8 视物模糊　9 皮肤瘙痒、皮疹　10 耳鸣、听力下降 　　　　　　　　　　　　　　　　　　　　　□/□/□/□/□/□/□ 其他：	
用药	化疗方案		
	用法	1 每日　2 间歇	□
	药品剂型	1 固定剂量复合制剂　2 散装药　3 板式组合药　4 注射剂	□
督导人员选择		1 医生　2 家属　3 自服药　4 其他	□

续表

家庭居住环境评估	单独的居室	1 有　2 无	□
	通风情况	1 良好　2 一般　3 差	□
生活方式评估	吸烟	／　　　支/天	
	饮酒	／　　　两/天	
健康教育及培训	取药地点、时间	地点： 时间：　　年　月　日	
	服药记录卡的填写	1 掌握　2 未掌握	□
	服药方法及药品存放	1 掌握　2 未掌握	□
	肺结核治疗疗程	1 掌握　2 未掌握	□
	不规律服药危害	1 掌握　2 未掌握	□
	服药后不良反应及处理	1 掌握　2 未掌握	□
	治疗期间复诊查痰	1 掌握　2 未掌握	□
	外出期间如何坚持服药	1 掌握　2 未掌握	□
	生活习惯及注意事项	1 掌握　2 未掌握	□
	密切接触者检查	1 掌握　2 未掌握	□
下次随访时间		年　月　日	
评估医生签名			

表4-6　肺结核患者随访服务记录表

随访时间		年　月　日	年　月　日	年　月　日	年　月　日
治疗月序		第　　月	第　　月	第　　月	第　　月
督导人员		1 医生　2 家属 3 自服药　4 其他　□	1 医生　2 家属 3 自服药　4 其他　□	1 医生　2 家属 3 自服药　4 其他　□	1 医生　2 家属 3 自服药　4 其他　□
随访方式		1 门诊　2 家庭 3 电话　　　　　□	1 门诊　2 家庭 3 电话　　　　　□	1 门诊　2 家庭 3 电话　　　　　□	1 门诊　2 家庭 3 电话　　　　　□
症状及体征：		0 没有症状　1 咳嗽咳痰　2 低热盗汗　3 咯血或血痰　4 胸痛消瘦　5 恶心纳差　6 关节疼痛　7 头痛失眠　8 视物模糊　9 皮肤瘙痒、皮疹　10 耳鸣、听力下降			
		□/□/□/□/□/□/□ 其他：	□/□/□/□/□/□/□ 其他：	□/□/□/□/□/□/□ 其他：	□/□/□/□/□/□/□ 其他：
生活方式指导	吸烟	／　　　支/天	／　　　支/天	／　　　支/天	／　　　支/天
	饮酒	／　　　两/天	／　　　两/天	／　　　两/天	／　　　两/天
用药	化疗方案				
	用法	1 每日　2 间歇　□	1 每日　2 间歇　□	1 每日　2 间歇　□	1 每日　2 间　□
	药品剂型	1 固定剂量复合制剂　□ 2 散装药　□ 3 板式组合药　□ 4 注射剂　□	1 固定剂量复合制剂　□ 2 散装药　□ 3 板式组合药　□ 4 注射剂　□	1 固定剂量复合制剂　□ 2 散装药　□ 3 板式组合药　□ 4 注射剂　□	1 固定剂量复合制剂　□ 2 散装药　□ 3 板式组合药　□ 4 注射剂　□
	漏服药次数	次	次	次	次

药物不良反应		1. 无　2. 有　□	1. 无　2. 有　□	1. 无　2. 有　□	1. 无　2. 有　□
并发症或合并症		1. 无　2. 有　□	1. 无　2. 有　□	1. 无　2. 有　□	1. 无　2. 有　□
转诊	科别				
	原因				
	2 周内访，随访结果				
处理意见					
下次随访时间					
随访医生签名					
停止治疗及原因		停止治疗时间：　　年　　月　　日　停止治疗原因：完成疗程□　死亡□　丢失□　转入耐多药治疗□			
全程管理情况		应访视患者　　次，实际访视　　次；患者在疗程中，应服药　　次，实际服药　　次，服药率　　%			
		评估医生签名：			

（3）健康教育及培训部分填表说明

① 服药后不良反应及处理：常见的不良反应有：胃肠道不舒服、恶心、皮肤瘙痒、关节痛、手脚麻木等，严重者可能会呕吐、视物不清、皮疹、听力下降等；当出现上述任何情况时，应及时和医生联系，不要自行停药或更改治疗方案。服用利福平后出现尿液变红、红色眼泪现象为正常现象，不必担心。为及时发现并干预不良反应，每月应到定点医疗机构进行血常规、肝肾功能复查。

② 治疗期间复诊查痰：查痰的目的是让医生及时了解患者的治疗状况、是否有效，是否需要调整治疗方案。初治肺结核患者应在治疗满 2、5、6 月时，复治肺结核患者在治疗满 2、5、8 个月时，耐多药肺结核患者注射期每个月、非注射期每两个月均需复查痰涂片和培养。正确的留痰方法是：深呼吸 2~3 次，用力从肺部深处咳出痰液，将咳出的痰液留置在痰盒中，并拧紧痰盒盖。复查的肺结核患者应收集两个痰标本（夜间痰、清晨痰）。夜间痰：送痰前一日，患者晚间咳出的痰液；清晨痰：患者晨起立即用清水漱口后，留存咳出的第 2 口、第 3 口痰液。如果患者在留痰前吃过东西，则应先用清水漱口，再留存咳出的第 2 口、第 3 口痰液；装有义齿的患者在留取痰标本前应先将义齿取出。唾液或口水为不合格标本。

③ 外出期间如何坚持服药：如果患者需要短时间的外出，应告知医生，并带够足量的药品继续按时服药，同时要注意将药品低温、避光保存；如果改变居住地，应及时告知医生，以便能够延续治疗。

④ 生活习惯及注意事项：患者应注意保持良好的卫生习惯。避免将疾病传染他人，最好住在单独的光线充足的房间，经常开窗通风。不能随地吐痰，也不要下咽，应把痰吐在纸中包好后焚烧，或吐在有消毒液的痰盂中；不要对着他人大声说话、咳嗽或打喷嚏；传染期内应尽量少去公共场所，如需外出应佩戴口罩。

吸烟会加重咳嗽、咳痰、咯血等症状，大量咯血可危及生命。另抗结核药物大部分经肝脏代谢，并且对肝脏有不同程度的损害，饮酒会加重对肝脏的损害，降低药物疗效，因此在治疗期间应严格戒烟、禁酒。要注意休息，避免重体力活动，加强营养，多吃奶类、蛋类、瘦肉等高蛋白食物，还应多吃绿叶蔬菜、水果以及杂粮等富含维生素和无机盐的食品，避免吃过于刺激的食物。

⑤ 密切接触者检查：建议患者的家人、同班及同宿舍同学、同办公室同事或经常接触的好友等密切接触者，及时到定点医疗机构进行结核菌感染和肺结核筛查。

（4）下次随访日期　确定下次随访日期，并告知患者。

（5）随访医生签名　随访完毕，核查无误后随访医生签署其姓名。

目标检测

答案解析

一、选择题

1. 对于原发性高血压紧急转诊者，乡镇卫生院、村卫生室、社区卫生服务中心（站）应在（   ）。

   A. 1 周内主动随访转诊情况　　　　　　　　　B. 2 周内主动随访转诊情况

   C. 4 周内主动随访转诊情况　　　　　　　　　D. 6 周内主动随访转诊情况

   E. 7 周内主动随访转诊情况

2. 对工作中发现的 2 型糖尿病高危人群应（   ）。

   A. 建议其每半年至少测量 1 次空腹血糖

   B. 建议其每半年至少测量 1 次餐后 2 小时血糖

   C. 建议其每年至少测量 1 次空腹血糖和 1 次餐后 2 小时血糖

   D. 建议其每年至少测量 1 次空腹血糖

   E. 不予健康管理

3. 对严重精神障碍患者进行分类管理，当患者病情稳定，危险性为 0 级，且精神症状基本消失，自知力基本恢复，社会功能处于一般或良好，无严重药物不良反应，躯体疾病稳定，无其他异常，随访时间点是（   ）。

   A. 1 个月时　　　　　　　　B. 3 个月时　　　　　　　　C. 5 个月时

   D. 6 个月时　　　　　　　　E. 12 个月时

4. 社区卫生服务中心（站）接到上级专业机构管理肺结核患者的通知单后，要在（   ）内访视患者。

   A. 12 小时　　　　　　　　B. 24 小时　　　　　　　　C. 36 小时

   D. 48 小时　　　　　　　　E. 72 小时

5. 以下内容不是肺结核治疗原则的是（   ）。

   A. 早期　　　　　　　　B. 联合　　　　　　　　C. 足量

   D. 规律　　　　　　　　E. 全程

二、思考题

1. 如果您是一名乡镇卫生院医生，你将如何开展糖尿病和高血压患者的健康教育服务？
2. 严重精神障碍患者主要包括几类？

（刘丽君）

书网融合……

本章小结　　　　　　微课 1　　　　　　微课 2　　　　　　题库

第五章　基本公共卫生服务的相关内容

🎯 学习目标

1. 通过本章学习，重点把握健康教育与心理疏导的常用技术方法、环境样品的采集、保存和运输及个人防护用品的使用方法。

2. 学会用不同的方法对相应个体和群体采取合理的健康教育，学会环境样品的采集、保存运输方法及个人防护用品的穿脱等；具有良好的学习能力、沟通能力、团队合作能力、健康传播能力，达到促进健康、提高生活质量的目的。

情境导入

情境描述　2016 年 3 月，××空调（上海）有限公司对员工多年的健康体检数据分析后发现，公司超重和肥胖的员工比例逐年上升并呈现年轻化趋势，脂肪肝、血脂异常比例也逐年上升，其中体重超重、脂肪肝和血脂异常的比例由 2013 年的 33%、11% 和 13% 分别上升到 2016 年的 35%、24% 和 16%。公司意识到员工是公司发展的核心生产力，员工的健康是公司的宝贵财富。为此，公司邀请疾控中心的健康教育专家予以指导干预。

讨论　1. 假如你是疾控中心的健康教育专家，你该如何开展健康教育工作？

2. 你会采取哪些健康教育方法对员工健康状况进行干预？

第一节　健康教育与心理疏导的基本技能

PPT

健康教育是国家基本公共卫生服务项目之一，既是一项独立的服务内容，又是开展其他基本公共卫生服务项目的重要内容和方法，引领并贯穿于落实基本公共卫生服务项目的全过程。

一、健康教育的常用方法

健康教育和健康促进常用方法包括专题小组讨论、问卷调查、演讲、同伴教育等。

（一）专题小组讨论

专题小组讨论，又叫焦点团体访谈，是一种常见的健康教育技术，可以用在健康教育需求评估和健康教育效果评价中。它是将若干个访谈对象集中起来，就某一问题开展访谈的一种定性研究的方法。

小组讨论通常是针对需要解决的问题，召集目标人群，6~8 人一组，就某一专题进行讨论。在讨论过程中，参与人员充分交流，表达自己的想法和建议。针对健康教育需求，评估小组讨论往往围绕着某个健康问题，通过与社区居民深入探讨，进一步发现明确社区居民的健康需求。针对健康教育活动评价效果，小组讨论往往围绕社区居民对某种健康问题的理解、认知情况以及相关健康生活方式和行为的持续情况等，评估健康教育干预措施的效果。

1. 工作流程和注意事项

（1）确定讨论主题　要根据目标人群的特点和需要，选择适宜的讨论题目。例如，组织孕妇小组时，可以在孕妇怀孕的不同月份组织不同内容的讨论。在孕早期可以讨论孕期营养，在孕晚期可以探讨母乳喂养等。

（2）确定讨论时间地点　选择适当的讨论时间和地点可以提高目标人群的参与积极性。确定时间时，应充分考虑目标人群的生活作息特点，尽量不影响目标人群的日常工作和生活。地点应方便目标人群的参加，同时谈话时不容易受到影响，如基层医疗卫生机构内的会议室、健康教育室等。

（3）准备讨论提纲　讨论提纲通常由一组开放式问题组成，问题的设计要紧密围绕讨论主题，在问题编排方面要按照由浅入深的逻辑顺序排列，由容易的话题开始引发人们思考和讨论，再讨论有一定深度的问题。

（4）安排场地合作　小组讨论的座位排放要呈"U"形或"O"形，参加者都能看到彼此，容易形成讨论的氛围，方便讨论进行。

（5）小组讨论的组织实施　组织者首先介绍讨论题目，并且说明讨论目的和具体要求，组织者负责引导大家进行讨论，调动每个参与者的积极性，及时解答参与者提问，记录者负责做讨论记录，包括讨论时间、地点、参加人员、发言内容、现场环境、讨论气氛等。讨论时间可以根据讨论题目的大小、内容多少确定，一般在 30 分钟左右。

（6）小结　小组讨论结束后，访谈组织者对讨论主要结果进行归纳、总结、反馈，感谢参与者的配合，对参与者错误的观点和模糊的认识进行更正、澄清。

（二）问卷调查 [e] 微课1

问卷调查是社区健康需求评估与健康教育活动效果评价中常用的技术，是指运用调查问卷的手段收集社区人群相关资料的方法。

通常来讲，问卷调查的组织者首先要明确调查目的，根据调查目的和目标人群的特征设计或选择适宜的调查问卷，采用抽样或者普查的方式确定调查对象，并通过询问、自填等方式让调查对象完成调查问卷的填写，最后收集整理问卷的内容，并对调查的结果进行分析总结。问卷调查中的调查方案制定、问卷设计、样本量计算、抽样方法等问题具有较强的专业性，基层医疗卫生机构人员可寻求健康教育专业机构的帮助和指导。实际工作中，基层医疗卫生机构技术人员通常是以调查员、数据录入人员的身份参与到问卷调查的现场工作中。

1. 工作原则　在调查中应注意以下方面：保护调查对象的隐私；目标人群要准确；应严格按照调查方案的设计，规范开展；应保证调查数据真实、可靠；减少调查对象的负担和麻烦。

2. 工作流程和注意事项

（1）调查前协调工作　调查前，应首先根据调查方案要求，做好调查前协调准备工作，与调查点的街道办事处、乡政府、居委会、村委会联系沟通，请他们协助安排调查地点，组织联络调查对象，做好现场调查的准备。

（2）现场调查人员分工　根据现场实际情况对调查人员进行分工，如现场调查组、问卷审核组、现场协调组等，并明确各组的任务分工。

（3）调查资料准备工作　核对方案中涉及调查资料（如调查问卷、笔、小礼品等）的种类和数量，并认真清点各项资料是否准备齐全。

（4）实施现场调查　调查员在实施现场调查时，应首先进行自我介绍，介绍调查的目的意义、问卷的填写方式，调查时应尽可能让调查对象本人填写，本人不能填写的由调查员询问，代为填写，避免调查对象互相交流，互相商量，采取询问调查时应注意提问不能够带有诱导性。回收问卷时，调查员要检查问卷是否有错项、漏项，及时补充和订正。

（5）调查资料的整理　现场调查结束后，及时核查调查表的数量和质量，最终的调查问卷数量不能达到方案设计的要求时，要及时补充调查。

（三）演讲

演讲又称演说，是指在公众场所针对某个具体问题，以有声语言和相应的体态语言为手段，鲜明、完整地发表自己的见解和主张，以求阐明事理，抒发情感，达到宣传鼓动、以理服人和令人感召、行动等目的的一种语言交际活动。

演讲是信息传播中一种常用的手段，其优点在于简便、易行，讲演者可以一个人面对众多的听众，对场地、器械要求不严，因而成为健康教育干预活动中一种常用方法。

健康教育演讲技巧包括演讲前的准备、开场白和结束语，包括有声语言表达、体态语言表达、临场控制、背稿和用稿技巧等。

1. 演讲前的准备

（1）演讲材料的准备　演讲的第一步是选题，第二步是选材。在确定主题、搭建架构、理清思路后，要掌握现有的素材状况，明确还需要补充的素材。决不准备与演讲无关的资料，从而在素材准备上给自己留下更大的弹性空间。一般，演讲素材可分为以下三类。

1）核心素材：演讲时必须提出的素材。

2）机动素材：指因演讲时间不足可省略的素材，它不会对整个演讲造成伤害。

3）辅助素材：指因时间足够可在演讲中和在回答别人问题时应用的素材，这样做往往有益无害。

（2）了解听众　为让听众接受自己的演讲，要事先了解听众的心理需求和听讲目的、动机，引导听众积极配合演讲活动。如果在演讲中要提出新见解或解决问题的新方法，则有必要指出新见解或新方法将给大家带来什么样的好处，要将这些好处体现在演讲所提出的建议中，借以取悦和吸引所有听众。

（3）演讲稿的准备　依据收集的素材撰写讲稿，是演讲具有系统性、完整性、有效性等必备要素的前提。撰写讲稿时，我们要谨记和坚持"深入实际、内容具体、迎合听众、有的放矢"的十六字原则，认真做好听众分析，选准实用、必需的演讲主题，为优质写出符合上述原则的演讲稿创造条件。

（4）辅助教具的准备　辅助教具是指配合演讲而使用的仪器和演讲材料，如音响、话筒、多媒体、投影仪、幻灯片、幻灯机、胶片、纸张、粉笔、黑板、挂图及自己精心准备的演讲中要用到的特别道具如人体器官模型等。最好带上演讲稿，以备卡壳时使用。

（5）仪表着装的准备　衣着应整洁大方，庄重朴实，色彩和谐，与演讲的内容相辅相成。举止应端庄大方，从容镇定，态度诚挚谦和，礼仪周到自然。

（6）临场观察的准备　演讲者要尽快观察、熟悉演讲现场，及时收集、捕捉现场的所见所闻，包括现场环境（时间、地点、场景布置）、听众、其他演讲者的演讲内容等，以确定自己的话题，增加演讲的即兴因素。

（7）心理素质的准备　既然是有感而发，就要有稳定的情绪，有十足的信心，有必胜的信念，这样才能保证思路通畅，言之有物，情绪饱满，镇定从容。

2. 演讲礼仪

（1）演讲者的仪态　演讲时要保持充沛的精力。在演讲之前，一定要充分休息，养精蓄锐。演讲时则要器宇轩昂，洒脱大方，站立稳重，表情自然，表现出应有的演讲仪态与风度。

（2）演讲者的声音　演讲人的声音要响亮。音量的大小根据会场的大小和人员的多少而定，既不过高，又不偏低。过高易失去自然和亲切感，偏低可使会场出现不应有的紊乱。演讲者声音发出的方向应该沿着嘴部的水平线而稍微向上，要确保声音有力、发音规范、语音正确、音色纯正。

（3）演讲者的服饰　演讲者的服饰应以整洁、朴实、大方为原则。男士的服装一般以西装、中山装为宜。女士不宜穿戴过于奇异精细、光彩夺目的服饰，容易分散听众的注意力。

（4）演讲者的姿态

1）出场礼仪：当主持人介绍后，向主持人额首微笑致意，然后稳健地走到讲坛前，自然地面对听众站好，向听众行举手礼、注目礼或微微鞠一躬，然后以亲切的目光环视听众，以示招呼，并借以镇场。

2）演讲中的礼仪：演讲中应注意手及头部动作不要太多、太碎。走动不宜过多，不可一步三晃，扭捏作态；忌弯腰驼背或双手撑着讲坛或者插入衣兜内，这样显得松垮、懒散；眼睛不能总看讲稿、照本宣科地念讲稿；不能靠在桌子或椅子上；演讲时要头部端庄，举止自然大方，仪态符合站、坐、行的礼仪。

3）退场礼仪：应该向听众点头示意或稍鞠一躬，然后含笑退场，如遇听众鼓掌应表示感谢并面向听众敬礼，态度应真诚、谦逊。避免退回座位时过于激动、匆忙或洋洋得意或羞怯、扭捏。

（四）同伴教育

同伴教育发源于澳大利亚，最初是为了向青少年开展生殖健康教育。同伴是指年龄相近（如同学、好友）或具有相同背景、共同经验、相似生活状况（如同事、同乡、邻居等）或由于某种原因使其有共同语言的人（如参与特定活动、到特定场所的人们），也可以是具有同样生理、行为特征的人（如孕妇、吸烟者、吸毒者、某种疾病的患者）。

同伴教育就是同伴在一起分享信息、观念和行为技能，以实现教育目标的一种教育形式。一般由经过培训的同伴教育者向同伴讲述自身的经历和体会，或充当积极的榜样角色，通过易于理解和接受的方式和学习者进行交流，以唤起共鸣，激发情感，共同采纳有益于健康的行动。同伴教育可分为正式同伴教育和非正式同伴教育。

同伴教育具有形式多样、感染力强、经济实用等特点，广泛适用于劝阻吸烟、预防控制药物滥用、预防艾滋病或性病教育、营养改善计划、社会教育等诸多领域。青少年群体由于易受环境影响，同伴行为的影响往往比家庭的影响更大，因此青少年已成为开展同伴教育的重要对象。

1. 工作流程

（1）招募同伴教育者　招募合格的同伴教育者是开展同伴教育的关键步骤之一。同伴教育者应具备如下的品质和能力：①在与同伴交流时，思维敏捷、思路清晰，有感召力；②具备良好的表达、表演能力及人际交流技巧；③具有与目标人群相似的社会背景，如年龄、性别、社会地位等；④能自愿接受培训，具有高度的责任心和社会责任感；⑤充满自信，富有组织和领导才能；⑥有一定的时间和精力投入工作。

（2）培训同伴教育者　通过对健康教育和促进项目的目的、教育内容和人际交流技巧培训，使同伴教育者：①了解项目目标、干预策略与活动，了解同伴教育在其中的作用，以及如何与其他干预活动进行配合；②掌握与教育内容有关的卫生保健知识和技能；③掌握人际交流基本技巧和同伴教育中使用的其他技术，如组织游戏、辩论、电脑使用、幻灯放映等。

（3）实施同伴教育　以一定的组织方式在社区、学校、工作场所等地开展同伴教育。在活动开始前，应注意场地、桌椅、使用仪器设备等的准备和调试，保证同伴教育活动质量。

（4）同伴教育评价　主要关注同伴教育的实施过程和同伴教育者的工作能力，可以采用研究者评价、同伴教育对象评价、同伴教育者自我评价的形式进行。

2. 开展同伴教育的注意事项

（1）同伴教育不是小老师上课　同伴教育是以分享为形式的教育活动，将同伴教育者等同于小老师的做法与同伴教育的内涵不符，因此所谓讲座或授课都不是同伴教育的教学形式。

（2）严把培训质量关　由于教学活动完全由同伴教育者组织，其认知水平、观念态度和领导组织能力均直接影响教学质量，故培训同伴教育者应有明确的目标要求并严格考核。

（3）充分放手　在教育活动实施过程中，应充分放手由同伴教育者主持，教师甚至可以不到场，即使在场也应注意尽量不要对教学活动作现场干预，以维护同伴教育者的威信，保护其自信心。

（4）认真总结　每一次的同伴教育活动结束后，都应该进行回顾总结，肯定优点，指出不足，精确指导，使同伴教育者不断进步成熟。

二、心理疏导的常用方法

在健康教育领域内运用较为广泛的心理行为矫正技术有脱敏疗法、厌恶疗法、示范疗法和强化疗法等。

（一）脱敏疗法

脱敏疗法包括系统脱敏疗法、接触脱敏疗法和自身脱敏疗法等。主要用于消除个体因某种因素过于敏感而产生的不良行为表现，如恐惧症、焦虑症等。

1. 工作流程

（1）放松训练　如果想要进行心理脱敏治疗，首先就得学会放松（参考相关心理学教材）。一般需要6~10次练习，每次历时半小时，每天1至2次，反复训练，直至来访者能在实际生活中运用自如、随意放松。

（2）建立恐怖或焦虑的等级层次　首先找出所有使求治者感到恐怖或焦虑的事件，接着将来访者报告出的恐怖或焦虑事件按等级程度由小到大的顺序排列。采用五等和百分制来划分主观焦虑程度，每一等级刺激因素所引起的焦虑或恐怖应小到足以被全身松弛所抵消的程度。

（3）脱敏训练

①选择一处安静适宜、光线柔和、气温适度的环境，让来访者坐在舒适的座椅上，让其随着音乐的起伏开始进行肌肉放松训练。训练依次从手臂、头面部、颈部、肩部、背部、胸部、腹部以及下肢部训练，过程中要求来访者学会体验肌肉紧张与肌肉松弛的区别，经过这样反复长期的训练，使得来访者能在日常生活中灵巧使用，达到任意放松程度。

②想象脱敏训练：首先应当让来访者想象着某一等级的刺激物或事件。若来访者能清晰地想象并感到紧张时停止想象并全身放松，之后反复重复以上过程，直到来访者不再对想象感到焦虑或恐惧，那么该等级的脱敏就完成了。以此类推做下一个等级的脱敏训练。一次想象训练不超过4个等级，如果训练中某一等级出现强烈的情绪，则应降级重新训练，直到可适应时再往高等级进行。当通过全部等级时，可从模拟情境向现实情境转换，并继续进行脱敏训练。

（4）重复练习　这是治疗最关键的地方，仍然从最低级开始至最高级，逐级放松、脱敏训练，以不引起强烈的情绪反应为止。为来访者布置家庭作业，要求来访者可每周在治疗指导后对同级自行强化训练，每周2次，每次30分钟为宜。

（二）厌恶疗法

厌恶疗法是采用条件反射的方法，把需要戒除的目标行为与不愉快的或者惩罚性的刺激结合起来，通过厌恶性条件反射，以消退目标行为对患者的吸引力，使症状消退。

厌恶疗法主要适用于露阴症、窥阴症、恋物症等，对酒瘾和强迫症也有一定的疗效，也可以适用于儿童的攻击行为、暴怒发作、遗尿和神经性呕吐。

1. 工作流程

（1）确定靶症状　厌恶疗法具有极强的针对性，因而必须首先确定打算弃除的是什么行为，即确定靶症状。求助者或许有不止一种不良行为或习惯，但是只能选择一个最主要的或是求助者迫切要求弃除的不良行为作为靶症状。

（2）选用厌恶刺激　厌恶刺激必须是强烈的。因为不适行为常常可以给求助者带来某种满足和快意，如窥阴后的快感、饮酒后的惬意、吸毒后飘飘欲仙的体验。这些满足和快意不断地强化着这些不适行为。厌恶刺激必须强烈到一定的程度，使其产生的不快要远远压倒原有的种种快感，才有可能取而代之，从而削弱和消除不良行为。常用的厌恶刺激有电刺激、药刺激和想象刺激。

（3）把握时机进行治疗　要想尽快地形成条件反射，必须将厌恶体验与不适行为紧密联系起来。厌恶体验与不良行为应该是同步的。但不是每种刺激都能立即产生厌恶体验的，时间要控制准确。

2. 注意事项　厌恶疗法在使用时：①应注意持续性，否则无法建立条件反射；②注意强度的适宜性，使用不当可能引发新的紧张刺激；③注意治疗原则的保密性，以防矫治对象产生对抗心理，无法实施行为矫正；④针对患者的实际情况进行，最好在专业的心理咨询师和精神科医生的指导下完成。

（三）强化疗法

强化疗法又称操作条件疗法，是指系统地应用强化手段去增加某些适应性行为，以减弱或消除某些不适应行为的心理治疗方法。

通常的做法是当矫正对象表现出有益于健康的行为时，对矫正对象施以正强化，来肯定和巩固健康行为。正强化的形式有口头表扬、代币奖励、物质/货币奖励等。当矫正对象表现出对健康有危害的行为时，对其施以负强化，使矫正对象出于逃避负强化而放弃不利于健康的行为，但负强化使用时应慎重。本方法是迄今为止在帮助个体矫正危险行为、建立健康行为方面最有前途的行为矫正手段。

第二节　环境样品的采集、运输与保存

PPT

在卫生计生监督协管过程中，有时会涉及到样品采集、运输与保存工作。正确采集样品是保证分析数据准确的基础，如果采样不规范，样品分析时进行的质量控制也无济于事，分析结果可能是由于采样不规范导致整个检测数据的偏移。环境样品包括水样品、食品样品、空气样品、土壤样品等，本节根据国家基本公共卫生服务规范中卫生计生监督协管中的相关内容，主要介绍饮用水样品和食品样品的采集、运输及保存。

一、饮用水样品的采集、运输与及保存

2022 年 3 月 15 日，国家市场监督管理总局、国家标准化管理委员会联合发布了《生活饮用水卫生标准 GB 5749 – 2022》，并于 2023 年 4 月 1 日起开始实施并代替《生活饮用水卫生标准 GB 5749 – 2006》。《生活饮用水卫生标准 GB 5749 – 2022》水质指标由 GB 5749 – 2006 的 106 项调整为 97 项，包括常规指标 43 项和扩展指标 54 项。水质常规指标包括微生物指标、毒理指标、感官性状和一般化学指标、放射性指标四类。

（一）采样前计划

采集样品前，应根据水质检验目的和任务制定采样计划，主要包括采样目的、采样时间、采样地点、采样方法、采样频率、采样数量、检测指标、样品保存及运输、质量控制方法等。

（二）采样前准备

根据检测指标规定的采样方法，准备不同的采样容器并按规定使用不同的洗涤剂进行清洗，加入相应的保存剂。同时准备现场使用的记录笔、样品标签、采样单、运输工具等。

1. 采样容器的选择

（1）根据待测组分的特性选择合适的采样容器。

（2）容器的材质要求是：应化学稳定性强，且不与水样中组分发生反应，容器壁不应吸收或吸附待测组分。

（3）采样容器可适应环境温度的变化，抗震性能强。

（4）采样容器大小、形状和重量应适宜，能严密封口，并容易打开，便于清洗。

（5）尽量选用细口容器，容器的盖和塞的材料应与容器材料一致。在特殊情况下使用橡胶塞或软木塞时，应用稳定的金属箔或聚乙烯薄膜包裹，最好有蜡封。有机物和有些微生物检测用的容器不能用橡胶塞，碱性样品不能用玻璃塞。

（6）测定无机物、金属和放射性元素的水样应使用有机材质的采样容器，如聚乙烯、聚四氟乙烯等塑料容器。

（7）测定无机物和微生物学指标水样应采用玻璃容器。

（8）特殊项目检测的水样应采用其他化学惰性材料的容器。如生物（含藻类）样品，应选用不透明的非活性玻璃容器，并存放阴暗处；光敏物质应选用棕色或深色容器。

2. 采样容器的洗涤原则

（1）测定无机物、放射性指标时，先用洗涤剂除去灰尘、油垢后，用自来水冲洗干净，然后用质量分数10%的硝酸或盐酸浸泡8小时，取出沥干后用自来水冲洗3次，用蒸馏水充分淋洗干净。

（2）测定有机物指标时，用重铬酸钾洗液浸泡24小时，然后用自来水冲洗干净，用蒸馏水淋洗后置烘箱内180℃烘4小时，冷却后再用纯化的己烷、石油醚冲洗数次。

（3）测定金属的玻璃容器及聚乙烯容器，需通常用清洗剂清除油垢后，再用盐酸或硝酸浸泡1~2天后，再用自来水和去离子水或蒸馏水冲洗。

（4）测定微生物学指标时，第一步清洗，用洗涤剂清洗后，用自来水彻底冲洗干净，再用质量分数10%的盐酸溶液浸泡过夜，依次用自来水、蒸馏水洗净；第二步灭菌，干热灭菌要求160℃下2小时，高压蒸汽灭菌要求120℃15分钟。高压灭菌后的容器，如不立即使用，应于60℃将瓶内冷凝水烘干。灭菌后的容器应在2周内使用。

（三）水样采集

饮用水卫生调查中采集水样的类型有：水源水（地面水、地下水）、出厂水、末梢水、二次供水及分散式供水的采集。水样采集的重要原则是样品应具有代表性，能反映所调查水体或供水管网的水质状况。

1. 一般要求　同一水源，同一时间采集几类检测指标水样时，应分类采集，分类保存。首先应采集供微生物学指标检测的水样，然后再采集一般理化及其他指标的水样。

采集微生物学指标时应直接采集，不得用水样涮洗已灭菌的采样瓶，并避免手指和其他物品对瓶口的污染。

采集一般理化性质指标水样，采样前先用水样荡洗采样器、容器和塞子2~3次。

采样时应注意：①采样时不可搅动水底的沉积物；②采集测定油类的水样时，应在水面到水面下300mm采集柱状水样，全部用于测定，不能冲洗采样瓶；③采集测定溶解氧、生化需氧量和有机污染物的水样时应注满容器，上部不留空间，并采用水封；④含有可沉降性固体（如泥沙等）的水样，应分离除去沉淀物；⑤测定油类、BOD_5、硫化物、微生物学、放射性等项目要单独采样；⑥完成现场测定的水样，不能带回实验室供其他指标测定使用。

2. 水源水的采集　水源水是指集中式供水水源地的原水。水源水采样点通常应选择汲水处。主要有下列几种水样，河流、湖泊、水库等表层水和一定深度的水（如泉水和井水等）。

（1）表层水　在河流、湖泊可以直接汲水的场合，可用适当的容器如水桶采样。从桥上等地方采样时，可将系着绳子的桶或带有坠子的采样瓶投入水中汲水。注意不能混入漂浮于水面上的物质。

（2）一定深度的水　在湖泊、水库等地采集具有一定深度的水时，可用直立式采水器。这类装置是在下沉过程中，水从采样器中流过，当达到预定深度时，容器能自动闭合而汲取水样。在河水流动缓慢的情况下使用上述方法时，最好在采样器下系上适宜质量的坠子；当水深流急时，要系上相应质量的铅鱼，并配备绞车。

（3）泉水和井水　对于自喷的泉水，可在涌口处直接采样；对于不自喷泉水，应将停滞在抽水管中的水汲出，新水更替后再进行采样。从井水采集水样应在充分抽汲后进行，以保证水样的代表性。

3. 出厂水的采集　出厂水是指集中式供水单位水处理工艺过程完成的水。出厂水的采样点应设在出厂水进入输送管道以前处。

4. 末梢水的采集　末梢水是指出厂水经输水管网输送至终端（用户水龙头）的水。末梢水的采集应注意采样时间，夜间可能析出可沉积于管道的附着物，取样时应打开水龙头放水 15 分钟以上，排出沉积物。采集用于微生物学指标检验的样品时应对水龙头进行消毒。采样点的设置参考当地人口数进行，如 1 万人口，采样点设置为 2 个；10 万人，采样点设置为 4 个；20 万人，采样点设置为 6 个；50 万人，采样点设置为 8 个；100 万人，采样点设置为 10 个；200 万人，采样点设置为 12 个；大于 200 万人，采样点设置为大于 15 个。

5. 二次供水的采集　二次供水是指集中式供水在入户之前，经再度储存、加压和消毒或深度处理，通过管道或容器输送给用户的供水方式。二次供水的采集应包括水箱（蓄水池）进水、出水以及末梢水。

6. 分散式供水的采集　分散式供水是指用户直接从水源取水，未经任何设施或仅有简易设施的供水方式。分散式供水的采集应根据实际使用情况确定。

（四）采样容器与水样保存

样品采集时，应根据待测组分的特性，选择合适的采样容器。同时应根据其稳定性，选择不同的保存方法，必要时加入一定的保存剂。

1. 保存方法　主要有避光冷藏，加入保存剂等。一般水样在4℃冷藏保存，储存于暗处；保存剂不能干扰待测物的测定，其纯度和等级应达到分析的要求，保存剂可预先加入采样容器中，也可在采样后立即加入，但是易变质的保存剂不能预先添加。水样的保存期限主要取决于待测物的浓度、化学组成和物理化学性质。

2. 保存时间　水样采集后尽早测定。水温、pH、游离性余氯、浊度、色度等指标在现场测定；亚硝酸盐氮、六价铬、苯并 [a] 芘要尽快测定；卤代烃类、微生物在 4 小时内测定；BOD_5、挥发性有机物、微生物在 12 小时内测定；Br^-、I^- 在 14 小时内测定；COD、氨氮、硝酸盐氮、氰化物、挥发酚类、农药类、除草剂类等在 24 小时内测定；其他指标最好于 7 天内测定。

3. 采样容器和水样保存方法　生活饮用水部分检测项目采样容器和水样的保存方法见表 5 - 1。

表 5 - 1　生活饮用水部分检测项目采样容器和水样的保存方法

指标	采样容器	保存方法	保存时间	备注
浊度	G，P	冷藏	12h	现场测定
色度	G，P	冷藏	12h	现场测定
pH	G，P	冷藏	12h	现场测定
电导	G，P	冷藏	12h	现场测定
耗氧量，COD	G	每升水样加 0.8ml 浓硫酸，冷藏	24h	

续表

指标	采样容器	保存方法	保存时间	备注
Cl^-	G，P	$0\sim4℃$，避光保存	28d	
F^-	P	$0\sim4℃$，避光保存	14d	
SO_4^{2-}	G，P	$0\sim4℃$，避光保存	28d	不能用铬酸－硫酸洗液洗涤
氨氮	G，P	每升水样加 0.8ml 浓硫酸，$0\sim4℃$，避光保存	24h	
NO_3-N	G，P	每升水样加 0.8ml 浓硫酸，$0\sim4℃$，避光保存	24h	
NO_2-N	G，P	$0\sim4℃$，避光保存	尽快测定	
挥发酚类与氰化物	G	氢氧化钠，$pH\geqslant12$，如有游离余氯，加亚砷酸钠去除	24h	
一般金属	P	硝酸，$pH\leqslant2$	14d	
六价铬	G，P（内壁无磨损）	氢氧化钠，$pH=7\sim9$	尽快测定	
微生物	G（灭菌）	每 125ml 水样加入 0.1mg 硫代硫酸钠除去残留余氯	4h	水样不能充满采样瓶

注：G 为硬质玻璃，P 为聚乙烯瓶/桶。

（五）样品管理与运输

1. 样品管理　除用于现场测定的样品外，大部分水样都要运回实验室进行分析。在水样运输和实验室检测过程中，应保证其性质稳定、完整，不受沾污、损坏和丢失。采集的水样应有采样标签和采样记录，注明采样编号、采样者、采样日期、采样时间、采样地点、水样体积、数量、保存方法、水样采集点周边状况、气温、水温、需检测指标等信息。

2. 样品运输　样品装箱运输前，应逐一核对样品标签、采样记录，检查容器是否盖好或封好，用于检测油类的水样不能用蜡封，然后按照冷藏、保温、常温等分类装箱，做好防震、防碰撞等衬垫工作等。夏季应注意运输时间不宜过长，同时注意防止样品温度过高导致水中化学物质发生反应，尤其应注意微生物学检测水样的保存条件；冬季应避免水样在运输过程中结冰，影响检测结果。

二、食品样品的采集、运输与及保存 🄔微课2

在食品卫生工作中，经常要采集各种样品，进行微生物和化学指标的检测，以发现食品、食品原料、食品生产加工中使用的工具、容器、包装材料、餐具等存在的食品安全问题。本部分内容只介绍采集散装食品样品进行微生物指标检验的具体采样方法。采集进行微生物检验的食品样品要按照 GB 4789.1—2016《食品安全国家标准　食品微生物检验　总则》的规定进行采样。

（一）食品样品采集

食品样品采集前，需要根据检验目的、食品特点、批量、检验方法以及微生物的危害程度等确定采样方案。

1. 采样原则　①样品的采集应遵循随机性、代表性的原则，采集的样品要均匀一致、有代表性，确保所采集的样品能够反映被分析食品的整体组成、质量和卫生状况；②采样过程遵循无菌操作流程，防止一切可能的外来污染。

2. 采样工具　常用的采样工具主要包括两类，一类是适合采集各种样品的无菌采样器具，一类是盛放样品的灭菌容器、袋等。如铲子、匙、夹子、镊子、吸管、灭菌广口瓶、灭菌袋以及剪子、刀具、开罐器等。此外，还应准备消毒用的 75% 乙醇棉球、酒精灯、打火机或火柴等。

3. 样品采集的数量 散装食品一般采集 5 倍或以上检验单位的样品量，即固体样品不少于 250g，液体样品不少于 250ml，或按照检验方法要求的样品数量进行采集。

4. 采样操作 散装食品的采样必须在无菌操作下进行。采样前操作人员应先穿好工作服、戴好工作帽和口罩，将酒精灯、打火机或火柴移至采样点后，先用 75% 乙醇棉球消毒双手，再用 75% 乙醇棉球将采样开口处周围消毒后将容器或包装打开。固体样品可用已经过消毒灭菌的合适的取样工具取样适量，放入灭菌容器或灭菌袋中，在酒精灯火焰下将盛放样品的容器封口；散装液体样品在采样前先用灭菌玻璃棒搅拌均匀或摇匀，有活塞的应用 75% 乙醇棉球将活塞及出口处表面抹擦消毒，然后打开活塞待检样品通过出口流出一些后，再用灭菌样品瓶接取样品或用灭菌吸管吸取样品，装入灭菌采样容器内，在酒精灯火焰下封口。

采集进行微生物检验的样品时，无菌采样是操作的关键环节。无菌采样的注意事项包括：采样时使用的各种取样用具，要灭菌后才能使用，通常可在酒精灯火焰上灼烧灭菌；要使用无菌容器或无菌袋盛放样品，确保容器密封，防止样品外漏；不要触摸或接触无菌容器的里面，以防污染；妥善保管已经消毒灭菌的采样用品；采集液态样品，比如牛奶、饮料等，要注意采样前将样品充分混匀，样本容量不要超过容器体积的 3/4，以避免样品泄漏造成污染。

5. 采集样品的标记 应对采集的样品进行及时、准确的标记和记录，填写相应的采样单。采样单应包括以下主要内容：样品名称、来源、批号、数量、保存条件、采样地点、时间、采样人等信息。

（二）食品样品保存与运输

采样后，按 GB 4789.1—2016 规定样品在保存和运输过程中，应尽快将样品送往实验室检验；应在运输过程中保持样品完整；应在接近原有贮存温度条件下存储样品，或采取必要的措施，防止样品中原有微生物的数量变化，保持样品的原有状态。

第三节 常用的个人防护用品

PPT

在开展基本公共卫生服务的过程中，以及在传染病及突发公共卫生事件处置过程中，首先要保护卫生服务的提供者及事件处置者。在中国，保护劳动者的用品以前称为劳保用品，现称为个人防护用品（PPE），是为免遭或减轻物理、化学、生物等有害因素危害而配备给个人的随身穿（佩）戴用品，主要包括头部防护用品（安全帽）、眼面部防护用品（防护眼镜、眼罩）、听力防护用品（耳塞、耳罩）、呼吸防护用品（防护口罩）、手部防护用品（手套、护手霜）、足部防护用品（安全鞋）、躯体防护用品（防护服）、坠落防护用品（安全带）、皮肤防护用品（洗手液、护肤霜）等。其保护机制是通过采取阻隔、封闭、吸收等手段，保护劳动者免受职业有害因素的侵害。

一、个人防护用品分类

根据防护器官或部位，将个人防护用品分为 9 大类。

（1）头部防护用品 如安全头盔、安全帽等。

（2）呼吸器官防护用品 如全面罩呼吸器、防毒口罩、防尘口罩、防毒护具等。

（3）防护服 如白大褂、防静电服、防酸碱服、阻燃服、防寒服等。

（4）听觉器官防护用品 如耳塞、耳罩等。

（5）眼、面防护用品 如防护眼镜、护目镜、防护面罩等。

（6）手部防护用品 如护手霜、绝缘手套、防酸碱手套、防寒手套、隔热手套等。

（7）足部防护用品　如绝缘鞋、防酸碱鞋、防寒鞋、防砸鞋等。

（8）防坠落防护用品　如安全带、安全绳等。

（9）护肤用品类　如护肤膏、防护霜等。

二、基本公共卫生服务中的常用个人防护用品

（一）头部防护

在基本公共卫生服务的各项工作中，工作人员多数时间处于医疗环境中，其头部防护不是针对高处坠落对头部造成的伤害或意外重物坠落击伤头部或生产中不慎撞伤头部的防护措施，所以常见的头部防护是医用的帽子，而非安全帽和安全头盔等。

（二）眼面部防护

为防止面部受到职业因素的损害，职业场所常使用防护面罩来保护眼面部。常见的防护面罩有以下几种。①防固体屑末和化学溶液面罩：用轻质透明塑料或聚碳酸酯塑料制成，面罩两侧和下端分别向两耳和下颌下端及颈部延伸，使面罩能全面覆盖面部，可增强保护效果。此类面罩也可作为医用面罩，用于防止传染性疾病的防护。②防热面罩：除与铝箔防热服相配套的铝箔面罩外，还有用镀铬或镍的双层金属网制成的面罩，其反射热和隔热作用良好，还可防微波辐射。③电焊工用的面罩：用防护眼镜的深绿色玻璃，周边配以厚硬质纤维制成的面罩，防热效果好，并具有一定电绝缘性。

为防止眼睛因各种焊接、切割、锅炉、微波、激光等有害辐射线的危害，根据防护作用原理将防护镜片分为两类：反射性防护镜片和吸收性防护镜片。

（三）呼吸器官防护用具

1. 概述　呼吸器官防护用具（RPE）包括防尘口罩、防毒口罩、防毒面具等，根据结构和作用原理，可分为过滤式和隔离式呼吸防护器两大类。过滤式呼吸防护器：是以佩戴者自身呼吸为动力，将空气中有害物质予以过滤净化。适用于空气中有害物质浓度不高，且空气中含氧量不低于18%的场所，有机械过滤式和化学过滤式两种。对于医学生来说，一般的医疗环境（如医院）中，最常用的是医用口罩，属于机械过滤式。国家标准《呼吸防护　自吸过滤式防颗粒物呼吸器》GB 2626—2019 于2020年7月1日起实施。

隔离（供气）式呼吸防护器：经此类呼吸防护器吸入的空气并非经净化的现场空气，而是另行供给。按其供气方式又可分为自带式与外界输入式两类。依据GB 39800.1 - 2020《个人防护装备配备规范 第1部分：总则》，呼吸防护用品包括8类：①长管呼吸器；②动力送风过滤式呼吸器；③自给闭路式压缩氧呼吸器；④自给闭路式氧气逃生呼吸器；⑤自给开路式压缩空气呼吸器；⑥自吸过滤式防毒面具；⑦自给开路式压缩空气逃生呼吸器；⑧自吸过滤式防颗粒物呼吸器。根据GB/T 18664—2002《呼吸防护用品的选择、使用与维护》规定，结合职业现场是否缺氧、是否有易燃易爆气体、是否存在空气污染、污染物的种类与性质、特点及其浓度等因素后，选择合适的呼吸防护用品。正确选择使用合适的、合格的呼吸防护用品，直接关系到作业人员的工作质量甚至是生命安全。

因此，在选择呼吸防护用品时，需考虑以下几因素：保护性、适合性、舒适性和质量稳定性。

有效防护是最基本和最重要的选择依据。建议根据以下流程选择呼吸防护用品：第一步，应识别有害环境。第二步，要判断有害环境的危害程度。第三步，选择防护有效、合适的呼吸防护用品。

素质提升

国士无双伍连德

他是中国卫生防疫事业的奠基人，是剑桥大学第一位中国医学博士、历史上首次在中国境内举行医学学术会议的主持人、国家防疫制度的首创者以及中国第一位诺贝尔奖候选人。他就是伍连德。

1910 年，吞噬 6 万人性命的东北鼠疫，由他指挥扑灭。他亲手实施了中国医学史上第一例病理解剖，成为世界上提出"肺鼠疫"概念第一人；设计"伍氏口罩"，让中国人第一次用口罩预防传染病，提倡分餐制。之后，又分别多次组织扑灭了在东北、上海等地爆发的肺鼠疫和霍乱。

1911 年，主持召开万国鼠疫研究会，先后创建 20 多所医院和医学院，包括哈尔滨医科大学和北京大学人民医院，并参与协和医院的建设。他创立的东北防疫总处很快成为国际知名科研和防疫机构，20 年间不仅承担了东北防疫任务，而且培养出一代防疫精英。1915 年，他与颜福庆等发起建立中华医学会，并任第一、二届会长，创刊《中华医学杂志》。

2019 年，《柳叶刀》设立威克利·伍连德奖。

2. 呼吸防护用品的使用注意事项

（1）使用前，检查呼吸防护用品各零部件的状况，更换损坏部件。

（2）对于过滤式防护用品，应定期检查滤盒，必要时进行更换。

（3）不允许使用者自行重新装填过滤式呼吸器滤毒罐或滤毒盒内的吸附过滤材料，也不允许采取任何方法自行延长已经失效的过滤元件的使用寿命。

（4）在使用时，应检查呼吸防护用品的气密性，如果发现漏气，应重新进行调整，直至不再漏气为止。

3. 呼吸防护用品的清洗与消毒

（1）个人专用的呼吸器应定期清洗和消毒，非个人专用的每次使用后都应清洗和消毒。

（2）不允许清洗过滤元件。对可更换过滤元件的呼吸器，清洗前应将过滤元件取下。

（3）清洗面罩时，应按使用说明书要求拆卸有关部件，使用软毛刷在温水中清洗，或在温水中加入适量中性洗涤剂清洗，清水冲洗干净后在清洁场所避光风干。

（4）若需使用广谱消毒剂消毒，在选用消毒剂时，尤其需要预防特殊病菌传播的情况下，应先咨询呼吸防护用品生产者和工业卫生专家。应特别注意消毒剂生产者的使用说明，如稀释比例、温度和消毒时间等。

4. 呼吸防护用品的存放和保养

（1）呼吸防护用品应保存在清洁、干燥、无油污、无阳光直射和无腐蚀性气体的地方。

（2）若呼吸器不经常使用，建议将呼吸器放入密封袋内储存。储存时应避免面罩变形。

（3）气体过滤元件不应敞口储存。

（4）应急救援使用的呼吸防护用品应保持待用状态，并置于适宜储存、便于管理、取用方便的地方，不得随意变更存放地点。

（四）防护服

防护服包括帽、衣、裤、围裙、套裙、鞋罩等，有防止或减轻热辐射、X 线、微波辐射和化学及生物污染机体的作用。主要有以下几种。

1. 防热服 具有隔热、阻燃、牢固的性能，但又应透气，穿着舒适，便于穿脱；又分为非调节和空气调节式两种。

2. 化学防护服　在不同的工作场合需要使用不同类型防护服，如隔热防护服、隔绝式化学防护服、特级化学防护服等。按防护功能可分为以下几种。

（1）气体密闭型防护服　这类防护服的特点是防护服材料能够有效阻挡气体的侵入，拉链的设计为气密型设计，能够阻挡蒸汽、强挥发型气体和大量液体的侵入，它能够确保工作人员不会接触到任何形式的化学物质，能够应用于突发性泄漏事件的抢险工作，其防护程度相当于 EPA 认定中的 A 级防护服等级。

（2）防液体溅射功能化学防护服　这一类的化学防护服可以防止液体类的化学物质的溅射，但是不能防止气体化学物质、大量液体化学物质和蒸汽，这一类化学防护服一般采用水密型拉链设计，一般可以用于工作环境较为稳定、危险化学品出现较少的工作场合，防护能力相当于 EPA 分类中的 B 级防护服。

（3）维持功能性化学防护服　这是化学防护服中防护等级最低的一种防化服分类，此类化学防护服也能提供防液体溅射的功能，但是防护时间是很有限的。这类化学防护服一般是由分体的化学防护服和帽子、手套、靴子等组成。

维持功能性化学防护服只能应用于化学物质威胁性及其程度完全确认、没有可燃性、气体含量较低、非突发性抢险的场合下使用。适用的场合需要有化学品的消毒、化学物质的清洁或培训等。此类化学防护服决不能应用于突发事件的处理或危险化学物质不能确定种类的情况。

3. 微波屏蔽服　一类是金属丝布微波屏蔽服；另一类是镀金属布微波屏蔽服，这种屏蔽服具有镀层不易脱落、比较柔软舒适、重量轻等特点。

4. 防尘服　一般用较致密的棉布、麻布或帆布制作。需具有良好的透气性和防尘性，有连身式和分身式两种，袖口、裤口均须扎紧，用双层扣，即扣外再缝上盖布加扣，以防粉尘进入。

5. 医用防护服　是指医务人员（医生、护士、公共卫生人员、清洁人员等）及进入特定医药卫生区域的人群（患者、探视人员、进入污染区域的人员等）所使用的防护性服装，可隔离病菌、有害超细粉尘、电磁辐射以及酸碱性溶液等。

目标检测

答案解析

一、选择题

1. 不属于开展同伴教育活动的注意事项为（　　）。
    A. 同伴教育不是小老师上课　　　B. 严格挑选学习者　　　　C. 严把培训质量关
    D. 充分放手　　　　　　　　　　E. 认真总结

2. 生活饮用水检测项目不包括的指标是（　　）。
    A. 微生物指标　　　　　　　　　B. 毒理指标　　　　　　　C. 感官性状和一般化学指标
    D. 放射性指标　　　　　　　　　E. 以上均不正确

3. 以下关于水样采集的注意事项，不正确的是（　　）。
    A. 采样时不可搅动水底的沉积物
    B. 采集测定油类的水样时，应在水面到水面下 300mm 采集柱状水样，全部用于测定，不能冲洗采样瓶
    C. 采集测定溶解氧、生化需氧量和有机污染物的水样时应注满容器，上部不留空间，并采用水封

D. 完成现场测定的水样，可以带回实验室供其他指标测定使用

E. 含有可沉降性固体（如泥沙等）的水样，应分离除去沉淀物

4. 以下对医用口罩的描述中，不正确的是（　　）。

A. 医用口罩属于机械过滤式呼吸防护器

B. 医用口罩属于化学隔离式呼吸防护器

C. 医用口罩主要应用于一般医疗环境

D. 在具有传染性危险的环境中，不能使用医用口罩作为唯一的呼吸防护器

E. 在可能具有传染性危险的环境中，不能使用医用口罩作为唯一的呼吸防护器

5. 以下属于医用防护服功能的是（　　）。

A. 隔离病菌　　　　　　B. 隔离有害超细粉尘　　　　C. 隔离电磁辐射

D. 隔离酸碱性溶液　　　E. 以上都是

6. 以下对个人防护的描述中，不正确的是（　　）。

A. 个人防护用品是保护职工免遭或减轻物理因素的危害

B. 个人防护用品是保护职工免遭或减轻化学因素的危害

C. 个人防护用品是保护职工免遭或减轻生物因素的危害

D. 个人防护用品是保护职工免遭或减轻高空坠落所产生的危害

E. 个人防护用品是一种流行的装备

7. 生活饮用水检测项目中不包括的指标是（　　）。

A. 微生物指标　　　　　B. 毒理指标　　　　　　　C. 感官性状和一般化学指标

D. 放射性指标　　　　　E. 以上均不正确

8. 以下关于水样采集的注意事项，不正确的是（　　）。

A. 采样时不可搅动水底的沉积物

B. 采集测定油类的水样时，应在水面到水面下300mm采集柱状水样，全部用于测定，不能冲洗采样瓶

C. 采集测定溶解氧、生化需氧量和有机污染物的水样时应注满容器，上部不留空间，并采用水封

D. 完成现场测定的水样，可以带回实验室供其他指标测定使用

E. 含有可沉降性固体（如泥沙等）的水样，应分离除去沉淀物

二、思考题

1. 如果对社区居民开展常见病如高血压的健康教育，可以使用哪些方法？

2. 如何保证采集到的食品样品有很好的代表性？

（王轶楠　王金勇　刘　峰）

书网融合……

本章小结　　　　　　微课1　　　　　　微课2　　　　　　题库

第六章 流行病学和医学统计学在基本公共卫生服务中的应用

学习目标

1. 通过本章学习，重点把握医学统计学的基本概念；能够利用 SPSS 统计软件对相关数据进行统计分析，具有一定的统计思维能力。

2. 学会 SPSS 软件的使用方法，对 SPSS 统计软件所得出的结果，能正确表达、解释和应用。

第一节 医学统计学基础知识简介 ⓔ微课

PPT

情境导入

情境描述 某医师研究 A、B、C 三种降脂药的临床疗效，在进行简单实验设计后，随机抽取高脂血症患者 294 人作为研究对象，用随机化分组的方法将研究对象随机分成三组，分别采用 A、B、C 三种降脂药进行治疗，三组患者除用药不同外，其他条件尽可能相同。结果 A 药治疗 125 人，有效 120 人，有效率为 96.0%；B 药治疗 117 人，有效 104 人，有效率为 88.9%；C 药治疗 120 人，有效 98 人，有效率为 81.7%，该医师认为 A 药的降脂效果好于 B 药，B 药的降脂效果好于 C 药。该医师将资料整理撰写成论文，投稿到某杂志编辑部，结果接到杂志编辑部的回信：论文统计方法有误，请重新做统计学分析。该医师不理解，已经计算了各组的有效率，还需要做什么统计学分析呢？

讨论 1. 该医师研究的资料属于何种资料类型？属于何种设计方案？

2. 为什么杂志编辑部编辑要求重新做统计学分析？还需要用何种统计方法处理？

统计学（statistics）是关于收集、分析、解释和表达数据，从而获得可靠结论的一门关于数据的科学，包含一系列概念、原则和方法。医学统计学（medical statistics）是临床医学、基础医学、公共卫生学和医疗卫生服务研究中的一门基础学科，是关于收集数据、分析数据和由数据得出结论的一组概念、原则和方法。其重要作用在于能够透过数据的偶然现象来探测其规律性，使研究结论具有科学性。

统计工作的基本内容包括研究设计、收集资料、整理资料和分析资料，其中研究设计是最关键的一环，主要包括实验分组或抽样方法、样本含量估计、数据管理与质量控制、拟使用的统计分析方法等，而分析资料是最重要的一步，包括统计描述和统计推断，前者指用统计指标、统计表、统计图等方法对资料的数量特征及其分布规律进行测定和描述，后者指由样本数据的特征推断总体特征的方法，包括参数估计和假设检验。本节重点介绍如何对资料进行统计描述，而统计推断的内容将在下节重点介绍。

医学研究的原始数据类型分为两大类：计量资料或定量资料、分类资料或定性资料，前者又分为连续型计量资料和离散型计量资料；后者又分为无序分类资料和有序分类资料。对于不同资料的统计分析方法有所不同，统计描述和统计推断的内容也不同，本节重点通过实例介绍如何对两大类资料的数据进行统计描述。

素质提升

中国科学院国际评审专家、国际著名统计学家、复旦大学大数据学院教授、院长范剑青，在数学统计道路上艰难跋涉，以自身对事业的深深热爱与眷恋，谱写出了人生的华美乐章，他对统计、经济和金融等领域贡献也为他的家乡、他的母校、我们的国家与社会带来更多令人称颂的荣耀和无法估量的价值。

1982年范剑青教授毕业于复旦大学数学系，随后考入中国科学院应用数学所攻读硕士，1986年进入美国加州柏克莱大学攻读博士学位，1989年以优异的成绩提前毕业，前往北卡罗纳教堂山大学，相继担任助理教授、副教授、教授。多年来一直从事非参数建模、非线性时间序列、生物统计与信息、生存分析、广义线性模型、小波、计量金融与风险管理等方面的研究。他是非参数建模的国际权威，有着巨大的贡献和影响。他首创的"局部建模"法为非参数统计奠定了理论基础，并为非参数统计的研究开创了广阔的研究领域。

我们要学习范剑青教授胸怀祖国、服务人民的爱国精神；勇攀高峰、敢为人先的创新精神；追求真理、严谨治学的求实精神；淡泊名利、潜心研究的奉献精神；集智攻关、团结协作的协作精神。

一、计量资料的统计描述

例6-1 某研究者测得150名正常成年女性红细胞计数（$\times 10^{12}$/L）资料如表6-1所示，试对150名正常成年女性红细胞计数（$\times 10^{12}$/L）资料进行统计描述。

表6-1　150名正常成年女性红细胞计数　　　　　　　　　　　　　　　　（$\times 10^{12}$/L）

4.22	4.23	4.87	4.85	4.60	4.72	4.08	4.00	4.40	4.52
4.77	4.32	4.20	4.71	4.83	4.58	4.70	4.14	4.64	4.76
4.63	4.99	4.59	4.30	4.31	4.81	4.31	4.37	4.88	4.62
4.32	5.22	4.82	4.05	4.55	5.05	5.17	4.61	4.73	4.48
4.60	5.08	4.68	4.28	4.41	4.91	5.10	4.47	4.59	4.71
4.58	4.94	4.16	4.52	5.00	4.46	5.34	5.09	4.29	4.32
4.82	4.80	4.78	4.76	4.57	4.70	4.43	4.94	4.76	5.00
5.05	5.04	4.64	4.31	4.81	4.94	5.20	5.26	5.00	4.11
4.15	4.51	5.18	4.93	5.05	4.79	4.68	4.73	4.19	4.58
5.15	4.75	5.04	4.78	4.91	4.65	5.60	4.97	4.40	4.90
4.63	4.92	4.52	4.26	4.77	4.89	4.47	4.83	4.95	5.00
4.49	4.40	4.38	4.50	4.62	4.37	4.56	5.07	4.81	5.10
4.27	4.63	5.37	5.12	5.24	4.60	4.80	4.54	5.05	3.80
5.50	5.07	4.65	5.44	4.98	4.93	4.50	5.30	5.01	4.87
4.88	4.46	4.79	4.36	4.00	3.97	4.58	4.23	5.00	4.38

通过表6-1我们没有办法描述这150名正常成年女性红细胞计数（$\times 10^{12}$/L）资料，这就需要用到医学统计学中三大统计描述的方法：统计表、统计图和统计指标。

分析思路：首先判断该资料为连续型计量资料，然后再绘制正确的统计表和统计图，最后再选用正确的统计指标对资料进行集中趋势和离散趋势的描述。

（一）绘制频数分布表

对于计量资料来说，当变量值个数较多时，通过绘制频数分布表简称频数表（统计表的一种）来描述各变量值出现的频数，对于连续型计量资料可列出变量的可能取值区间及其在各区间内出现的频数。频率表的内容一般包括分组或组段、组中值、频数、累计频数、频率和累计频率。根据连续型资料频数表编制的具体步骤，绘制表 6 - 1 资料的频数表。

1. 求极差 极差是资料中的最大值与最小值之差，又称为全距，用 R 表示，$R = X_{\max} - X_{\min}$。本例最大值是 5.60，最小值是 3.80，$R = 5.60 - 3.80 = 1.80$。

2. 确定组数 k 原则：组数要适当，不宜过多，亦不宜过少。通常分成 8 ~ 15 个组（一般样本量在 100 左右的分 10 组，样本量较大时，组数可适当增加）。为方便计算，本例组数 k 取 9。

3. 确定组距 每组上限与下限之差称为组距。组距可以相等，也可以不等，实际应用时一般采用等距分组。组距的大小由极差与组数确定：组距 = 极差/组数，再相对取整。本例组距 = 1.80/9 = 0.20。

4. 确定组限 包含以下原则。

（1）第一组段必须包含最小值，其下限≤最小值。本例第一组段为 [3.80，4.00），在频数分布表中用 3.80 ~ 表示。

（2）最末一组必须包含最大值，其上限≥最大值。本例最后一组段为 [5.40，5.60]，在频数分布表中用 5.40 ~ 5.60 表示。

（3）各组段不能重叠，除最后一组外，每个组只能包含其下限值，不包含上限值。

5. 确定频数，做频数分布表 清点每组段频数，计算组中值、频率、累计频数和累计频率，也可由软件完成。

由表 6 - 2 可看出 150 名正常成年女性红细胞计数的分布形态和分布特征：频数分布的高峰在中间组段 [4.60，4.80），以此为中心左右两侧频数基本对称，逐渐较少，故分布形态为近似正态分布。分布特征是所有正常成年女性红细胞计数以中间组段 [4.60，4.80）为中心，频数分布有一个高峰，为集中趋势；部分观察值不同程度地偏离集中位置，存在离散趋势。

表 6 - 2 150 名正常成年女性红细胞计数（$\times 10^{12}/L$）的频数分布表

组段	频数	频率（%）	累计频数	累计频率（%）
3.80 ~	2	1.33	2	1.33
4.00 ~	9	6.00	11	7.33
4.20 ~	20	13.33	31	20.66
4.40 ~	27	18.00	58	38.66
4.60 ~	32	21.33	90	59.99
4.80 ~	28	18.67	118	78.66
5.00 ~	22	14.67	140	93.33
5.20 ~	7	4.67	147	98.00
5.40 ~ 5.60	3	2.00	150	100.00
合计	150	100.00	-	-

（二）绘制直方图

对于连续型频数分布表的计量资料可用直方图描述频数分布情况，即分布形态和特征。将表 6 - 2 绘制成直方图，如图 6 - 1 所示。

由图 6 - 1 也可看出 150 名正常成年女性红细胞计数的分布形态和分布特征：频数分布的高峰在中

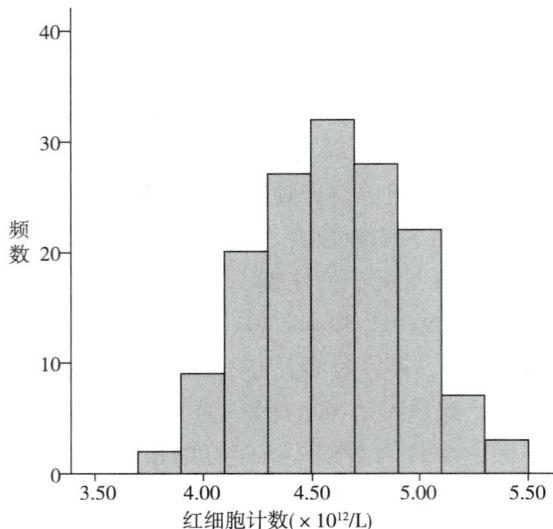

图 6 - 1　150 名正常成年女性红细胞计数的直方图

间组段 [4.60，4.80），以此为中心左右两侧频数基本对称，逐渐较少，故分布形态为近似正态分布。分布特征是所有正常成年女性红细胞计数以中间组段 [4.60，4.80）为中心，频数分布有一个高峰，为集中趋势；部分观察值不同程度地偏离集中位置，存在离散趋势。

(三) 计算统计指标

对于计量资料，要分别描述其两大特征，即集中趋势和离散趋势，故统计指标也分为描述集中趋势的统计指标和描述离散趋势的统计指标，前者是平均数，它是一类指标。统计中常用的平均数包括：算术平均数、几何平均数、中位数和百分位数。后者常用的有极差、四分位数间距、方差、标准差和变异系数。对于上述指标的含义、适用资料和计算方法有所不同（具体内容参照相关医学统计学教材），在运用时需要特别注意。

通过频数表和直方图可知 150 名正常成年女性红细胞计数呈近似正态分布，故选择算术均数（相对比 $= \dfrac{A \text{ 指标}}{B \text{ 指标}}$）描述其集中趋势，选择标准差（$s$）描述其离散趋势，计算结果如下：

$$\overline{X} = \frac{\sum fX}{n} = \frac{705.60}{150} = 4.70 \times 10^{12}/\text{L}$$

式中，f 为各组段频数；X 为各组段的组中值，$X =$（本组段下限 + 本组段上限）/2；n 为样本含量。

$$s = \sqrt{\frac{\sum f_i x_i^2 - \left(\sum f_i x_i\right)^2 / n}{n - 1}} = 0.34 \times 10^{12}/\text{L}$$

式中，x 为各组段组中值；f 为各组段频数；i 为组段数；n 为样本含量。

故 150 名正常成年女性红细胞计数的均数为 $4.70 \times 10^{12}/\text{L}$，标准差为 $0.34 \times 10^{12}/\text{L}$，医学研究报告或科研论文中可以表述为：150 名正常成年女性红细胞计数的平均水平为 $(4.70 \pm 0.34) \times 10^{12}/\text{L}$。

本例还可以计算中位数（M）、极差（R）、四分位数间距（Q）、方差（s^2），计算结果如下：

$$M = L + \left(\frac{0.5n - f_L}{f_M}\right) i_M = 4.70 \times 10^{12}/\text{L}$$

式中，L、i_M、f_M 分别为 M 所在组段的下限、组距和频数；f_L 为 M 所在组段之前各组段的累积频数。

$$R = X_{\max} - X_{\min} = 5.60 - 3.80 = 1.80 \times 10^{12}/\text{L}$$

$$Q = P_{75} - P_{25} = 4.80 - 4.40 = 0.40 \times 10^{12}/\text{L}$$

$$s^2 = \frac{\sum (X - \overline{X})^2}{n - 1} = 0.12 \times 10^{12}/L$$

对于偏态分布的计量资料则选择中位数（M）描述其集中趋势，选择四分位数间距（Q）描述其离散趋势，应用时需注意。

例 6 - 2　某地某医院 2020 年产科 147 名产妇产前检查次数的统计结果如表 6 - 3 所示，试对 147 名产妇产前检查次数进行统计描述。

表 6 - 3　某地某医院 2020 年产科 147 名产妇产前检查次数

2	5	5	10	8	9	8	9	8	8
9	9	9	10	9	9	9	10	9	9
9	8	9	9	10	9	9	8	8	8
10	8	8	10	1	8	10	9	3	6
9	9	8	9	4	10	9	9	9	9
8	9	5	8	10	8	9	8	9	8
10	11	6	9	5	10	9	9	10	9
10	9	6	9	3	8	9	8	8	1
8	10	8	8	3	8	9	7	10	5
10	7	9	7	10	7	7	10	9	6
7	8	10	7	9	9	9	10	10	9
8	10	9	9	9	9	10	9	8	8
8	10	10	8	11	12	8	13	11	14
11	12	12	13	14	12	13	11	11	14
11	13	11	14	7	12	11			

通过表 6 - 3 我们没有办法描述这 147 名产妇产前检查次数分布情况，同样需要医学统计学中三大统计描述的方法：统计表、统计图和统计指标。

分析思路：首先判断该资料为离散型计量资料，然后再绘制正确的统计表和统计图，最后再选用正确的统计指标对资料进行集中趋势和离散趋势的描述。

（一）绘制频数分布表

对于计量资料来说，当变量值个数较多时，通过绘制频数分布表简称频数表（统计表的一种）来描述各变量值出现的频数，对于离散型计量资料可直接列出变量取值及其相应的例数。频率表的内容一般包括变量取值、频数、频率、累计频数和累计频率。离散型资料频数表的编制没有连续型资料那么复杂，直接根据原始数据清点每个变量出现的频数，然后计算频率、累计频数和累计频率，也可借助 SPSS 统计软件完成。为方便统计，本例将变量值分为 5 组，然后清点每组出现的频数，计算频率、累计频数和累计频率，如表 6 - 4 所示。

表 6 - 4　某地某医院 2020 年产科 147 名产妇产前检查次数的频数分布表

产前检查次数	频　数	频率（%）	累计频数	累计频率（%）
≤7	24	16.33	24	16.33
8	31	21.09	55	37.42
9	45	30.61	100	68.03
10	25	17.01	125	85.04
≥11	22	14.96	147	100.00
合计	147	100.00	–	–

由表 6 - 4 可看出 147 名产妇产前检查次数的分布形态和分布特征：频数分布的高峰在中间 9 次处，以此为中心左右两侧频数基本对称，逐渐较少，故分布形态为近似正态分布。分布特征是所有产妇产前检查次数以中间 9 次为中心，频数分布有一个高峰，为集中趋势；部分产妇产前检查次数不同程度地偏离集中位置，存在离散趋势。

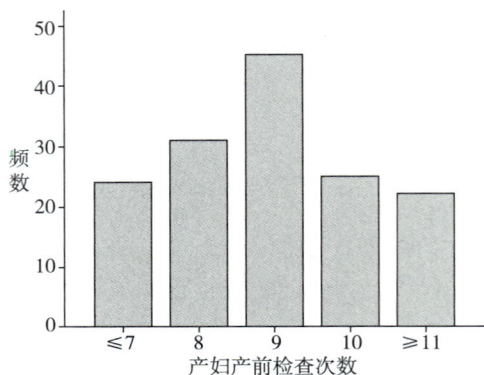

（二）绘制直条图

对于离散型频数分布表的计量资料可用直条图描述频数分布情况，即分布形态和特征。将表 6 - 4 绘制成直条图，如图 6 - 2 所示。

由图 6 - 2 也可看出 147 名产妇产前检查次数的分布形态和分布特征：频数分布的高峰在中间 9 次处，以此为中心左右两侧频数基本对称，逐渐较少，故分布形态为近似正态分布。分布特征是所有产妇产前检查次数以中间 9 次为中心，频数分布有一个高峰，为集中趋势；部分产妇产前检查次数不同程度地偏离集中位置，存在离散趋势。

图 6 - 2　147 名产妇产前检查次数的直条图

（三）计算统计指标

通过频数表和直条图可知 147 名产妇产前检查次数呈近似正态分布，故选择算术均数（相对比 = $\frac{A\ 指标}{B\ 指标}$）描述其集中趋势，选择标准差（s）描述其离散趋势，计算结果如下：

$$\overline{X} = \frac{X_1 + X_2 + \cdots + X_n}{n}$$

$$= \frac{2 + 5 + 5 + \ldots + 11}{147} \approx 9 \text{ 次}$$

$$s = \sqrt{\frac{\sum X^2 - \frac{\left(\sum X\right)^2}{n}}{n - 1}} = 2.27 \text{ 次}$$

式中，X 为变量值；n 为样本含量。

故 147 名产妇产前检查次数的均数为 9 次，标准差为 2 次，医学研究报告或科研论文中可以表述为：147 名产妇产前检查次数的平均水平为（9±2.27）次。

本例还可以计算中位数（M）、极差（R）、四分位数间距（Q）、方差（s^2），计算结果如下：

$$M = X_{\frac{n+1}{2}} = X_{74} = 9 \text{ 次}$$

$$R = X_{\max} - X_{\min} = 14 - 1 = 13 \text{ 次}$$

$$Q = P_{75} - P_{25} = 10 - 8 = 2 \text{ 次}$$

$$s^2 = \frac{\sum (X - \overline{X})^2}{n - 1} = 5.15 \text{ 次}$$

综上所述，通过统计表、统计图和统计指标可综合地描述计量资料的分布情况，包括分布形态和分布特征，这在医学研究中特别常见。

二、计数资料的统计描述

例 6 - 3　某医师研究用兰芩口服液与银黄口服液治疗慢性咽炎疗效有无差别，将病情相似的 100 名患者随机分成两组，分别用两种药物治疗，其中兰芩口服液组 53 人，银黄口服液组 47 人，原始记录如表 6 - 5，试对该资料进行统计描述。

表 6 - 5　两种药物治疗慢性咽炎患者疗效的原始资料

兰芩口服液（$n_1 = 53$）	有效，有效，无效，有效，有效，无效…，无效
银黄口服液（$n_2 = 47$）	无效，有效，无效，有效，有效，无效…，有效

分析思路：首先判断该资料为二组二分类计数资料，然后再绘制正确的统计表和统计图，最后再选用正确的统计指标对资料进行描述。

（一）绘制统计表

对于计数资料来说，可直接根据原始资料数据，按照分析变量的不同属性或特征进行分组，清点个数，然后按照三线表的要求制成统计表。本例分析变量按有效、无效进行分组，为二分类计数资料，通过清点每组有效、无效的例数，然后按照三线表的要求制成统计表，如表 6 - 6 所示。

表 6 - 6　兰芩口服液与银黄口服液治疗慢性咽炎疗效比较

药物	有效	无效	合计
兰芩口服液	41	12	53
银黄口服液	27	20	47
合计	68	32	100

由表 6 - 6 我们可以一目了然地看出兰芩口服液与银黄口服液治疗慢性咽炎有效和无效的例数：前者有效 41 例，无效 12 例；后者有效 27 例，无效 20 例，兰芩口服液治疗慢性咽炎的有效例数高于银黄口服液，无效例数低于银黄口服液。

（二）绘制直条图

对于计数资料可通过绘制直条图来描述各组频数分布情况并进行组间大小的比较。将表 6 - 6 绘制成直条图，如图 6 - 3 所示。

由图 6 - 3 我们可以直观形象地看出兰芩口服液与银黄口服液治疗慢性咽炎有效和无效的例数，并且通过比较发现兰芩口服液治疗慢性咽炎的有效例数高于银黄口服液，无效例数低于银黄口服液。

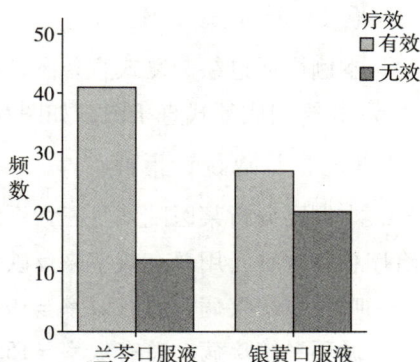

图 6 - 3　兰芩口服液与银黄口服液治疗慢性咽炎疗效的直条图

（三）计算统计指标

对于计数资料，统计指标没有计量资料那样复杂，就是一类指标，即相对数。相对数是两个有联系的指标之比值，常用于计数资料的统计分析。计算相对数的意义主要是把基数化作相等，便于相互比较。常用的相对数指标有率、构成比和相对比，它们的含义、计算方法和特点有所不同（具体内容参照相关医学统计学教材），在运用时需要注意，特别是率和构成比，实际工作中很容易犯以比代率的错误。

本例是研究兰芩口服液与银黄口服液治疗慢性咽炎的疗效，故需要计算两组的有效率，用有效率来反映药物治疗慢性咽炎的效果。具体计算方法如下：

兰芩口服液治疗慢性咽炎的有效率 $= 41/53 \times 100\% = 77.36\%$

银黄口服液治疗慢性咽炎的有效率 $= 27/47 \times 100\% = 57.45\%$

由结果可知兰芩口服液治疗慢性咽炎的有效率为 77.36%，大于银黄口服液治疗慢性咽炎的有效率 57.45%，但是不能根据此结果直接就对总体下结论，因为存在率的抽样误差，故对总体下结论之前还需进行假设检验，排除率的抽样误差的影响，具体假设检验的过程详见下一节内容。

例 6-4 某研究者为分析某医院某月呼吸系统、循环系统和消化系统三大系统住院患者治疗疗效情况，统计的原始数据如表 6-7 所示，请问该研究者要怎么对这些数据进行统计描述？

表 6-7 某医院某月住院患者数、治疗疗效情况的原始资料

呼吸系统疾病（$n_1 = 212$）	有效，显效，无效，有效，治愈，无效…，治愈
循环系统疾病（$n_2 = 175$）	显效，有效，无效，治愈，有效，无效…，无效
消化系统疾病（$n_3 = 189$）	无效，显效，有效，有效，治愈，无效…，显效

分析思路：首先判断该资料为有序分类资料，然后再绘制正确的统计表和统计图，最后再选用正确的统计指标对资料进行描述。

（一）绘制统计表

本例分析变量按治愈、显效、有效和无效进行分组，为有序分类资料，通过清点每组治愈、显效、有效和无效的例数，然后按照三线表的要求制成统计表，如表 6-8 所示。

表 6-8 某医院某月三大系统疾病住院患者数、治疗疗效及统计指标

疾病类型	例数	痊愈	显效	有效	无效	总有效数	总有效率（%）
呼吸系统疾病	212	64	87	45	16	196	92.45
循环系统疾病	175	59	60	36	20	155	88.57
消化系统疾病	189	70	61	44	14	175	92.59
合计	576	193	208	125	50	526	91.32

（二）绘制统计图

本例可通过绘制复式直条图来描述三种疾病类型治疗疗效频数分布情况并进行组间大小的比较。将表 6-8 绘制成复式直条图，如图 6-4 所示。

（三）计算统计指标

本例要分析某医院某月三大系统疾病住院患者治疗疗效情况，可以通过计算三大系统疾病住院患者治疗总有效率，用总有效率来反映治疗疗效情况。具体计算方法如下。

呼吸系统疾病：总有效率 $= 196/212 \times 100\% = 92.45\%$

循环系统疾病：总有效率 $= 155/175 \times 100\% = 88.57\%$

消化系统疾病：总有效率 $= 175/189 \times 100\% = 92.59\%$

由结果可知呼吸系统疾病住院患者治疗总有效率高于消化系统疾病，消化系统疾病住院患者治疗总有效率高于循环系统疾病，但是不能根据此结果直接就对总体下结论，因为存在率的抽样误差，故对总体下结论之前还需进行假设检验，排除率的抽样误差的影响。

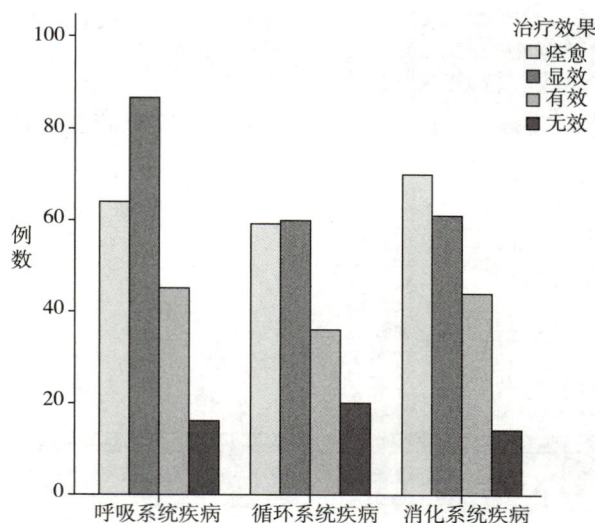

图 6 - 4　某医院某月三大系统疾病住院患者治疗疗效的直条图

本例还可计算三大系统疾病住院患者治疗总有效人数所占的比重，具体计算方法如下。

呼吸系统疾病：总有效人数所占的比重 = 196/526 × 100% = 37.26%

循环系统疾病：总有效人数所占的比重 = 155/526 × 100% = 29.47%

消化系统疾病：总有效人数所占的比重 = 175/526 × 100% = 33.27%

根据以上结果可绘制圆图比较三大系统疾病住院患者治疗总有效人数所占的比重，如图 6 - 5 所示。

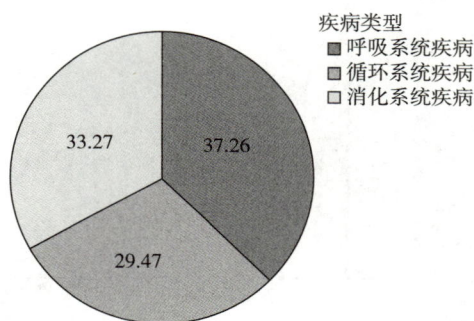

图 6 - 5　某医院某月三大系统疾病住院病人治疗总有效人数所占的比重

第二节　SPSS 概述及基层医疗卫生机构数据处理实例

PPT

一、SPSS 统计软件界面及常用的工具

（一）SPSS 的基本界面

包括两个常用窗口：数据编辑窗口和结果输出窗口。如图 6 - 6、图 6 - 7 所示。

数据编辑窗口主要用于数据的录入、编辑和显示以及数据集中相关变量名、变量标签、变量属性的定义和修改。数据编辑窗口由数据视图和变量视图两个窗口组成，两者之间可以互相切换。

结果输出窗口会在分析后自动打开，显示程序运行后的所有结果。多个数据文件的分析结果将显示在同一个结果输出窗口中。双击某部分的结果可以对其显示的样式进行编辑。

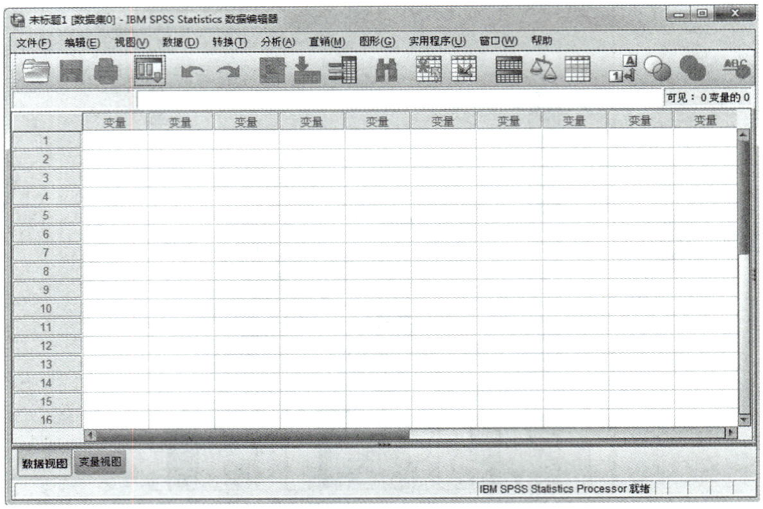

图 6 - 6　数据编辑窗口

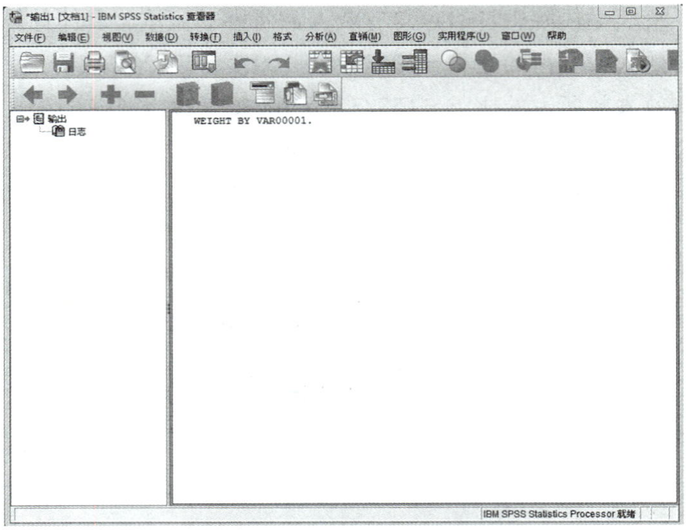

图 6 - 7　结果输出窗口

（二）常用的工具

1. 文件选项　文件选项中主要使用到"文件"—"新建"/"打开"—"数据"，用于新建或导入已有数据库；"文件"—"保存所有数据"，用于保存数据。如图 6 - 8 所示。

2. 数据　数据选项中主要使用到"选择个案"和"加权个案"。如图 6 - 9 所示。

（1）选择个案　点击"选择个案"，选择"如果条件满足"，点击"如果"，将需要选择的变量放入右边的框中，主要是用于筛选出需要分析的。如图 6 - 10、图 6 - 11 所示。

注意：当要分析全部变量时需要将"选择个案"中恢复，点击"所有个案"。

（2）加权个案　加权的对象是"例数"或"频数"，如果针对的是原始数据，不需要加权处理。点击"加权个案"，选择"加权个案"，将"例数"或"频数"用箭头弹入"频率变量"框中，点击确定。如图 6 - 12、图 6 - 13 所示。

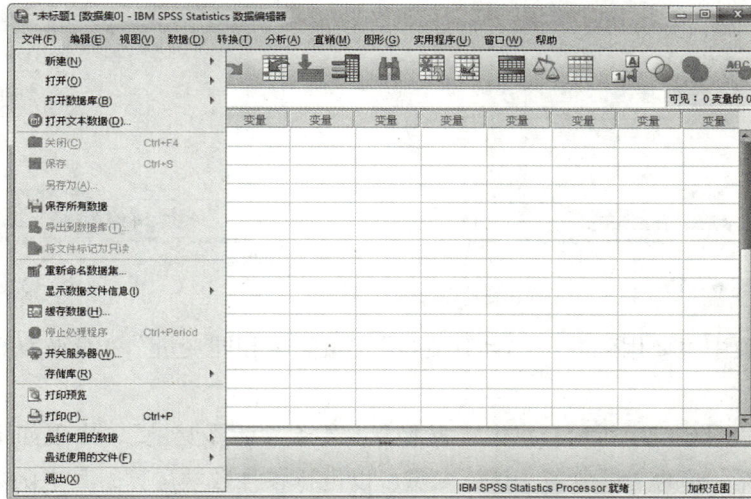

图 6-8

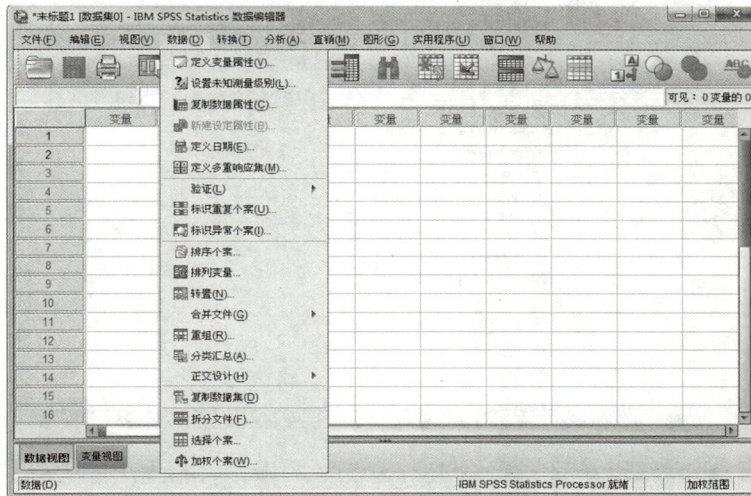

图 6-9

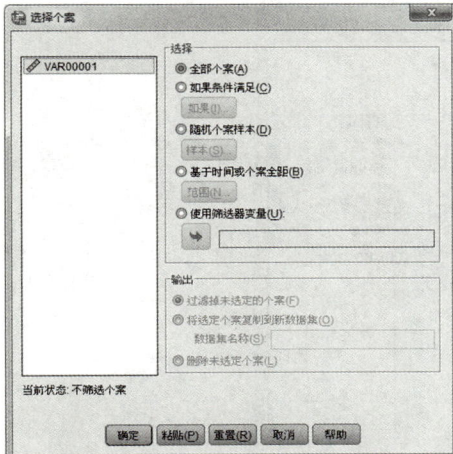

图 6-10

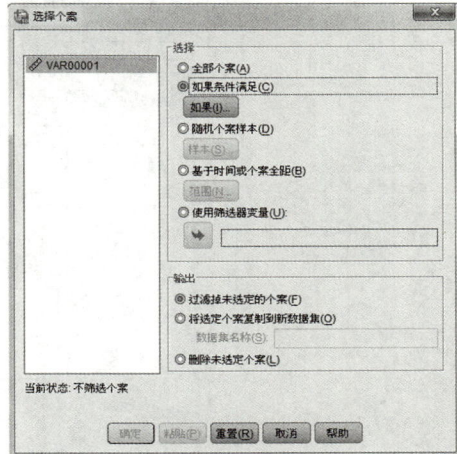

图 6-11

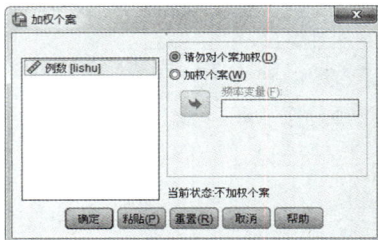

图 6 – 12

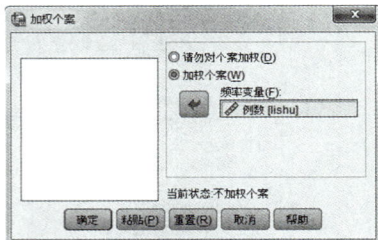

图 6 – 13

3. 转换 转换选项中主要用到的是"计算变量""编码为相同变量""编码为不同变量"和"替换缺失值"。

（1）计算变量 如图 6 – 14 所示，点击"转换"，选择"计算变量"，出现如图 6 – 15 所示的对话框，目标变量即为给新生成的变量命名。计算变量可以进行各种数学运算，其中函数组中包含了大部分常用的函数。

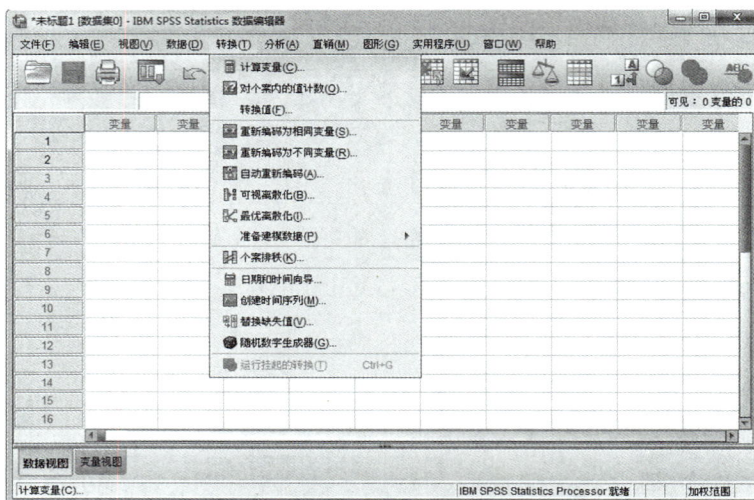

图 6 – 14

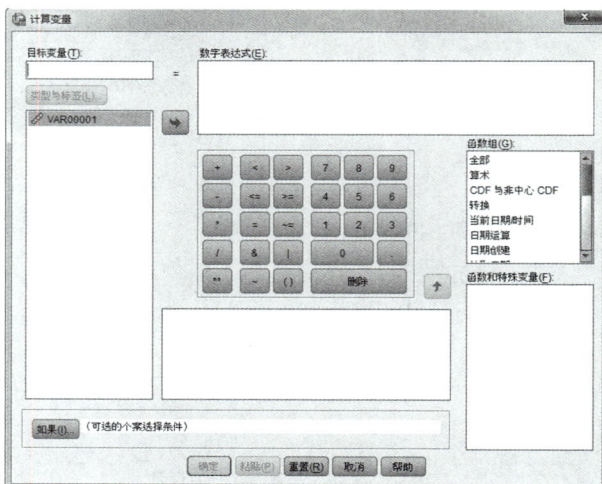

图 6 – 15

（2）编码为相同的变量 主要用于数据格式转变、数据范围划分等。值得注意的是采用编码为相同的变量，会覆盖原始数据，一般不建议使用。点击"编码为相同的变量"，出现如图 6 - 16、图 6 - 17 所示的对话框。将所需要处理的变量通过箭头放入变量框中，点击"旧值和新值"。

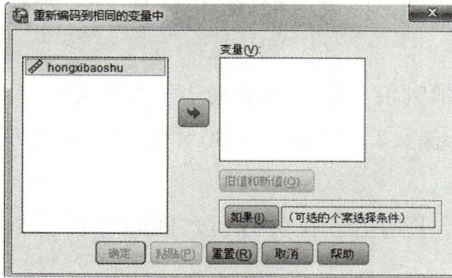

图 6 - 16

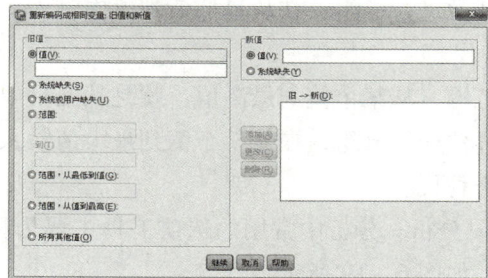

图 6 - 17

值：就是将原来的值替换为一个新的值，值可以是数字也可以是字符。例如在旧值里边输入"1"，新值输入"2"，点击"添加"，在数据库中 1 就会被 2 所替代。

系统或用户缺失：就是将数据库中的缺失替换为其他值。

范围（第一空是低值，第二个空是高值）：就是将某个范围的数据替换为其他值。例如对 150 名正常成年女性红细胞计数进行分组，150 名正常成年女性红细胞计数的范围是 3.80 ~ 5.60，旧值范围中输入 3.80、5.60，新值输入 0，点击添加。在数据库中 3.80 ~ 5.60 范围内所有数据就会被 0 所替代。

范围，从最低值到某个值：就是从变量中数据最小值到某个值范围。例如对 150 名正常成年女性红细胞计数进行分组，在从最低值到某个值中输入 4.00，新值中输入 1，即表示 $4.00 \times 10^{12}/L$ 以下所有数据用 1 来替代。

范围，从某个值到最高值：就是从变量中数据某个值到最大值范围，例如对 150 名正常成年女性红细胞计数进行分组，在从某个值到最大值输入 4.80，新值中输入 2，即表示 $4.80 \times 10^{12}/L$ 以上所有数据用 2 来替代。

（3）编码为不同的变量 主要用于数据格式转变、数据范围划分等。不会覆盖原始数据，在数据库中会生成新的变量。

点击"编码为不同的变量"，出现如图 6 - 18 所示。将所需要处理的变量通过箭头放入变量框中，在输出变量名称重新命名一个新的名称，例如红细胞数—红细胞数分组，点击"更改"。点击"旧值和新值"。

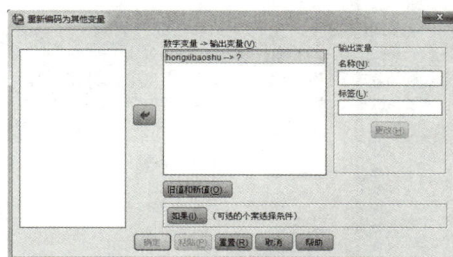

图 6 - 18

值：就是将原来的值替换为一个新的值，值可以是数字也可以是字符。例如在旧值里边输入"1"，新值输入"2"，点击"添加"，在数据库中 1 就会被 2 所替代。

系统或用户缺失：就是将数据库中的缺失替换为其他值。

范围（第一空是低值，第二个空是高值）：就是将某个范围的数据替换为其他值。例如对 150 名正常成年女性红细胞计数进行分组，150 名正常成年女性红细胞计数的范围是 3.80 ~ 5.60，旧值范围中输入 3.80、5.60，新值输入 0，点击添加。在数据库中 3.80～5.60 范围内所有数据就会被 0 所替代。

范围，从最低值到某个值：就是从变量中数据最小值到某个值范围，例如对 150 名正常成年女性红细胞计数进行分组，在从最低值到值中输入 4.00，新值中输入 1，即表示 $4.00 \times 10^{12}/L$ 以下所有数据用 1 来替代。

范围，从某个值到最高值：就是从变量中数据某个值到最大值范围，例如对 150 名正常成年女性红细胞计数进行分组，在从某个值到最大值输入 4.80，新值中输入 2，即表示 $4.80 \times 10^{12}/L$ 以上所有数据用 2 来替代。

4. 分析　分析中常用的选项工具主要为描述统计、比较平均值、相关分析、回归分析、非参数检验等。如图 6-19 所示。

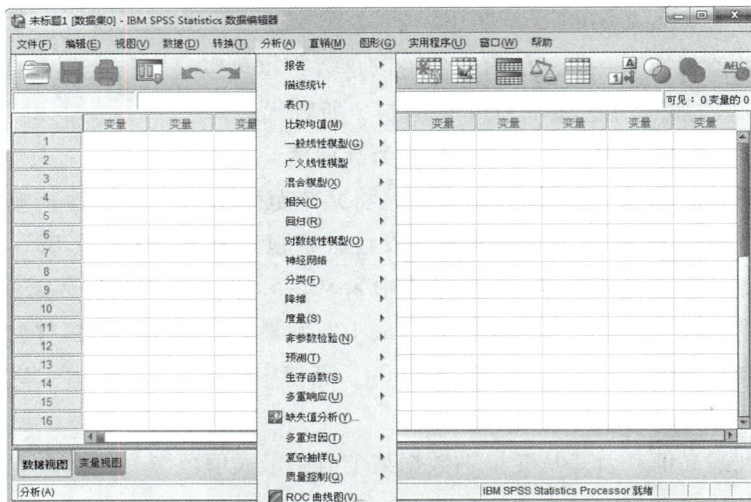

图 6-19

（1）描述统计　描述统计中主要使用到频率、探索、交叉表等。如图 6-20 所示。

①频率：主要进行计量资料集中趋势和离散趋势统计指标的计算，如均值、中位数、方差、标准差、四分位数间距、最大值、最小值、直方图等分析。如图 6-21 至图 6-23 所示。

②探索：用于进行正态齐性检验。如图 6-24 所示。

③交叉表：用于进行卡方检验。如图 6-25 所示。

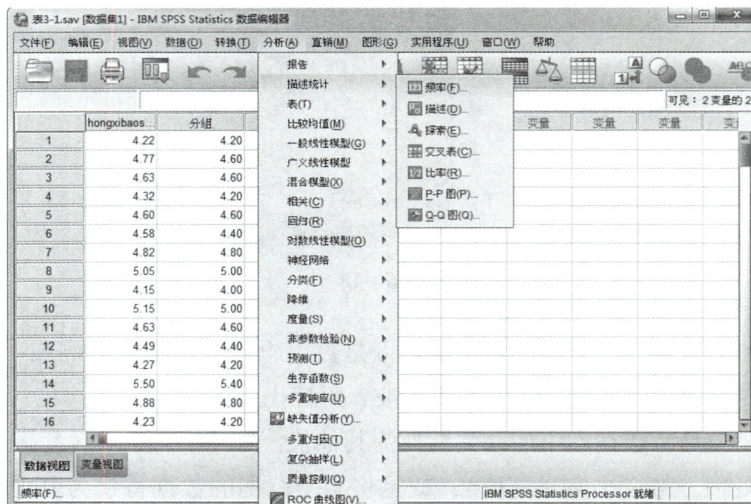

图 6-20

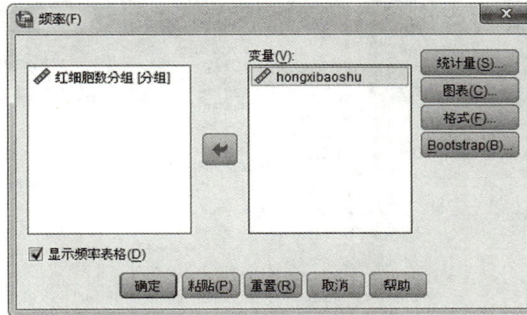

图 6－21

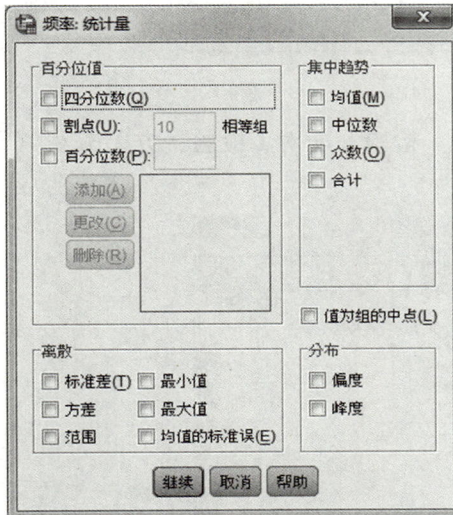

图 6－22

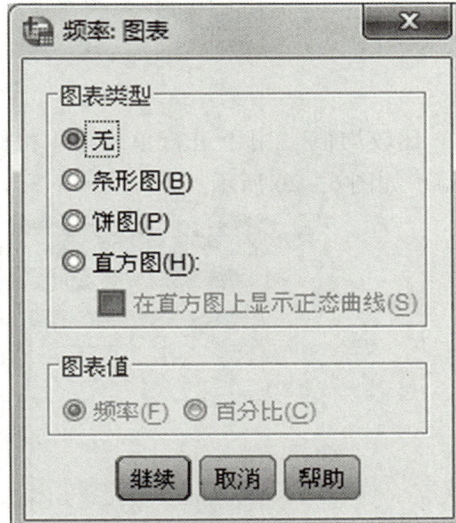

图 6－23

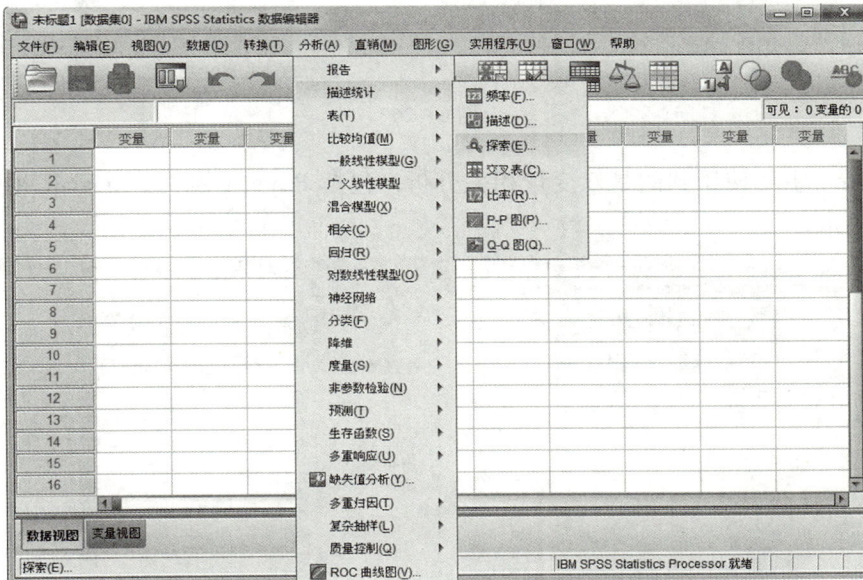

图 6－24

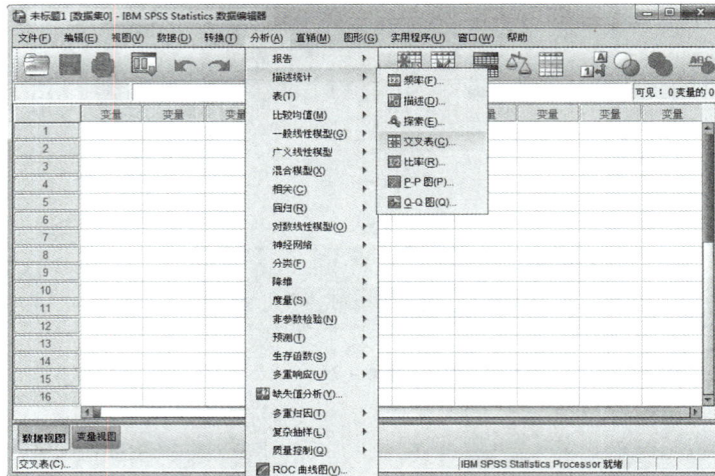

图 6 – 25

（2）比较均值　用于进行单样本 t 检验、两独立样本 t 检验、配对 t 检验、方差分析（单因素 ANOVA）。如图 6 – 26 所示。

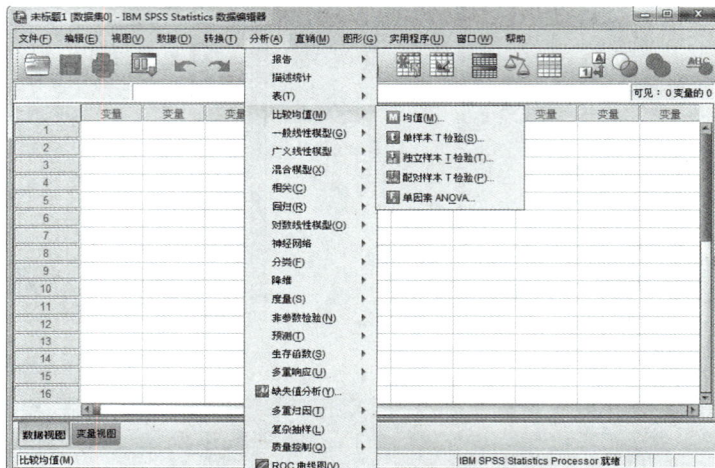

图 6 – 26

（3）相关分析　主要使用到的是双变量相关分析，包括 Pearson 相关、Kendall 相关、Spearman 相关。如图 6 – 27 所示。

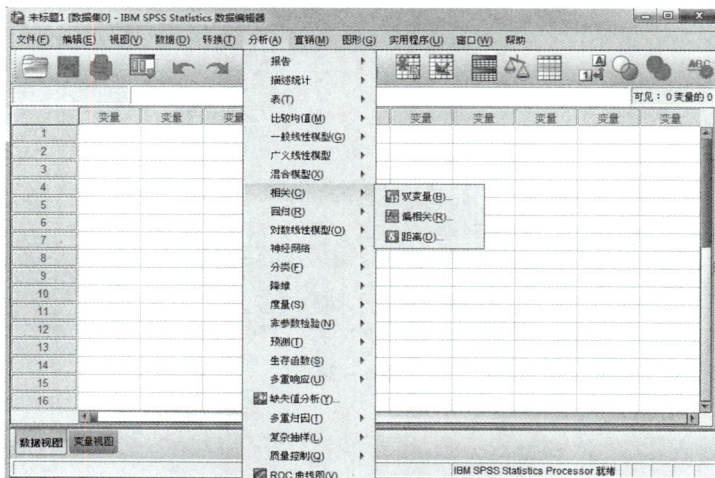

图 6 – 27

（4）回归分析

①线性：主要用于简单线性回归、多元线性回归分析。

②二元 logistic 回归：主要用于因变量是二分类数据的 logistic 回归分析。如图 6 – 28 所示。

（5）非参数检验　主要用于资料呈明显偏态分布，或分布不明的资料；或者是单向有序变量资料的分析。常用的有单样本 K – S 检验、2 个独立样本检验、K 个独立样本检验。如图 6 – 29 所示。

①单样本 K – S 检验：可以进行计量资料的正态性检验。

②2 个独立样本检验（完全随机设计两个样本资料的秩和检验，Wilcoxon 两样本秩和检验）：用于完全随机设计两样本资料的比较，可用于偏态分布或者方差不齐的计量资料的比较，也可用于单向有序资料的比较。

③K 个独立样本检验（完全随机设计多个样本资料的秩和检验，K – W 检验或者 H 检验）：适用于方差不齐或者服从正态分布的多组定量资料的比较，或者用于多组有序分类资料的比较或者多组无法精确资料间的比较。

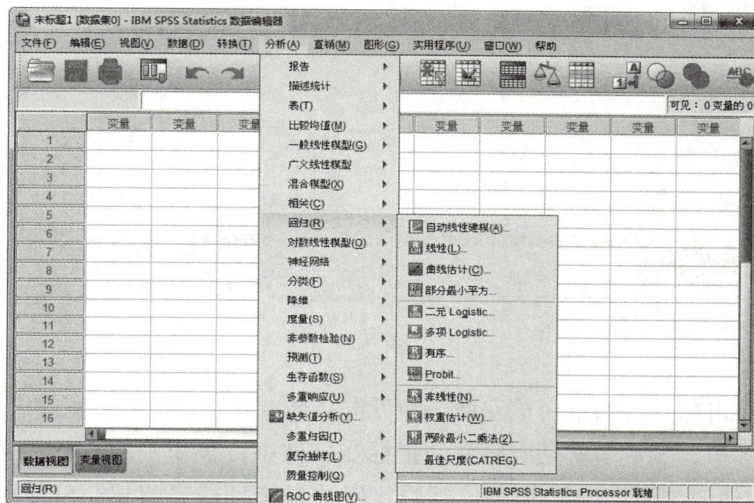

图 6 – 28

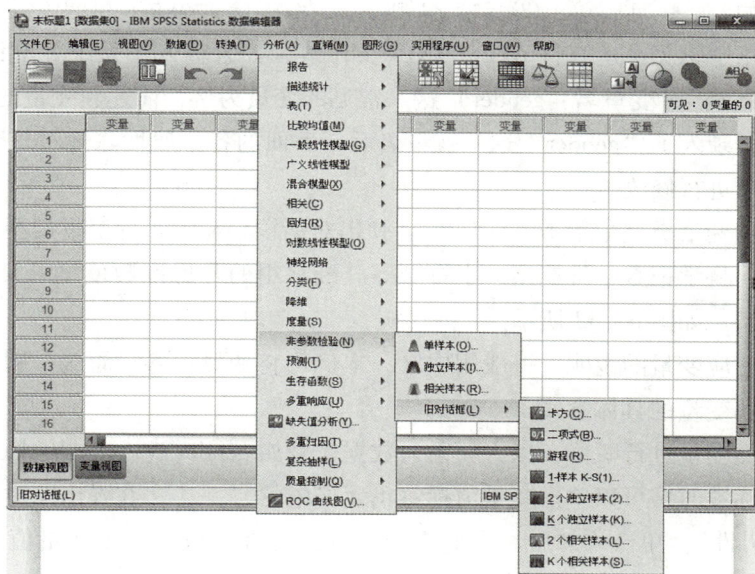

图 6 – 29

二、SPSS 统计软件数据文件的建立

数据文件的建立是采用 SPSS 开始工作的第一步，主要是指把医学科研工作过程中采集的研究数据按照 SPSS 软件的格式要求存入到计算机的磁盘中，以便调用、修改、分析。SPSS 统计软件数据文件的建立分三步进行。

（一）定义变量

变量的定义在数据编辑窗口的变量视图中完成。如图 6 – 30 所示。

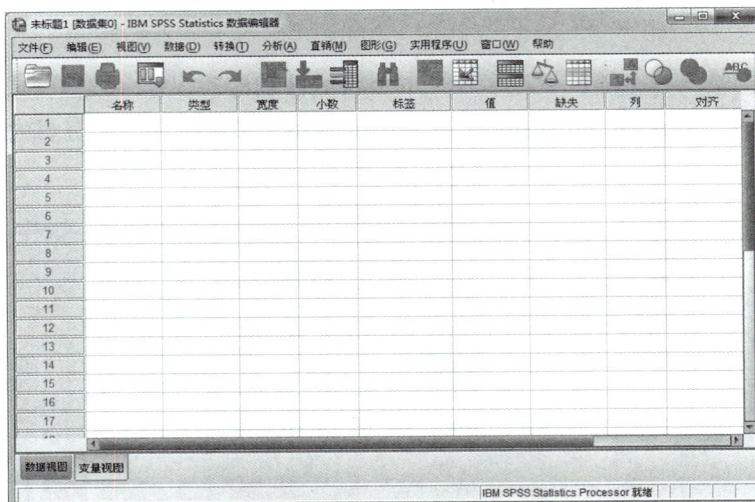

图 6 – 30

在变量视图中，双击第一行的空白单元格，即可定义变量名称、类型、宽度、小数点位数、变量标签、变量值标签等。其中，变量名就是所研究的指标在软件中可被识别的名称，通常由用户自己定义。定义时需遵守 SPSS 软件的变量名命名规则，否则将无法被识别或者报错。SPSS 中变量名的命名规则为：①最长为 64 个字节；②以字母或汉字开头，不能以 "–" 或 "." 结尾，其中不能有空格、通配符或某些特殊字符，如?、 + ,! . 等；③变量名需唯一，不区分大小写；④变量名不能与 SPSS 的系统关键词相同，不能使用逻辑关系运算符 ALL、AND、OR 等，如果输入了系统关键词，则系统会提示错误。下面，我们以 "性别"（变量名：gender）这一常见的变量为例，简述新变量的定义过程。

如图 6 – 31 所示，录入了 "gender" 这一变量名后，后面的各个属性除标签外会出现默认值，用户可根据变量的具体性质进行修改。

单击变量类型，在变量类型中单击 "…" 后会弹出对话框，显示 8 种变量类型：标准数值型、逗号数值型、加点数值型、科学记数、日期型、字符型等。最常用的是标准数值型、日期型和字符型三种，系统默认是标准数值型。如图 6 – 32 所示。

变量标签是对所对应变量的说明，一般用中文，本例可将变量标签设置为 "性别"，以便使用数据集的用户能清楚地了解变量的具体含义。

变量值用于对分类变量进行赋值，以方便录入数据。例如 gender 这一变量，赋值 1 代表男性，2 代表女性，定义变量值标签时，可以单击变量值标签单元格中的 "..."，在弹出的对话框中，取值处输入 "1"，标签处输入 "男性"，单击添加后，显示 "1 = 男性"，即完成了一条变量值标签的定义，同样的操作可定义 "2 = 女性"。如图 6 – 33 至图 6 – 35 所示。

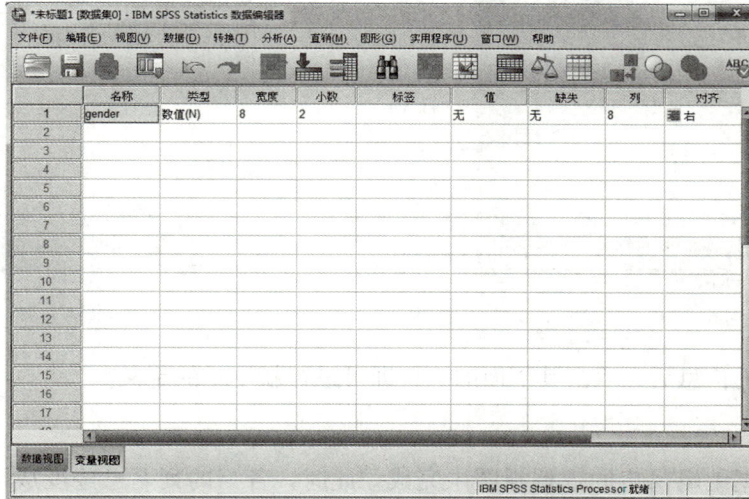

图 6－31

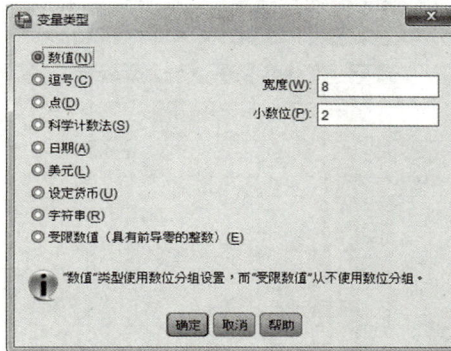

图 6－32

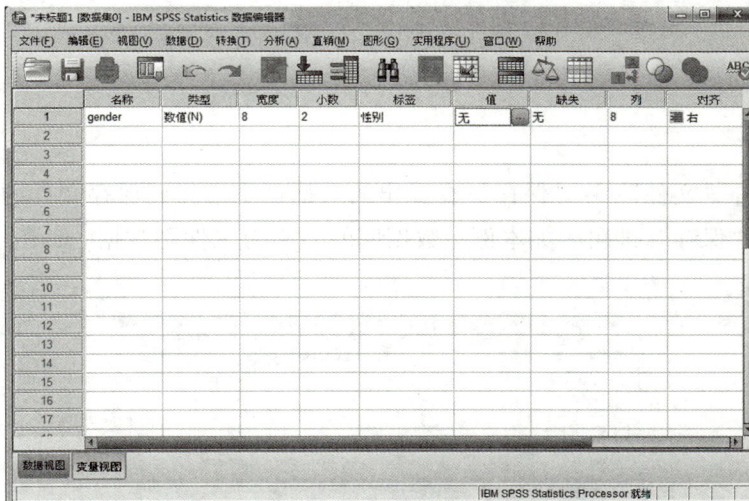

图 6－33

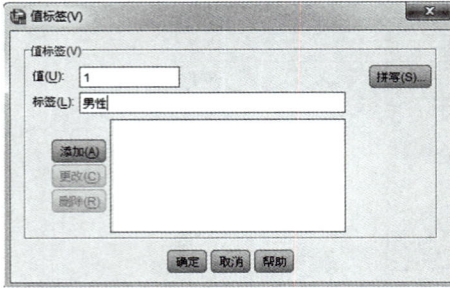

图 6 - 34

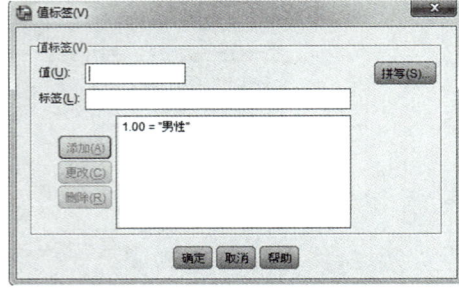

图 6 - 35

定义好一个变量的信息后，双击其下面的一行即可进行新变量的定义。

（二）录入数据

数据的录入在数据编辑窗口的数据视图中完成。此时，各列的列名已经变成了刚才定义好的变量名。以列为单位录入一个变量的所有值。如图 6 - 36 录入了 10 个人的性别。

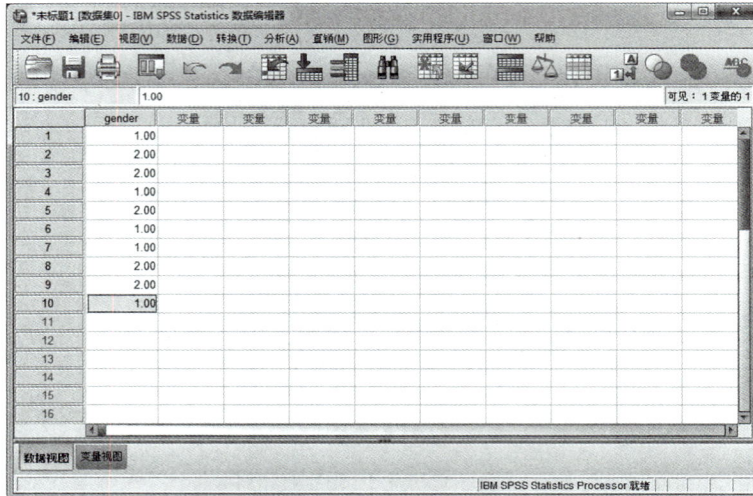

图 6 - 36

（三）保存数据

数据录入后，点击"文件"→"保存"在弹出的对话框中选择要保存文件的路径，在"文件名"后面输入名称，点击"保存"即可。如本例，数据库的名称为"性别数据.sav"，保存在"F盘"上。如图 6 - 37 所示。

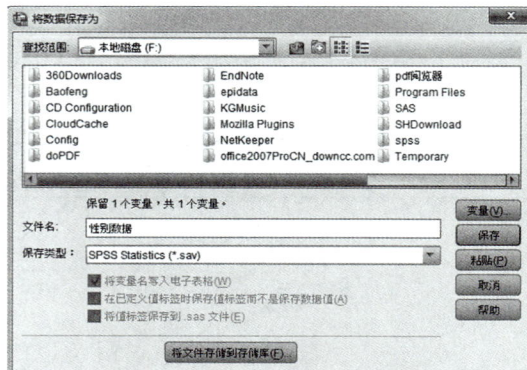

图 6 - 37

三、SPSS 统计软件常用统计学方法操作步骤

（一）t 检验

用于分析两组符合正态分布的计量资料。

1. 单样本 t 检验

（1）检验目的　推断样本所代表的未知总体均数与已知总体均数有无差别。

（2）应用条件　要求样本来自正态或近似正态总体。

（3）SPSS 操作步骤　以例 6 - 5 来介绍。

例 6 - 5　为了分析某地区少数民族初中男生的营养状况，随机调查了该地区少数民族 50 名初中男生的身高和体重，计算的体重指数见表 6 - 9，试与 10 年前同年龄组初中男生的营养状况指标进行比较。已知 10 年前大量调查的同年龄组男生的体重指数均数为 19.35（kg/m^2）。

表 6 - 9　某地区少数民族 50 名初中男生体重指数统计表

21.6	20.1	19.1	20.8	18.6	22.1	19.8	21.0	21.3	20.5
21.7	19.8	20.2	21.1	20.2	21.7	22.1	21.9	22.8	20.7
20.3	20.0	19.9	19.1	20.8	20.4	20.6	22.0	21.3	21.9
22.3	19.9	21.3	21.1	22.2	21.4	21.8	19.2	20.1	19.7
21.4	19.5	22.1	19.1	21.8	20.7	22.5	20.8	22.3	22.4

①建立数据库：按照本节第二部分的步骤建立数据库，如图 6 - 38 所示。

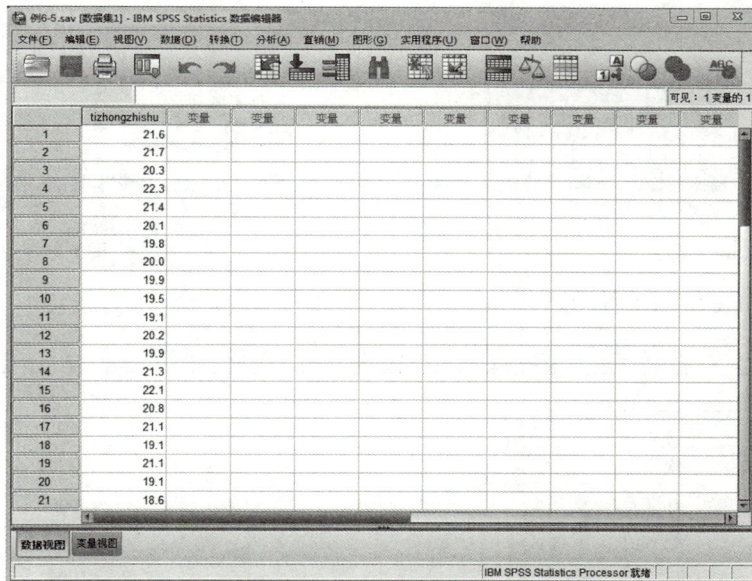

图 6 - 38

②正态齐性检验：有两种方法，第一种（适用于单个样本）：点击"分析"—"非参数检验"—"1 - 样本 K - S"检验，将"体重指数"通过右箭头键入"检验变量列表"中，点击"确定"。如图 6 - 39 至图 6 - 41 所示。

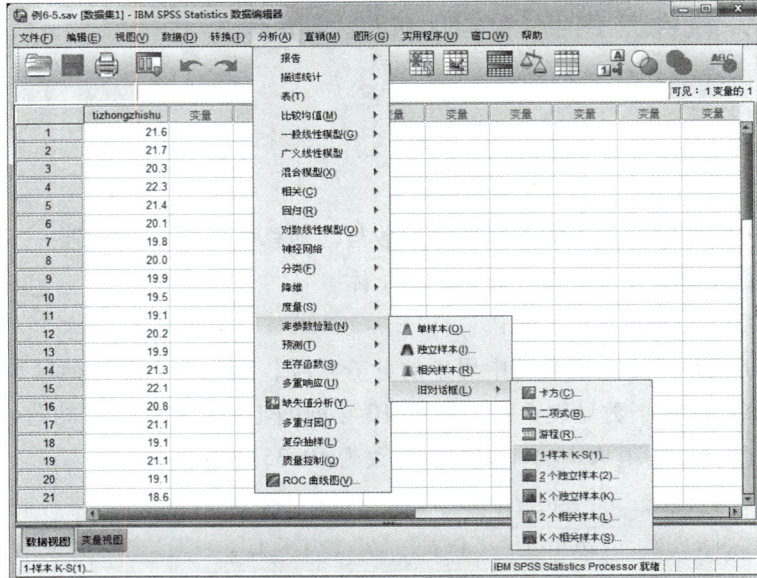

图 6 – 39

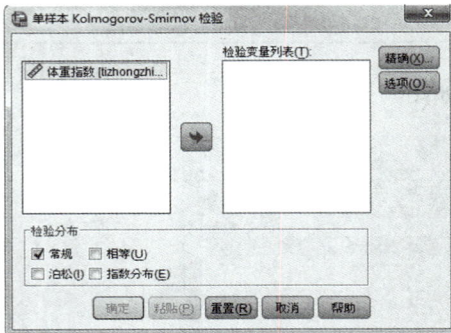

图 6 – 40

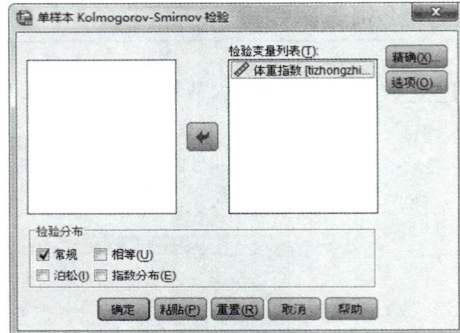

图 6 – 41

输出的主要结果如表 6 – 10 所示。

表 6 – 10　单样本 Kolmogorov – Smirnov 检验

		体重指数
N		50
正态参数[a,b]	均值	20. 900
	标准差	1. 0669
最极端差别	绝对值	. 093
	正	. 064
	负	− . 093
Kolmogorov – Smirnov Z		. 660
渐近显著性（双侧）		. 777

注：a，检验分布为正态分布。b，根据数据计算得到。

经正态性检验结果可知，p（双侧渐近显著性）＝0.777，可认为该样本来自的总体符合正态分布。

第二种方法（适用于单个或多个样本）：点击"分析"—"描述统计"—"探索"，将"体重指数"通过右箭头键入"因变量列表"中，点击"绘制"，勾选"带检验的正态图"，点击"继续"，再点击"确定"。如图 6 – 42 至图 6 – 46 所示。

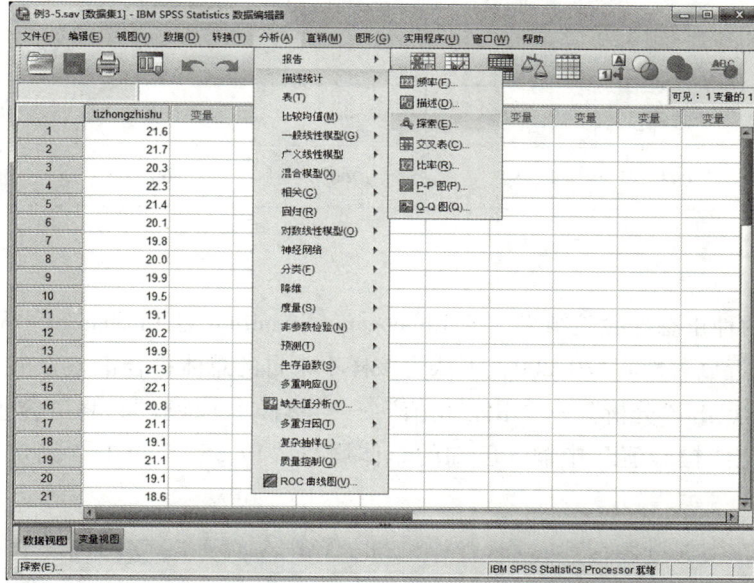

图 6 - 42

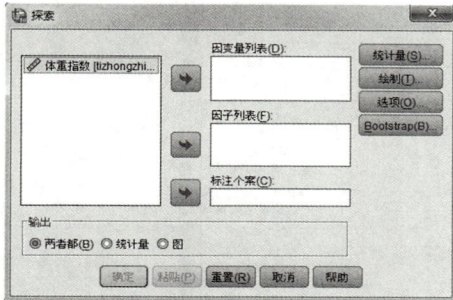

图 6 - 43

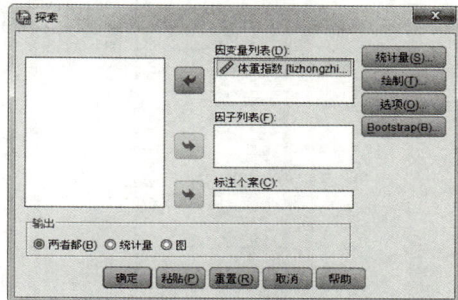

图 6 - 44

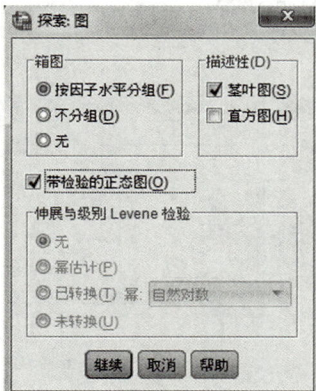

图 6 - 45

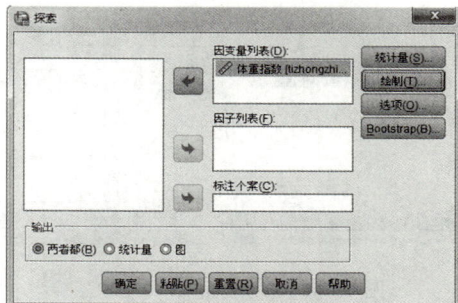

图 6 - 46

输出的主要结果见表 6 - 11。

表 6 – 11　正态性检验

	Kolmogorov – Smirnov[a]			Shapiro – Wilk		
	统计量	df	Sig.	统计量	df	Sig.
体重指数	.093	50	.200 *	.968	50	.201

＊．这是真实显著水平的下限。

a. Lilliefors 显著水平修正图。

这种方法可得出两种正态性检验结果，即 Kolmogorov – Smirnov 法和 Shapiro – Wilk 法，分析时任选其一即可。p（双侧渐近显著性）＝0.200，可认为该样本来自的总体符合正态分布。

③单样本 t 检验：点击"分析"—"比较均值"—"单样本 t 检验"，将"体重指数"通过右箭头键入"检验变量"中，"检验值"中输入已知的总体均数"19.35"，点击"确定"。如图 6 – 47 至图 6 – 50 所示。

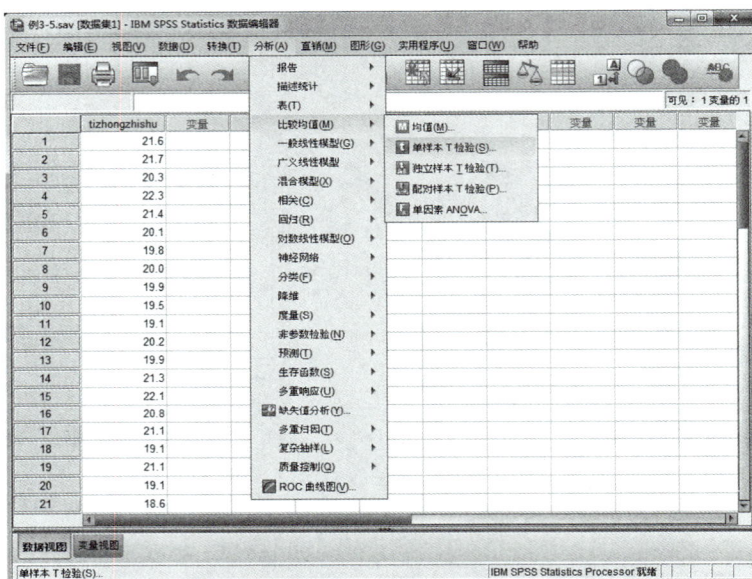

图 6 – 47

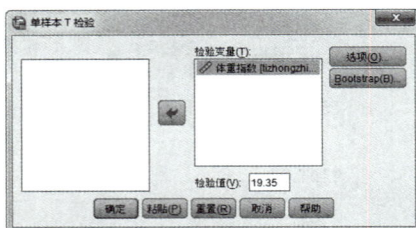

图 6 – 48

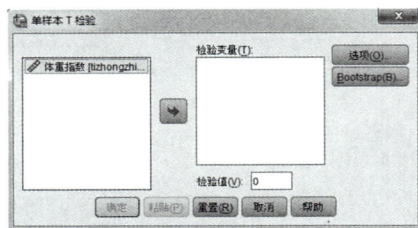

图 6 – 49

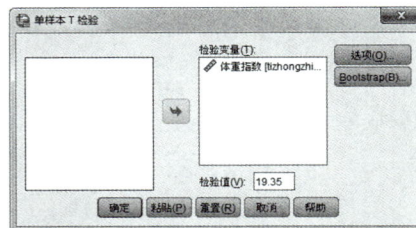

图 6 – 50

输出的主要结果见表 6 – 12 和表 6 – 13。

表 6 – 12　单个样本统计量

	N	均值	标准差	均值的标准误
体重指数	50	20.900	1.0669	.1509

表 6 - 13　单个样本检验

	检验值 = 19.35					
	t	df	Sig.（双侧）	均值差值	差分的 95% 置信区间	
					下限	上限
体重指数	10.272	49	.000	1.5500	1.247	1.853

结果解释：表 6 - 12 显示 50 个体重指数的均值、标准差和均值的标准误；表 6 - 13 是单样本 t 检验的结果，由结果可知：$t = 10.272$，$p = 0.000 < 0.0001$，按 $\propto = 0.05$ 的水准，拒绝 H_0，接受 H_1，差异有统计学意义，可认为该地区少数民族初中男生的体重指数与 10 年前同年龄组男生的体重指数不同，该地区少数民族初中男生的体重指数为 20.90，大于 10 年前同年龄组男生的体重指数。

2. 配对 t 检验

（1）检验目的　推断差值的总体均值是否为零，即两种处理效果是否相同或处理是否有效。

（2）应用条件　资料为配对设计的计量资料，差值的总体服从正态分布。

（3）SPSS 操作步骤　以例 6 - 6 来介绍。

例 6 - 6　为评估某地区基层卫生机构按绩效支付试点后，居民基本公共卫生服务知晓率的变化，随机抽取 18 名居民进行调查研究，结果见表 6 - 14，请问试点前后居民健康基本知识知晓率是否相同？

表 6 - 14　18 名居民在试点前后健康基本知识知晓率变化情况

序号	1	2	3	4	5	6	7	8	9	10	11	12	13	14	15	16	17	18
试点前	71	68	68	67	70	69	68	67	70	68	65	70	71	69	75	69	60	70
试点后	81	79	80	82	78	80	79	81	81	80	81	79	78	75	80	80	78	79

①建立数据库：按照本节第二部分的步骤建立数据库，注意配对的两个变量要分开定义，两组数据要分别录在两列。如图 6 - 51 所示。

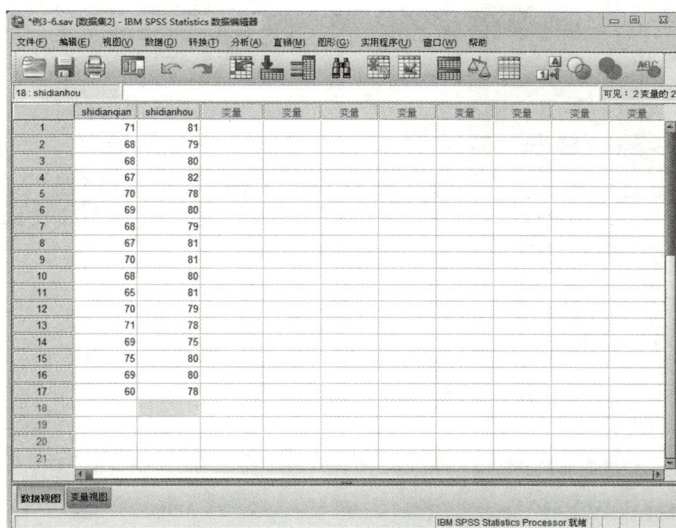

图 6 - 51

②计算差值：点击"转换"—"计算变量"，目标变量中录入差值"d"，"数学表达式"中键入"试点前知晓率"—"试点后知晓率"，点击"确定"后，数据编辑器中就会出现新变量差值"d"的数据。因原始数据保留 0 位小数，故在变量视图中将"d"的小数位数改为 0。如图 6 - 52 至图 6 - 56 所示。

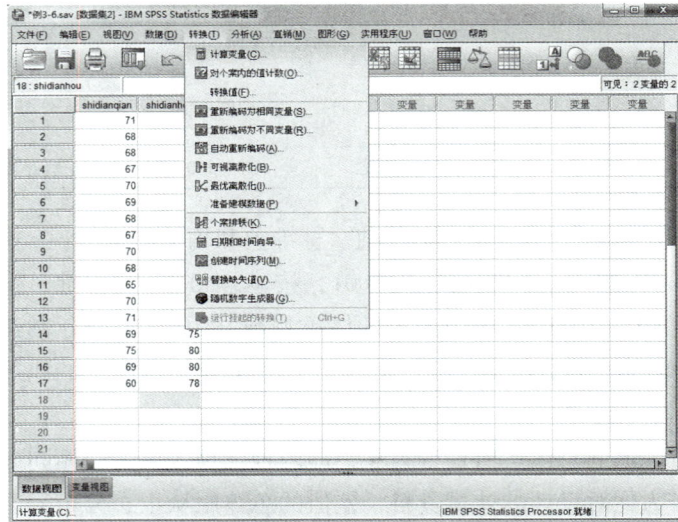

图 6－52

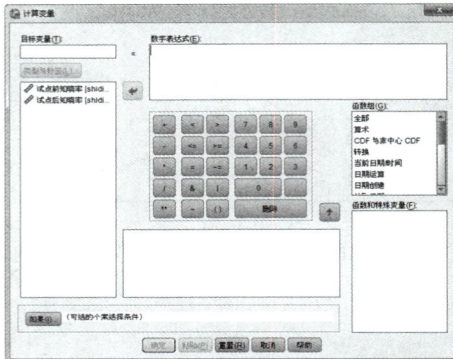

图 6－53

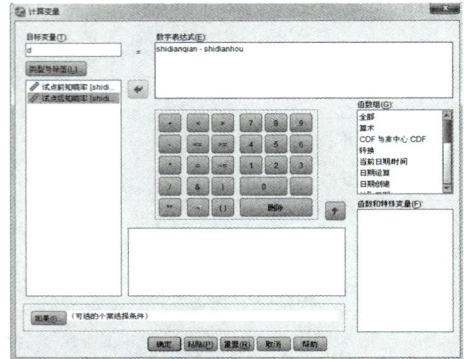

图 6－54

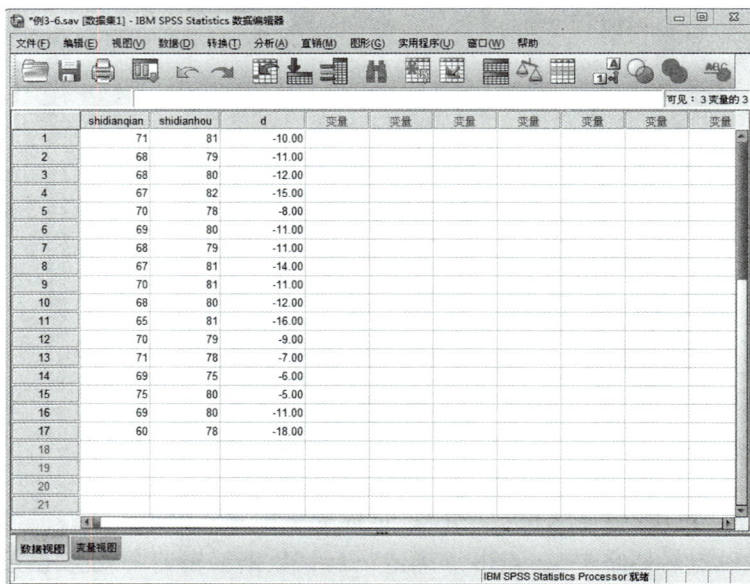

图 6－55

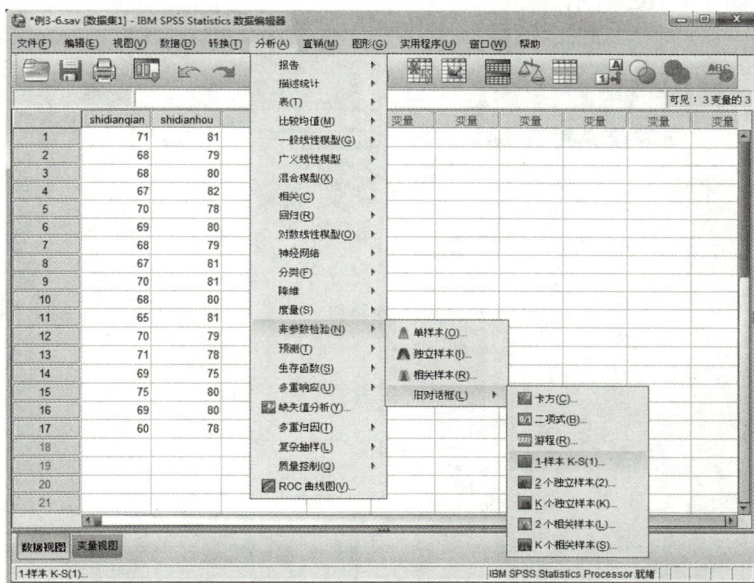

图 6－56

③正态齐性检验：点击"分析"—"非参数检验"—"1－样本 K－S"检验，将"*d*"通过右箭头键入"检验变量列表"中，点击"确定"。如图 6－57 至图 6－59 所示。

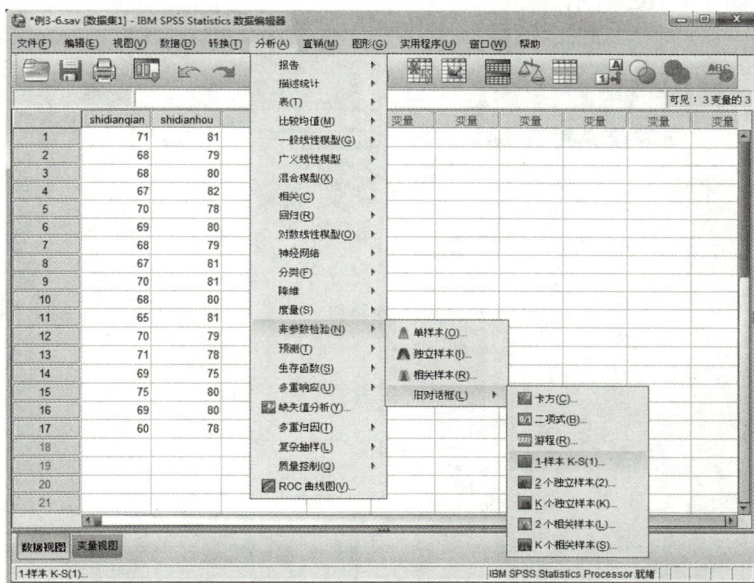

图 6－57

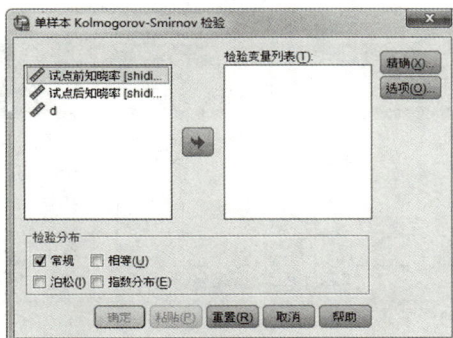

图 6－58

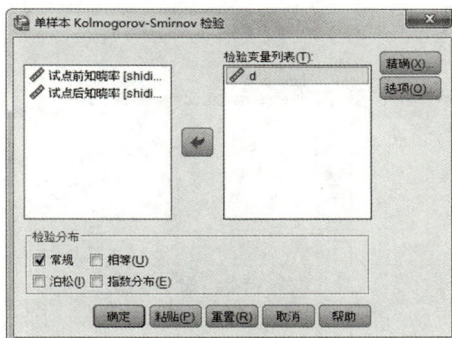

图 6－59

输出的主要结果见表 6 – 15。

表 6 – 15　单样本 Kolmogorov – Smirnov 检验

		d
N		17
正态参数[a,b]	均值	– 11. 00
	标准差	3. 464
最极端差别	绝对值	. 151
	正	. 147
	负	– . 151
Kolmogorov – Smirnov Z		. 623
渐近显著性（双侧）		. 832

a. 检验分布为正态分布。
b. 根据数据计算得到。

经正态性检验结果可知，p（双侧渐近显著性）＝0. 832，可认为该差值来自的总体符合正态分布。

④配对 t 检验：点击"分析"—"比较均值"—"配对样本 t 检验"，在弹出的对话框左侧的变量列表中分别单击变量"试点前知晓率"和"试点后知晓率"，通过右箭头选入到"成对变量"中，点击"确定"。如图 6 – 60 至图 6 – 62 所示。

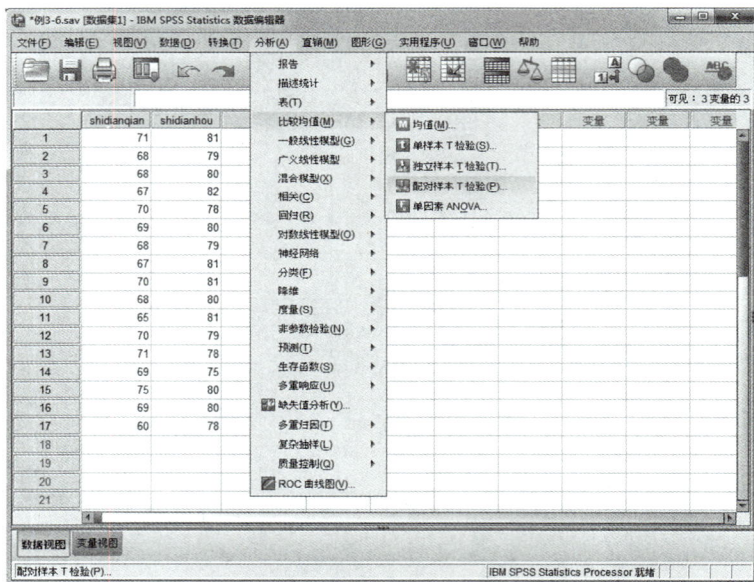

图 6 – 60

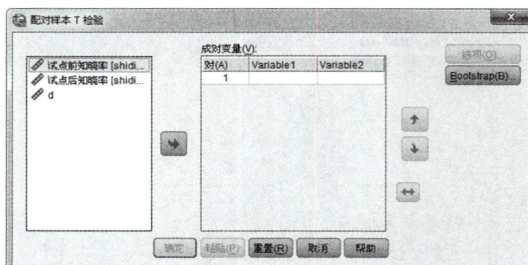

图 6 – 61

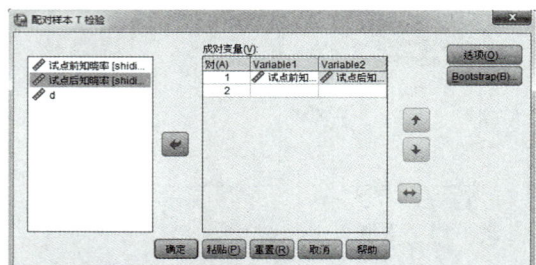

图 6 – 62

输出的主要结果见表 6 – 16 和表 6 – 17。

表 6 – 16 成对样本统计量

		均值	N	标准差	均值的标准误
对 1	试点前知晓率	68.53	17	3.085	.748
	试点后知晓率	79.53	17	1.663	.403

表 6 – 17 成对样本检验

		成对差分						t	df	Sig.（双侧）
		均值	标准差	均值的标准误	差分的 95% 置信区间					
					下限	上限				
对 1	试点前知晓率 – 试点后知晓率	– 11.000	3.464	.840	– 12.781	– 9.219		– 13.093	16	.000

结果解释：表 6 – 16 显示配对两样本的均值、例数、标准差和均值的标准误；表 6 – 17 是配对 t 检验结果，由结果可知：$t = -13.093$，$p = 0.000 < 0.0001$，按 $\propto = 0.05$ 的水准，拒绝 H_0，接受 H_1，差异有统计学意义，可认为试点前后居民健康基本知识知晓率不同，试点后居民健康基本知识知晓率 79.53%，大于试点前居民健康基本知识知晓率 68.53%。

3. 两独立样本 t 检验

（1）检验目的 推断完全随机设计的两样本均数代表的总体均数是否相等。

（2）应用条件 要求两样本为完全随机设计的计量资料，来自正态或近似正态分布，并且两组总体方差相等。

（3）SPSS 操作步骤 以例 6 – 7 来介绍。

例 6 – 7 某医师对不同主体举办的社区卫生服务中心卫生服务效果进行研究，分别随机抽取 12 例政府举办与非政府举办的社区卫生服务中心服务的人群进行评分调查（服务效果总分 270 分），结果见表 6 – 18，问不同主体举办的社区卫生服务中心卫生服务效果是否相同？

表 6 – 18 不同主体举办的社区卫生服务中心卫生服务效果评分比较

序号	政府举办	序号	非政府举办
1	248	1	247
2	249	2	248
3	248	3	247
4	247	4	247
5	249	5	249
6	247	6	246
7	248	7	246
8	249	8	247
9	248	9	245
10	248	10	248
11	249	11	249
12	248	12	247

①建立数据库：按照本节第二部分的步骤建立数据库，分别定义两个变量：分组变量（1 = 政府举办，2 = 非政府举办）和评分变量，如图 6 – 63 所示。

②正态齐性检验：点击"分析"—"描述统计"—"探索"，将"卫生服务效果评分"通过右箭头键入"因变量列表"中，"分组"通过右箭头键入"因子列表"中，点击"绘制"，勾选"带检验的

正态图"，点击"继续"，再点击"确定"。如图6-64至图6-68所示。

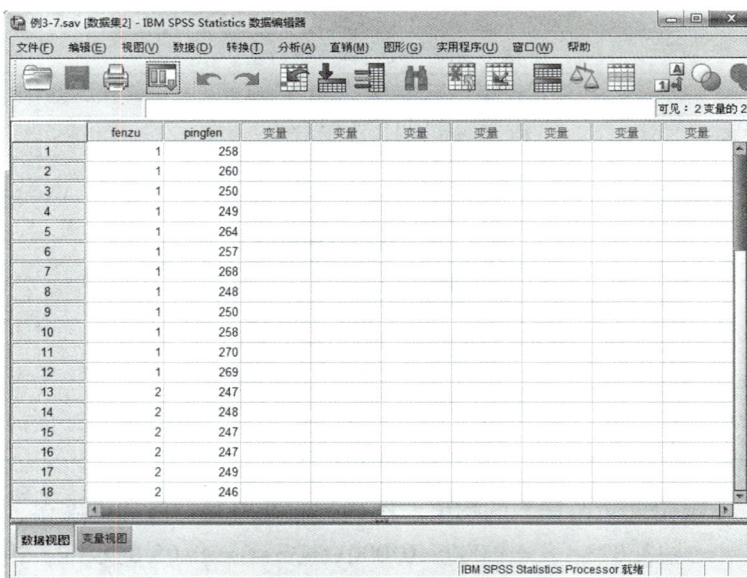

图 6-63

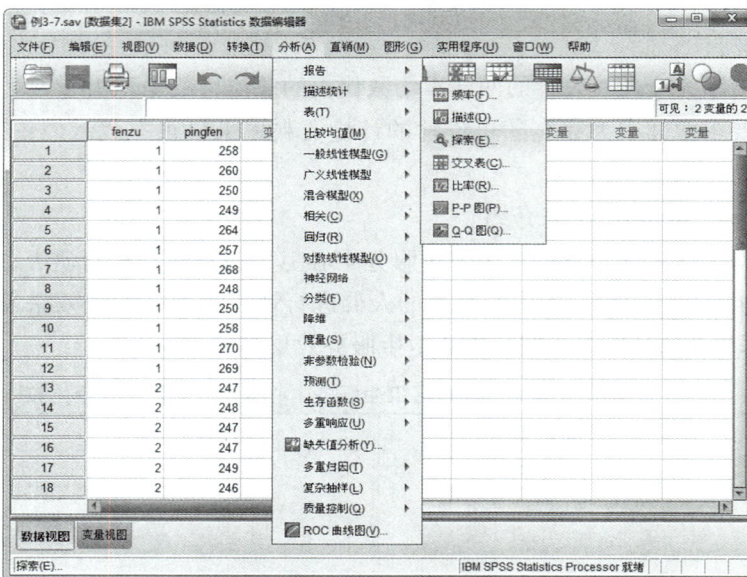

图 6-64

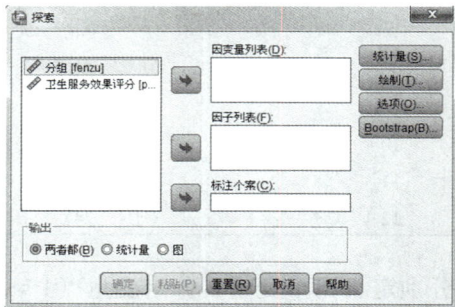

图 6-65

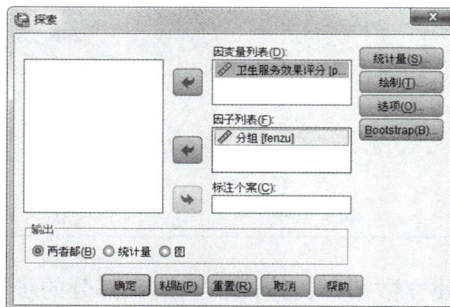

图 6-66

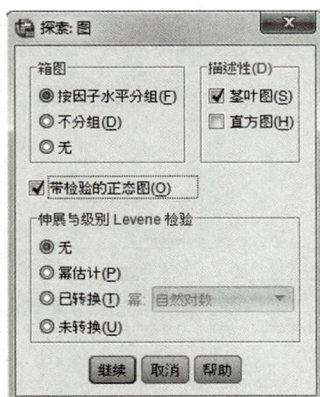

图 6 - 67

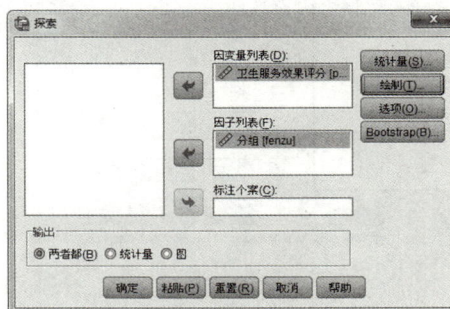

图 6 - 68

输出的主要结果见表 6 – 19。

表 6 – 19　正态性检验

	分组	Kolmogorov – Smirnov[a]			Shapiro – Wilk		
		统计量	df	Sig.	统计量	df	Sig.
卫生服务效果评分	政府举办	.185	12	.200 *	.906	12	.191
	非政府举办	.222	12	.105	.929	12	.372

＊. 这是真实显著水平的下限。
a. Lilliefors 显著水平修正

这种方法可得出两种正态性检验结果，即 Kolmogorov – Smirnov 法和 Shapiro – Wilk 法，分析时任选其一即可。本例选择 Kolmogorov – Smirnov 法，$p_1 = 0.200$，$p_2 = 0.105$，可认为两样本来自的总体都符合正态分布。

③两独立样本 t 检验：点击"分析"—"比较均值"—"独立样本 t 检验"，将"卫生服务效果评分"通过右箭头键入"检验变量"中，"分组"通过右箭头键入"分组变量"，点击"定义组"，"组1"输入"1"，"组 2"输入"2"，点击"继续"回到独立样本 T 检验对话框，点击"确定"。如图6 – 69 至图 6 – 73 所示。

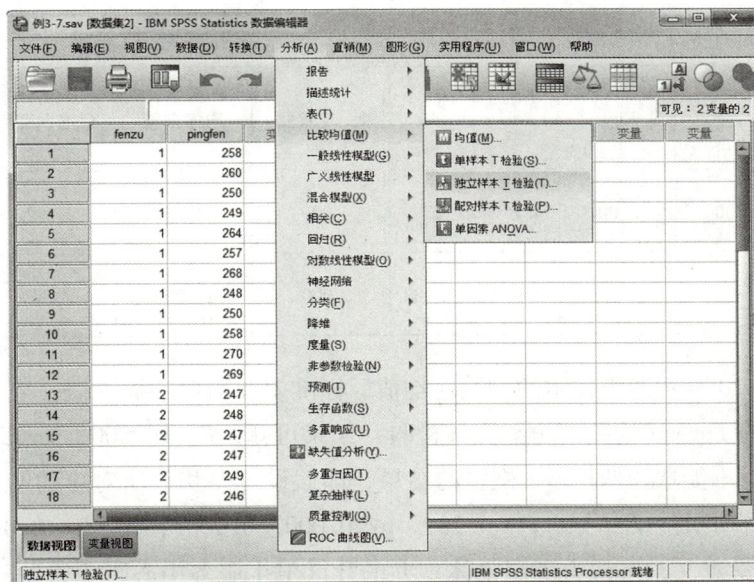

图 6 – 69

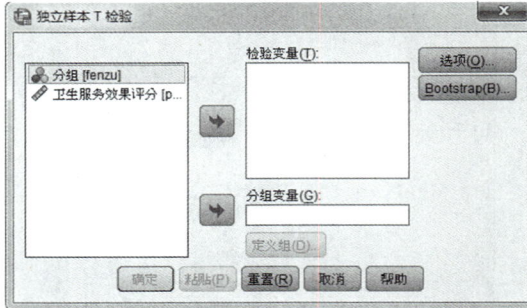

图 6 – 70

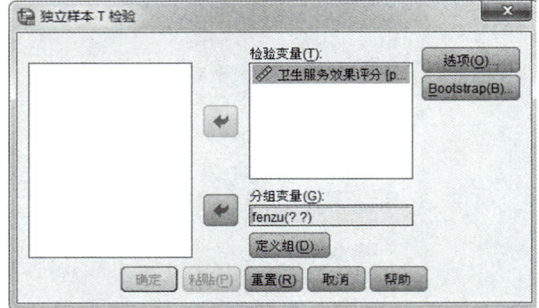

图 6 – 71

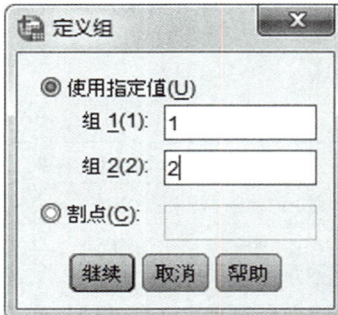

图 6 – 72

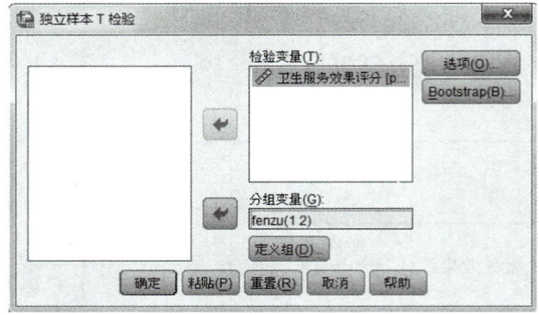

图 6 – 73

输出的主要结果见表 6 – 20 和表 6 – 21。

表 6 – 20　组统计量

	分组	N	均值	标准差	均值的标准误
卫生服务效果评分	政府举办	12	258.42	8.051	2.324
	非政府举办	12	247.17	1.193	.345

表 6 – 21　独立样本检验

		方差方程的 Levene 检验		均值方程的 t 检验						
									差分的 95% 置信区间	
		F	Sig.	t	df	Sig.（双侧）	均值差值	标准误差值	下限	上限
卫生服务效果评分	假设方差相等	19.300	.000	4.789	22	.000	11.250	2.349	6.378	16.122
	假设方差不相等			4.789	11.483	.000	11.250	2.349	6.105	16.395

结果解释：表 6 – 20 显示两组样本的例数、均值、标准差和均值的标准误；表 6 – 21 是两样本 t 检验结果，由方差方程的 Levene 检验（方差齐性检验）结果可知，$F = 19.300$，$p = 0.000 < 0.0001$，说明两总体方差不齐，此时不能选择两样本 t 检验的结果，即假设方差相等所对应的结果，应选择 t 检验结果，即假设方差不相等所对应的结果，$t' = 4.789$，$p = 0.000 < 0.0001$，按 $\alpha = 0.05$ 的水准，拒绝 H_0，接受 H_1，差异有统计学意义，可认为不同主体举办的社区卫生服务中心卫生服务效果评分不同，政府举办的效果评分要高于非政府举办的。

（二）完全随机设计方差分析

1. 检验目的　推断完全随机设计的两组或多组计量资料的总体均数是否相同或检验两个或多个样本均数所代表的总体均数是否相同。

2. 应用条件　独立性、正态性和方差齐性。

3. SPSS 操作步骤　以例 6 – 8 来介绍。

例 6 – 8　某社区随机抽取 33 名糖尿病患者、IGT 异常和正常人进行载脂蛋白（mg/dL）测定，结果见表 6 – 22，试分析糖尿病患者、IGT 异常和正常人的载脂蛋白有无差异。

表 6 – 22　三组人群的载脂蛋白（mg/dL）

糖尿病患者	IGT 异常	正常人
89.7	96.0	139.5
95.5	124.5	115.8
108.5	105.1	110.5
101.0	76.4	109.0
105.2	95.3	103.0
95.8	110.0	123.0
110.4	95.2	126.0
103.0	99.0	121.0
120.5	120.0	138.0
110.3	110.2	115.0
105.6	97.3	105.5

①建立数据库：按照本节第二部分的步骤建立数据库，分别定义两个变量：分组（1 = 糖尿病患者，2 = IGT 异常，3 = 正常人）、载脂蛋白，如图 6 – 74 所示。

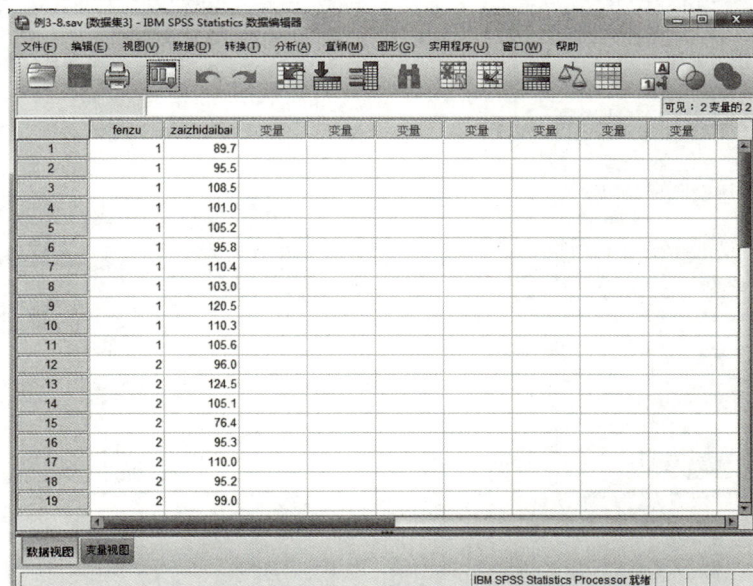

图 6 – 74

②正态齐性检验：点击"分析"—"描述统计"—"探索"，将"载脂蛋白"通过右箭头键入"因变量列表"中，"分组"通过右箭头键入"因子列表"中，点击"绘制"，勾选"带检验的正态图"，点击"继续"回到"探索"对话框，再点击"确定"。如图 6-75 至图 6-79 所示。

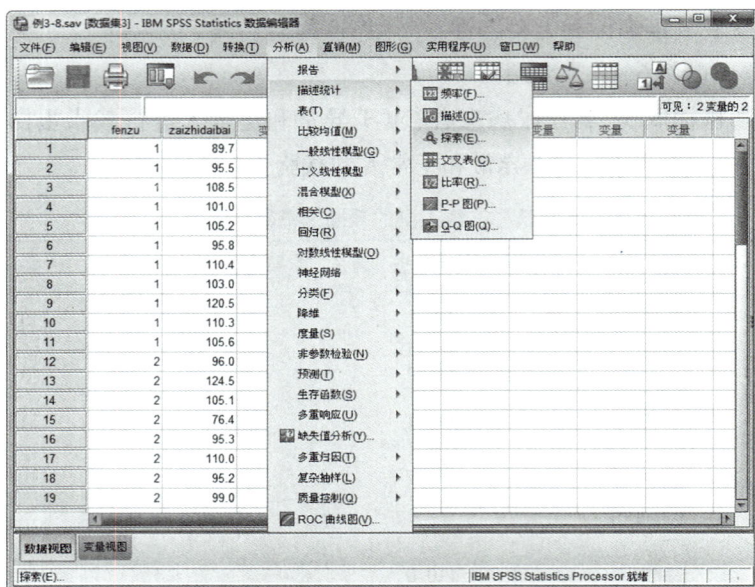

图 6-75

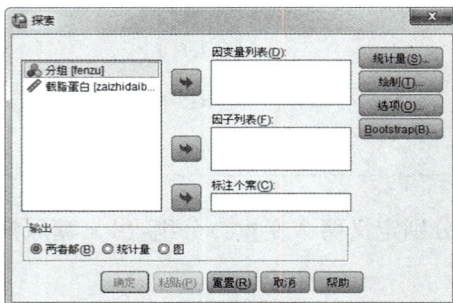

图 6-76

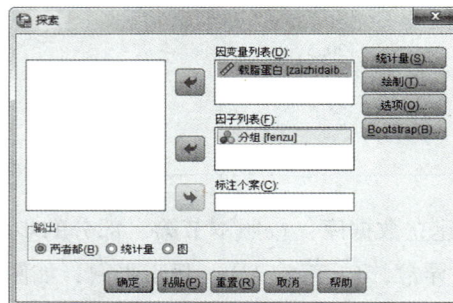

图 6-77

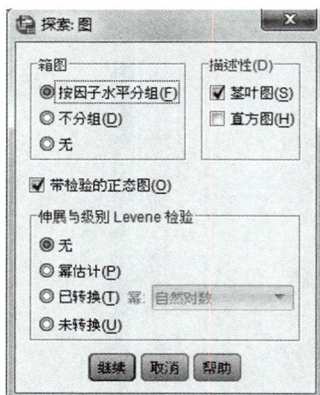

图 6-78

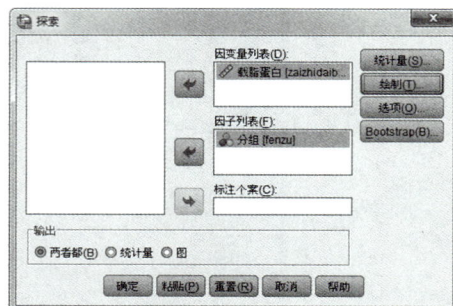

图 6-79

输出的主要结果见表 6-23。

表 6 – 23　正态性检验

分组		Kolmogorov – Smirnov[a]			Shapiro – Wilk		
		统计量	df	Sig.	统计量	df	Sig.
载脂蛋白	糖尿病患者	.141	11	.200 *	.977	11	.946
	IGT 异常	.198	11	.200 *	.948	11	.616
	正常人	.141	11	.200 *	.934	11	.457

＊. 这是真实显著水平的下限。
a. Lilliefors 显著水平修正

　　这种方法可得出两种正态性检验结果，即 Kolmogorov – Smirnov 法和 Shapiro – Wilk 法，分析时任选其一即可。本例选择 Kolmogorov – Smirnov 法，$p_1 = 0.200$，$p_2 = 0.200$，$p_3 = 0.200$，可认为三个样本来自的总体都符合正态分布。

　　③完全随机设计方差分析：点击"分析"—"比较均值"—"单因素 ANOVA"，将"载脂蛋白"通过右箭头键入"因变量列表"中，"分组"通过右箭头键入"因子"中，点击"两两比较"勾选"LSD"和"S – N – K"，点击"继续"回到单因素方差分析对话框，再点击"选项"，勾选"描述性"和"方差同质性检验"，点击"继续"回到单因素方差分析对话框，再点击"确定"。如图 6 – 80 至图 6 – 85 所示。

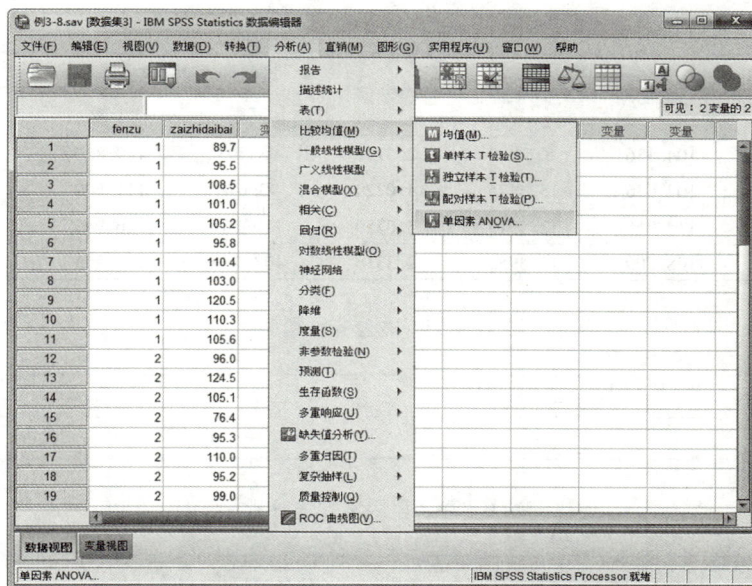

图 6 – 80

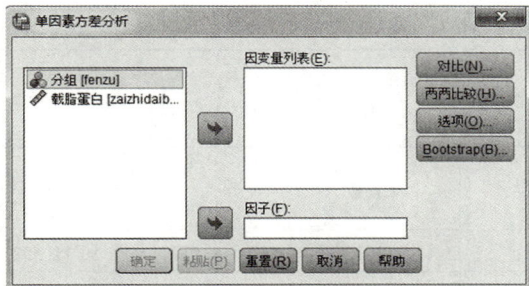

图 6 – 81

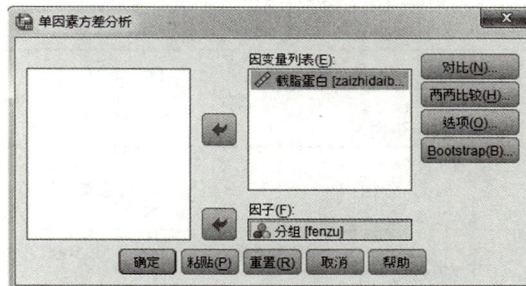

图 6 – 82

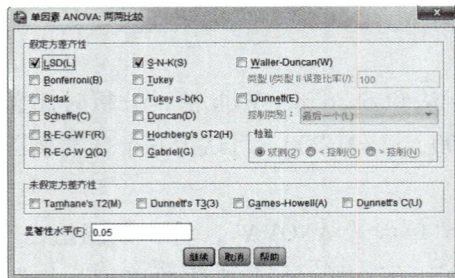
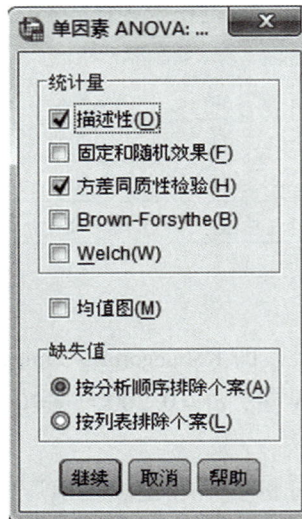
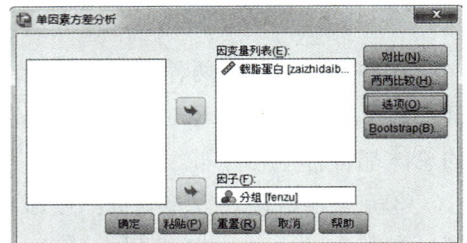

图 6 – 83   图 6 – 84   图 6 – 85

输出的主要结果见表6 – 24 至表6 – 28。

表 6 – 24 描述

载脂蛋白

	N	均值	标准差	标准误	均值的 95% 置信区间		最小值	最大值
					下限	上限		
糖尿病患者	11	104. 136	8. 5494	2. 5777	98. 393	109. 880	89. 7	120. 5
IGT 异常	11	102. 636	13. 3425	4. 0229	93. 673	111. 600	76. 4	124. 5
正常人	11	118. 755	12. 1915	3. 6759	110. 564	126. 945	103. 0	139. 5
总数	33	108. 509	13. 3953	2. 3318	103. 759	113. 259	76. 4	139. 5

表 6 – 25 方差齐性检验

载脂蛋白

显著性	Levene 统计量	df1	df2
1. 065	2	30	. 358

表 6 – 26 单因素方差分析

载脂蛋白

	平方和	df	均方	F	显著性
组间	1744. 369	2	872. 185	6. 546	. 004
组内	3997. 478	30	133. 249		
总数	5741. 847	32			

表 6 – 27 多重比较

因变量：载脂蛋白

	(I) 分组	(J) 分组	均值差（I – J）	标准误	显著性	95% 置信区间	
						下限	上限
LSD	糖尿病患者	IGT 异常	1. 5000	4. 9221	. 763	– 8. 552	11. 552
		正常人	– 14. 6182 *	4. 9221	. 006	– 24. 670	– 4. 566
	IGT 异常	糖尿病患者	– 1. 5000	4. 9221	. 763	– 11. 552	8. 552
		正常人	– 16. 1182 *	4. 9221	. 003	– 26. 170	– 6. 066

续表

	(I) 分组	(J) 分组	均值差 (I−J)	标准误	显著性	95% 置信区间	
						下限	上限
LSD	正常人	糖尿病患者	14.6182 *	4.9221	.006	4.566	24.670
		IGT 异常	16.1182 *	4.9221	.003	6.066	26.170

＊. 均值差的显著性水平为 0.05。

表 6 – 28　载脂蛋白

	分组	N	alpha = 0.05 的子集	
			1	2
Student – Newman – Keuls[a]	IGT 异常	11	102.636	
	糖尿病患者	11	104.136	
	正常人	11		118.755
	显著性		.763	1.000

将显示同类子集中的组均值。
a. 将使用调和均值样本大小 = 11.000。

结果解释：表 6 – 24 显示三组人群的载脂蛋白的均值、标准差、标准误、总体均数的 95% 置信区间、最大值和最小值；表 6 – 25 显示的是方差齐性检验结果，$F = 1.065$，$p = 0.358$，说明三个总体方差齐；表 6 – 26 是完全随机设计方差分析结果，$F = 6.546$，$p = 0.004 < 0.05$，按 $\propto = 0.05$ 的水准，拒绝 H_0，接受 H_1，差异有统计学意义，可认为三组人群载脂蛋白不全相同，此时再看多重比较的结果，由 LSD 两两比较的结果可知，糖尿病患者与 IGT 异常比较：$p = 0.763 > 0.05$，差异无统计学意义；糖尿病患者与正常人比较：$p = 0.006 < 0.05$，差异有统计学意义，可认为两组人群载脂蛋白不同；IGT 异常与正常人比较：$p = 0.003 < 0.05$，差异有统计学意义，可认为两组人群载脂蛋白不同。最后再看 S – N – K 两两比较的结果，IGT 异常与糖尿病患者的载脂蛋白均值在同一子集，故两者之间差异无统计学意义，而正常人与糖尿病患者、IGT 异常的载脂蛋白均值不在同一子集，说明正常人与糖尿病患者、IGT 异常的载脂蛋白不同，且正常人的载脂蛋白均高于糖尿病患者和 IGT 异常的载脂蛋白。

（三）χ^2 检验

主要用来进行率或构成比的比较。主要有四格表资料 χ^2 检验、配对四格表资料 χ^2 检验、行 × 列表资料 χ^2 检验。

1. 四格表资料 χ^2 检验

（1）检验目的　推断两个样本率或构成比所代表的总体率或构成比是否相同。

（2）应用条件

①当 $n \geqslant 40$，$T \geqslant 5$ 时，进行四格表卡方检验；

②当 $n \geqslant 40$，$1 \leqslant T < 5$ 时，进行校正四格表卡方检验；

③当 $n < 40$ 或 $T < 1$ 时，采用四个表确切概率法直接计算概率。

（3）SPSS 操作步骤　以例 6 – 9 来介绍。

例 6 – 9　在某市国家基本公共卫生服务项目居民知晓率的研究中，比较男性和女性的知晓率，其结果见表 6 – 29。问不同性别的知晓率有无差别？

表 6 – 29　某市男性和女性国家基本公共卫生服务知晓情况比较

性别	知晓	不知晓	合计	知晓率（%）
男性	966	238	1204	80.23
女性	1072	157	1229	87.23
合计	2038	395	2433	83.76

①建立数据库：按照本节第二部分的步骤建立数据库，分别定义三个变量：性别（1 = 男性，2 = 女性）、知晓情况（1 = 知晓，2 = 不知晓）、例数，然后依次录入数据。如图 6 – 86 所示。

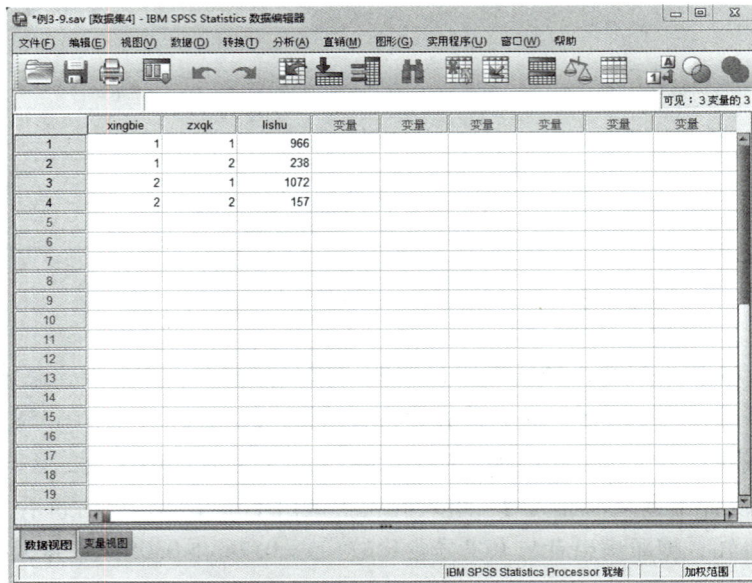

图 6 – 86

②例数加权：本例为二分类计数资料，分析前需要对例数进行加权。点击"数据"—"加权个案"，选中"例数"，通过右箭头键入加权个案的"频率变量"中，点击"确定"。如图 6 – 87 至图 6 – 89 所示。

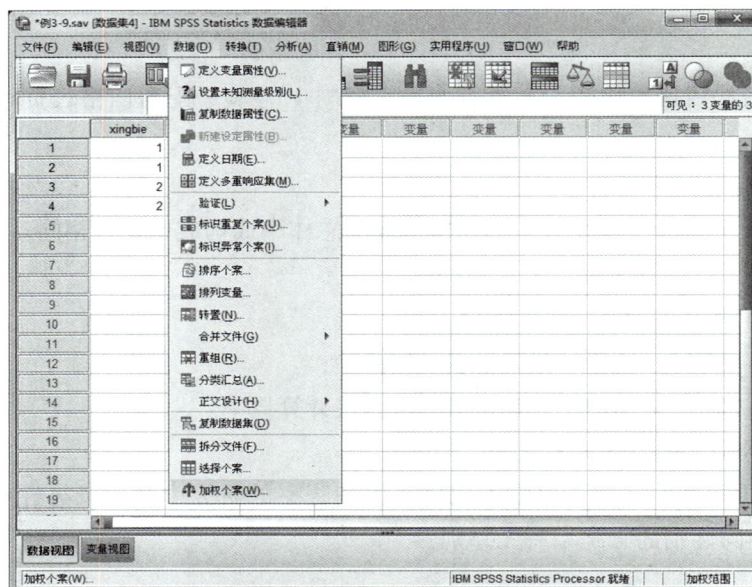

图 6 – 87

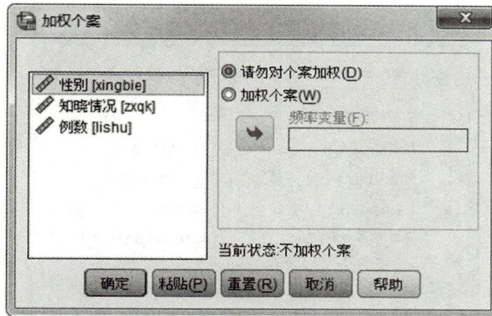

图 6 – 88

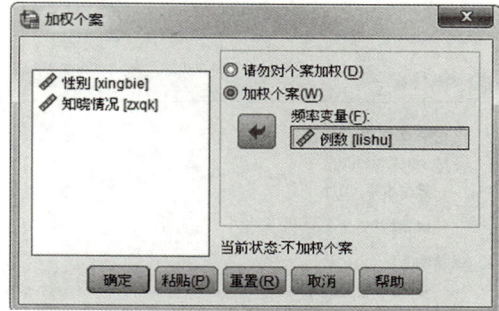

图 6 – 89

③四格表 χ^2 检验：点击"分析"—"描述统计"—"交叉表"，将"性别"弹入行中，将"知晓情况"弹入列中，点击"精确"，选择"精确"，点击"继续"；点击"统计量"，选择"卡方"，点击"继续"；点击"单元格"，计数中系统默认选择"观察值"，再选择"期望值"，百分比中选择"行"，点击"继续"，回到交叉表对话框中再点击"确定"。如图 6 – 90 至图 6 – 96 所示。

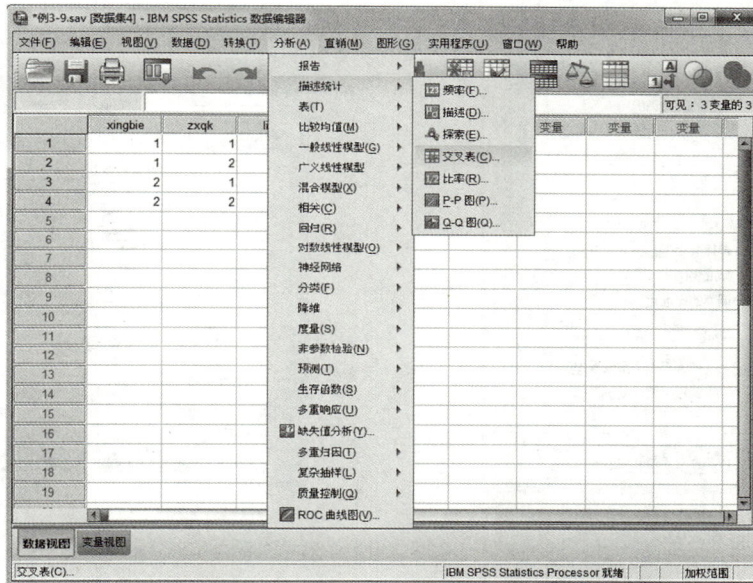

图 6 – 90

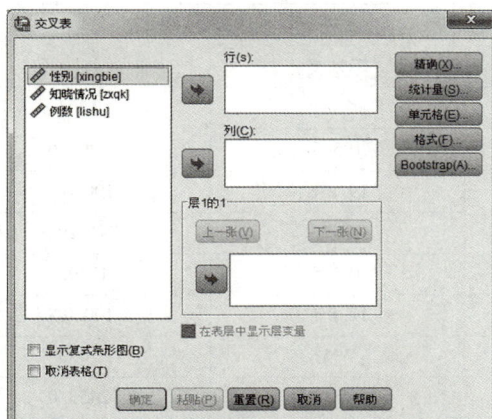

图 6 – 91

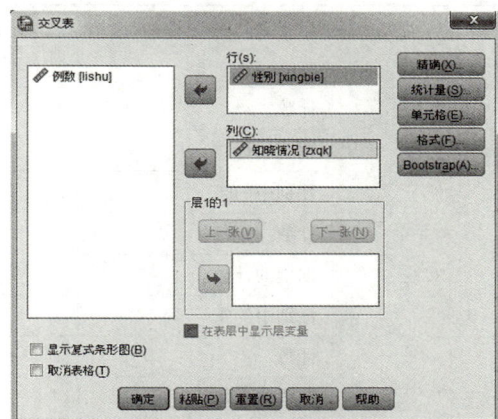

图 6 – 92

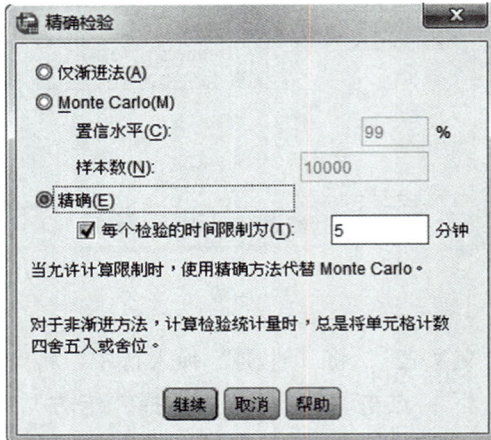

图 6 – 93

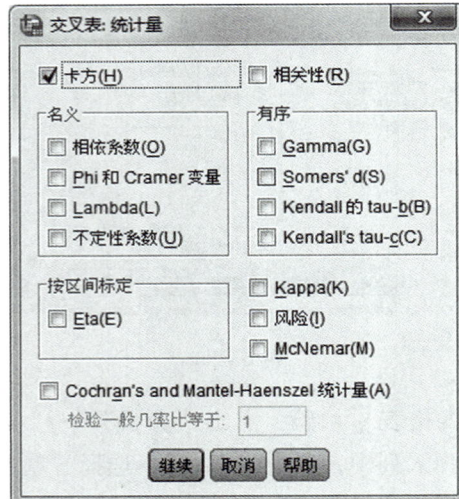

图 6 – 94

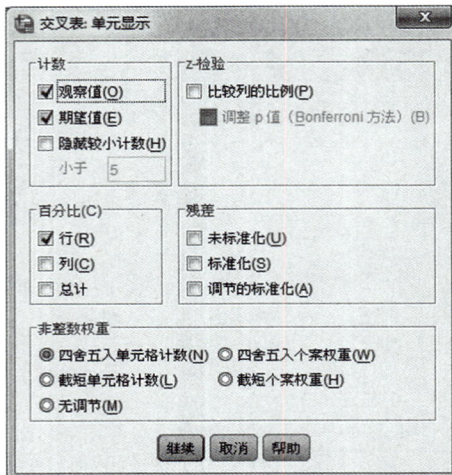

图 6 – 95

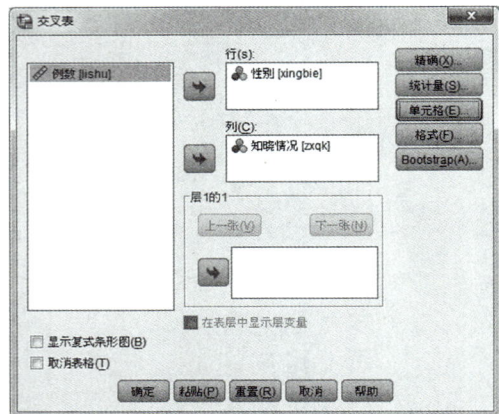

图 6 – 96

输出的主要结果见表 6 – 30 和表 6 – 31。

表 6 – 30　性别 * 知晓情况交叉制表

			知晓情况		合计
			知晓	不知晓	
性别	男性	计数	966	238	1204
		期望的计数	1008.5	195.5	1204.0
		性别中的%	80.2%	19.8%	100.0%
	女性	计数	1072	157	1229
		期望的计数	1029.5	199.5	1229.0
		性别中的%	87.2%	12.8%	100.0%
合计		计数	2038	395	2433
		期望的计数	2038.0	395.0	2433.0
		性别中的%	83.8%	16.2%	100.0%

表 6-31　卡方检验

	值	df	渐进 Sig.（双侧）	精确 Sig.（双侧）	精确 Sig.（单侧）	点概率
Pearson 卡方	21.869[a]	1	.000	.000	.000	
连续校正[b]	21.358	1	.000			
似然比	21.987	1	.000	.000	.000	
Fisher 的精确检验				.000	.000	
线性和线性组合	21.860[c]	1	.000	.000	.000	.000
有效案例中的 N	2433					

a. 0 单元格（0.0%）的期望计数少于 5。最小期望计数为 195.47。
b. 仅对 2×2 表计算
c. 标准化统计量是 -4.675。

结果解释：表 6-30 显示男性和女性知晓、不知晓的例数和理论频数以及合计数、知晓率和不知晓率；表 6-31 显示的是四格表卡方检验结果，由第一个表格可知本例最小的理论频数为 195.5 > 5，故可进行四格表 χ^2 检验，由 Pearson 卡方的结果可知，$\chi^2 = 21.869$，$p = 0.000 < 0.0001$，按 $\alpha = 0.05$ 的水准，拒绝 H_0，接受 H_1，差异有统计学意义，可认为该市男性和女性国家基本公共卫生服务知晓率不同，女性知晓率大于男性。

对于需要采用连续性校正的卡方检验，或者 Fisher 确切概率法计算时，SPSS 的操作过程相同，只是看的结果不同，表 6-31 中"连续校正"所对应的结果为连续性校正的卡方检验结果，"Fisher 的精确检验"所对应的结果为 Fisher 确切概率法的结果，只需要根据结果下方备注"a"的提示，并结合样本量的大小来判断应该选择何种方法，再看相应结果即可。

2. 配对四格表资料 χ^2 检验

（1）检验目的　推断配对设计四格表资料的两个总体率（构成比）有无差异。

（2）SPSS 操作步骤　以例 6-10 来介绍。

例 6-10　某医师为研究 A、B 两种不同的免疫学检测方法检测类风湿因子的效果，随机抽取 135 份血清样品，每份样品一分为二，分别用 A、B 两种不同的免疫学检测方法检测类风湿因子，结果见表 6-32，试分析 A、B 两种免疫学检测结果阳性率有无差异？

表 6-32　A、B 两种免疫学检测方法检测类风湿因子的结果

A 方法	B 方法		合计
	+	-	
+	80	11	91
-	32	12	44
合计	112	23	135

①建立数据库：按照本节第二部分的步骤建立数据库，分别定义三个变量：A 方法结果（1 = +，2 = -）、B 方法结果（1 = +，2 = -）、例数，然后依次录入数据。如图 6-97 所示。

②例数加权：本例为二分类计数资料，分析前需要对例数进行加权。点击"数据"—"加权个案"，选中"例数"，通过右箭头键入加权个案的"频率变量"中，点击"确定"。如图 6-98 至图 6-100 所示。

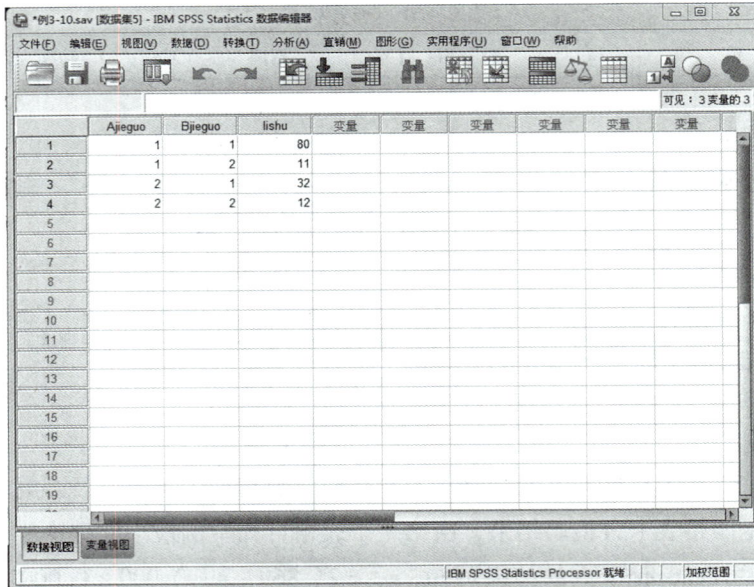

图 6－97

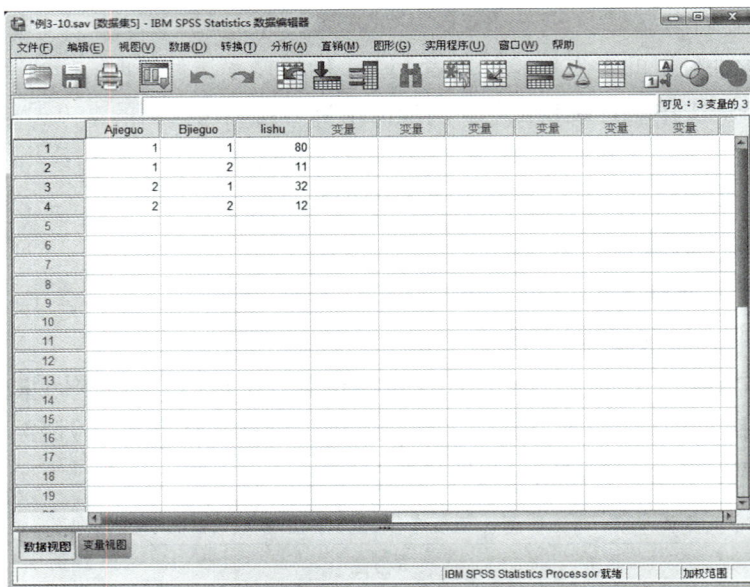

图 6－98

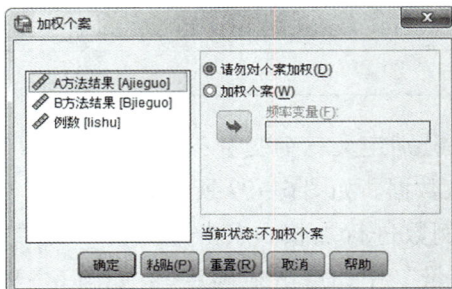

图 6－99

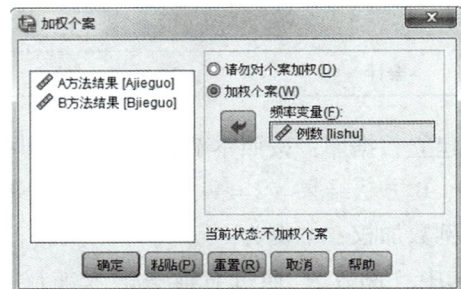

图 6－100

③配对四格表资料 χ^2 检验：点击"分析"—"描述统计"—"交叉表"，将"A 方法结果"选入行中，将"B 方法结果"选入列中，点击"精确"，选择"精确"，点击"继续"；点击"统计量"，选择"卡方"

和"McNemar"，点击"继续"；点击"单元格"，计数中系统默认选择"观察值"，再选择"期望值"，百分比中选择"总计"，点击"继续"，回到交叉表对话框中再点击"确定"。如图 6 – 101 至图 6 – 107 所示。

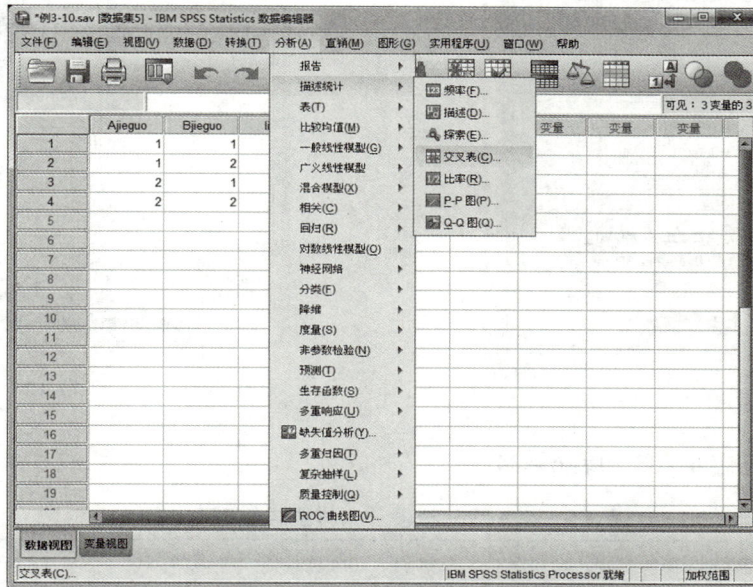

图 6 – 101

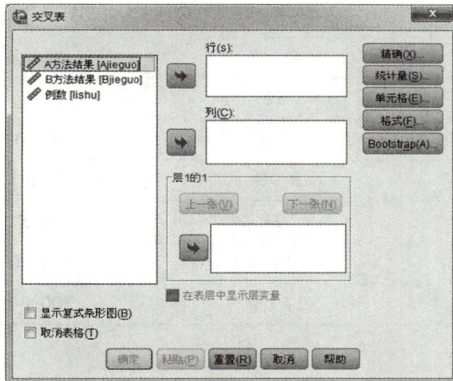

图 6 – 102

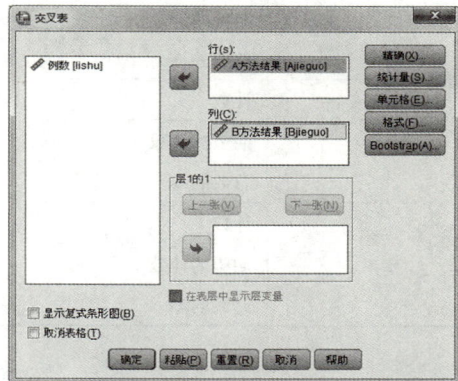

图 6 – 103

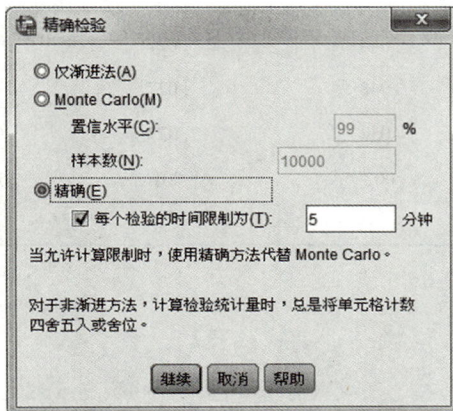

图 6 – 104

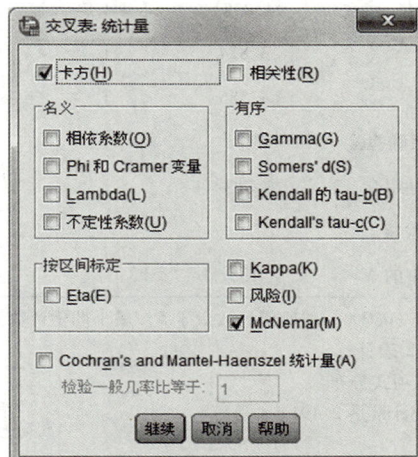

图 6 – 105

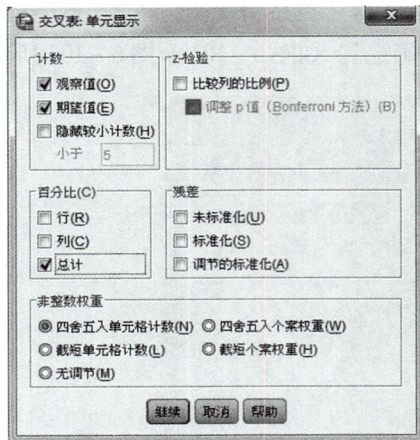

图 6 – 106

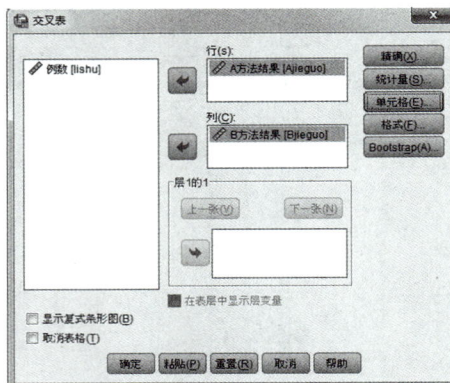

图 6 – 107

输出的主要结果见表 6 – 33 和表 6 – 34。

表 6 – 33　A 方法结果 ＊ B 方法结果交叉制表

			B 方法		合计
			+	−	
A 方法结果	+	计数	80	11	91
		期望的计数	75.5	15.5	91.0
		总数的 %	59.3%	8.1%	67.4%
	−	计数	32	12	44
		期望的计数	36.5	7.5	44.0
		总数的 %	23.7%	8.9%	32.6%
合计		计数	112	23	135
		期望的计数	112.0	23.0	135.0
		总数的 %	83.0%	17.0%	100.0%

表 6 – 34　卡方检验

	值	df	渐进 Sig.（双侧）	精确 Sig.（双侧）	精确 Sig.（单侧）	点概率
Pearson 卡方	4.838[a]	1	.028	.032	.027	
连续校正[b]	3.824	1	.051			
似然比	4.585	1	.032	.048	.027	
Fisher 的精确检验				.048	.027	
线性和线性组合	4.803[d]	1	.028	.032	.027	.019
McNemar 检验				.002[c]	.001[c]	.001[c]
有效案例中的 N	135					

a. 0 单元格（0.0%）的期望计数少于 5。最小期望计数为 7.50。

b. 仅对 2×2 表计算。

c. 使用的二项式分布。

d. 标准化统计量是 2.191。

结果解释：表 6 – 33 显示两种方法阳性和阴性的例数、理论频数以及合计数、阳性率和阴性率；表 6 – 34 显示的是卡方检验结果，由 McNemar 检验的结果可知，$p = 0.002 < 0.05$，按 $\alpha = 0.05$ 的水准，

拒绝 H_0，接受 H_1，差异有统计学意义，可认为两种检测方法的阳性率不同，B 方法阳性率高于 A 方法。

注意，本例如果要分析两种检测方法结果的相关性，则选择四格表卡方检验的结果，只需要根据结果下方备注 "a" 的提示，并结合样本量的大小来判断应该选择何种方法，再看第二个表格中相应结果即可。

3. 行 × 列表资料 χ^2 检验

（1）检验目的　推断多个样本率或构成比所代表的总体率或构成比是否相同。

（2）应用条件　理论数不能太小，即不能有 $T < 1$，并且 $1 \leqslant T < 5$ 的格子数不能超过总格子数的 1/5。

（3）SPSS 操作步骤　以例 6 – 11 来介绍。

例 6 – 11　某研究者对我国东中西部基本公共卫生服务项目的满意情况进行比较，结果见表 6 – 35。试分析我国东中西部基本公共卫生服务项目的满意情况是否存在差异？

表 6 – 35　我国东中西部基本公共卫生服务项目满意情况比较

地区	满意	不满意	合计	满意率（%）
东部	585	11	596	98.2
中部	660	47	707	93.4
西部	747	88	835	89.5
合计	1992	146	2138	93.17

①建立数据库：按照本节第二部分的步骤建立数据库，分别定义三个变量：地区（1 = 东部，2 = 中部，3 = 西部）、满意情况（1 = 满意，2 = 不满意）、例数，然后依次录入数据。如图 6 – 108 所示。

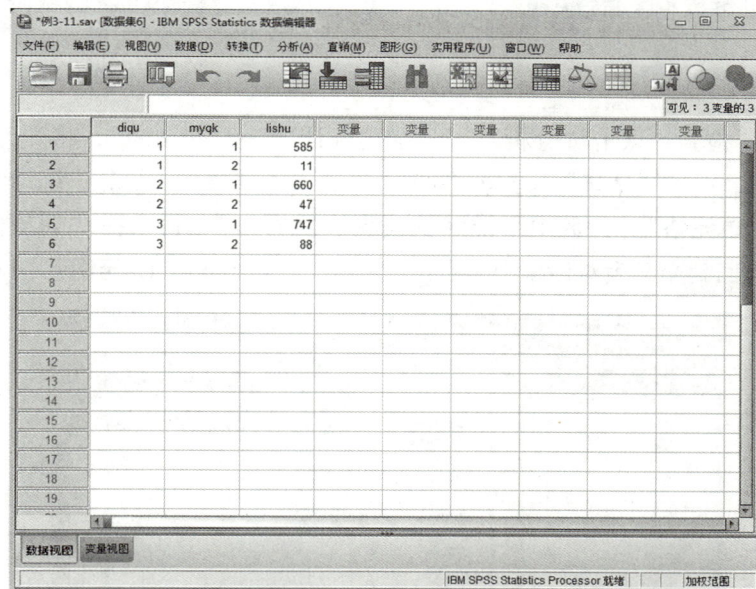

图 6 – 108

②例数加权：本例为三组二分类计数资料，分析前需要对例数进行加权。点击"数据"—"加权个案"，选中"例数"，通过右箭头键入加权个案的"频率变量"中，点击"确定"。如图 6 – 109 至图 6 – 111 所示。

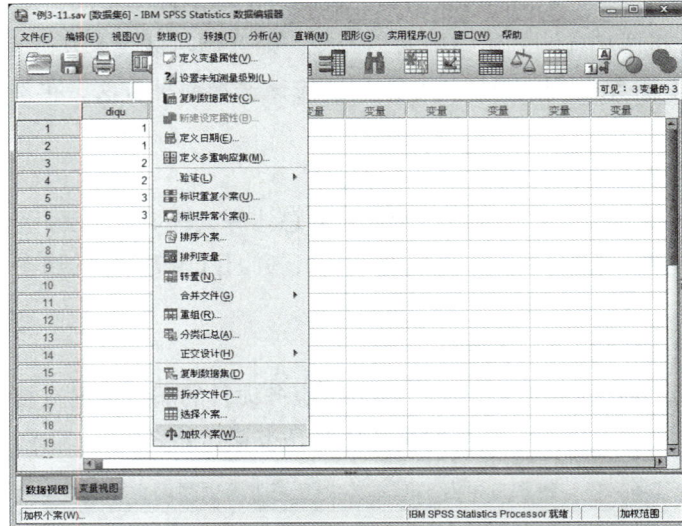

图 6 - 109

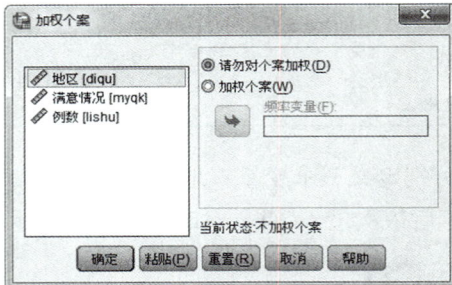

图 6 - 110

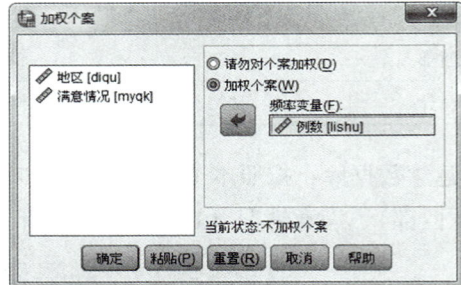

图 6 - 111

③行×列表资料 χ^2 检验：点击"分析"—"描述统计"—"交叉表"，将"地区"弹入行中，将"满意情况"弹入列中，点击"精确"，选择"精确"，点击"继续"；点击"统计量"，选择"卡方"，点击"继续"；点击"单元格"，计数中系统默认选择"观察值"，再选择"期望值"，百分比中选择"行"，点击"继续"，回到交叉表对话框中再点击"确定"。如图 6 - 112 至图 6 - 118 所示。

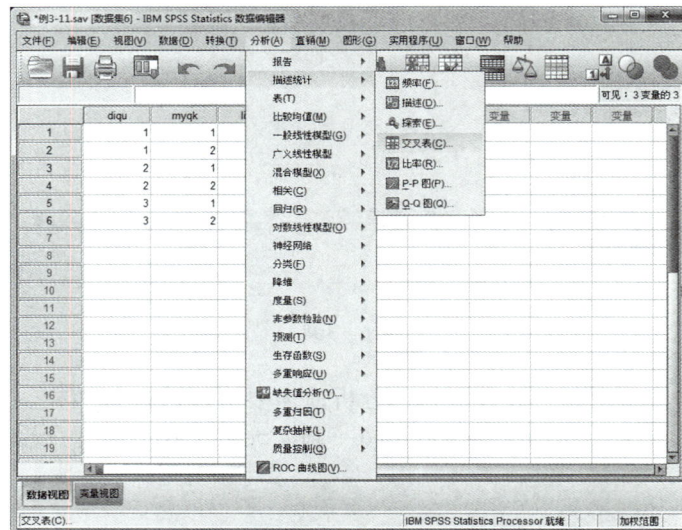

图 6 - 112

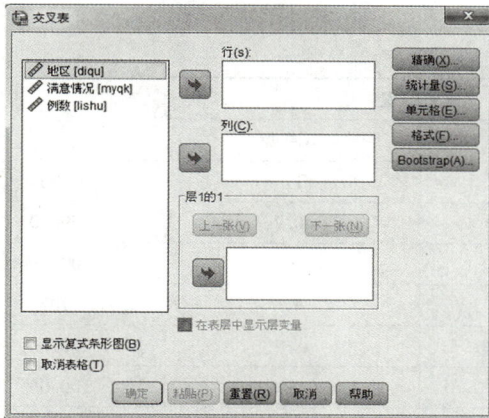

图 6 – 113

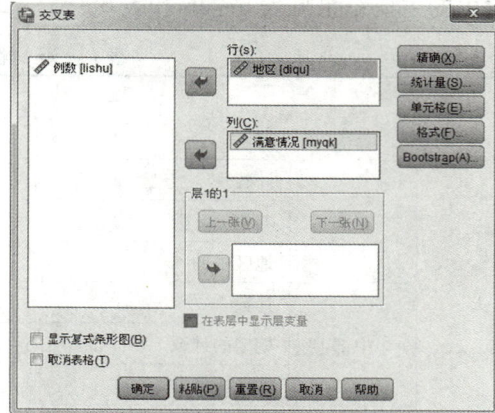

图 6 – 114

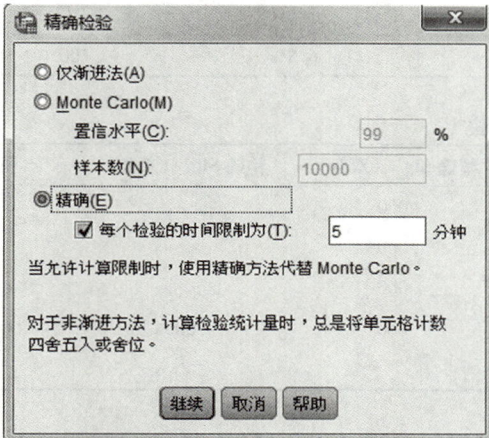

图 6 – 115

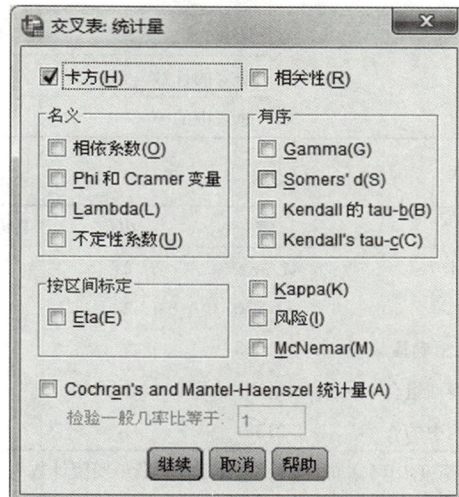

图 6 – 116

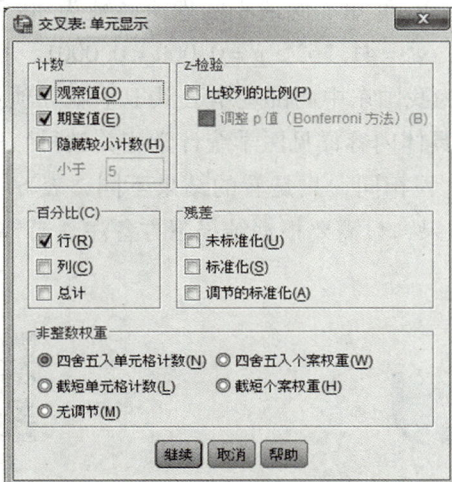

图 6 – 117

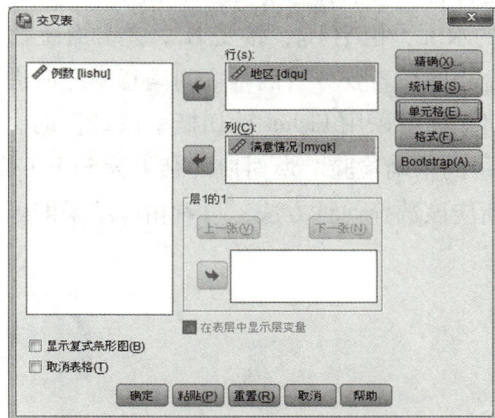

图 6 – 118

输出的主要结果见表 6 – 36 和表 6 – 37。

表 6 – 36　地区 * 满意情况交叉制表

			满意情况		合计
			满意	不满意	
地区	东部	计数	585	11	596
		期望的计数	555.3	40.7	596.0
		地区中的 %	98.2%	1.8%	100.0%
	中部	计数	660	47	707
		期望的计数	658.7	48.3	707.0
		地区中的 %	93.4%	6.6%	100.0%
	西部	计数	747	88	835
		期望的计数	778.0	57.0	835.0
		地区中的 %	89.5%	10.5%	100.0%
合计		计数	1992	146	2138
		期望的计数	1992.0	146.0	2138.0
		地区中的 %	93.2%	6.8%	100.0%

表 6 – 37　卡方检验

	值	df	渐进 Sig.（双侧）	精确 Sig.（双侧）	精确 Sig.（单侧）	点概率
Pearson 卡方	41.362[a]	2	.000	.000		
似然比	47.876	2	.000	.000		
Fisher 的精确检验	47.008			.000		
线性和线性组合	41.190[b]	1	.000	.000	.000	.000
有效案例中的 N	2138					

a. 0 单元格（0.0%）的期望计数少于 5。最小期望计数为 40.70。

b. 标准化统计量是 6.418。

结果解释：表 6 – 36 显示三个地区满意、不满意的例数和理论频数以及合计数、满意率和不满意率；表 6 – 37 显示的是行×列表资料卡方检验结果，由表 6 – 36 可知本例最小的理论频数为 40.70 > 5，故可进行行×列表资料 χ^2 检验，由 Pearson 卡方的结果可知，$\chi^2 = 41.362$，$p = 0.000 < 0.0001$，按 $\propto = 0.05$ 的水准，拒绝 H_0，接受 H_1，差异有统计学意义，可认为我国东中西部基本公共卫生服务项目满意率不全相同。若要分析两两之间满意率还需进行两两比较（具体内容详见医学统计学相关教材）。

对于需要采用 Fisher 确切概率法计算时，SPSS 的操作过程相同，只是看的结果不同，表 6 – 37 中"Fisher 的精确检验"所对应的结果为 Fisher 确切概率法的结果，只需要根据结果下方备注"a"的提示来判断应该选择何种方法，再看相应结果即可。

目标检测

答案解析

一、选择题

1. 下列观测结果属于连续型计量资料的是（　　）。

A. 收缩压测量值　　　　　　B. 脉搏数　　　　　　C. 住院天数

D. 病情程度　　　　　E. 四种血型

2. 统计资料的类型包括（　　）。

    A. 频数分布资料和等级分类资料

    B. 多项分类资料和二项分类资料

    C. 正态分布资料和频数分布资料

    D. 数值变量资料和等级资料

    E. 数值变量资料和分类变量资料

3. 统计工作的基本步骤是（　　）。

    A. 设计、搜集资料、整理资料和分析资料

    B. 设计、统计分析、统计描述和统计推断

    C. 选择对象、计算统计指标、参数估计和假设检验

    D. 搜集资料、计算均数、标准差、标准误

    E. 搜集资料、资料资料和分析资料

4. 统计分析包括（　　）。

    A. 参数估计和假设检验

    B. 集中趋势指标和离散趋势指标的计算

    C. 统计描述和统计推断

    D. 统计描述和假设检验

    E. 统计描述和参数估计

5. 统计描述的方法包括（　　）。

    A. 统计指标　　　　　　　　　　B. 统计表、统计图和统计指标

    C. 统计表和统计图　　　　　　　D. 频数分布表

    E. 频数分布表和统计指标

6. 两独立样本均数 t 检验，其前提要求是（　　）。

    A. 两总体均数相等

    B. 两总体均数不等

    C. 两样本来自正态分布的总体，且两总体方差相等

    D. 两总体方差不等

    E. 两总体均数和方差都相等

7. 用一种新药治疗高脂血症 20 例，观察治疗前后红血清成固醇的浓度变化，欲研究该药是否有效，宜采用（　　）。

    A. 配对设计 t 检验

    B. 成组设计两样本几何均数比较 t 检验

    C. 成组设计两样本均数比较的 t 检验

    D. χ^2 检验

    E. 两样本均数比较 u 检验

8. 现测得 24 名正常人、25 名急性病毒性心肌炎患者和 24 名原发性扩张型心肌病患者的白细胞介素，其均数分别为：0.342、2.537 和 2.798。欲判断上述三类人群白细胞介素均数是否不同，宜选择（　　）。

    A. 经 χ^2 检验后才能确定

B. 先作完全随机设计的方差分析，再作 q 检验才能确定

C. 作配伍组设计的方差分析，再作 q 检验才能确定

D. 需分别作两类患者与正常人的 t 检验才能确定

E. 需分别作两类患者与正常人的 q 检验才能确定

9. 欲比较两种药物的有效率，$n_1 < 20$，$n_2 < 20$，应采用的假设检验方法是（　　）。

  A. 四格表 χ^2 检验   B. Fisher 确切概率法   C. 校正四格表 χ^2 检验

  D. 配对 χ^2 检验   E. 校正配对 χ^2 检验

10. 当四个样本率比较，得到 $\chi^2 > \chi^2_{0.05,3}$，则可以认为（　　）。

  A. 四个样本率都不相同

  B. 四个总体率都不相同

  C. 四个样本率不同或不全相同

  D. 四个总体率不全相同

  E. 以上都不对

11. 流行病学的研究范围是（　　）。

  A. 传染病   B. 健康问题   C. 传染病和地方病

  D. 原因不明的疾病   E. 疾病和健康状况

12. 关于流行病学，以下说法正确的是（　　）。

  A. 从个体的角度研究疾病和健康状况及其影响因素

  B. 只研究传染病的流行特征和防制措施

  C. 只研究慢性病的危险因素

  D. 研究人群中疾病和健康状况的分布及其影响因素

  E. 只研究疾病的防治措施

13. 流行病学工作的三个阶段是（　　）。

  A. 描述分布、提出假设、验证假设

  B. 揭示现象、找出原因、提供措施

  C. 整理资料、分析资料、得出结论

  D. 观察性研究、实验性研究、理论性研究

  E. 筛查患者、确诊患者、治疗患者

14. 以下流行病学研究中可以随机分组的是（　　）。

  A. 社区试验   B. 队列研究   C. 抽样调查

  D. 个案报告   E. 病例对照研究

15. 在分析食物中毒暴发的可能原因时，以下指标最常用的是（　　）。

  A. 发病率   B. 患病率   C. 死亡率

  D. 罹患率   E. 续发率

二、思考题

1. 某研究者测得 2020 年某地某社区 100 名正常成年人的血铅含量（μg/dL），结果如表 6 - 38 所示，试对 100 名正常成年人的血铅含量（μg/dL）资料进行统计描述。

表 6 – 38　100 名正常成年人的血铅含量（µg/dL）

4	10	13	18	26	4	10	13	18	26
5	10	14	18	27	5	10	14	18	6
10	14	19	28	6	10	15	20	28	7
10	15	20	29	7	10	16	20	30	7
11	16	20	30	7	11	21	31	8	12
17	22	32	8	13	16	22	8	13	16
22	32	8	13	16	22	32	8	13	15
22	32	8	10	13	16	22	11	21	31
7	10	16	20	30	7	8	13	16	22
32	8	13	16	22	4	10	41	44	52

2. 某医院研究中西医疗法和西医疗法治疗心肌梗死的疗效，观察 295 例心肌梗死患者，其中 150 例患者用西医疗法，其他 145 例患者采用中西医疗法，观察一年后，单纯采用西医疗法组的患者死亡 15 例，采用中西医疗法组的患者死亡 10 例，请对该资料进行统计描述，并分析两种疗法的疗效有无差异？

（罗赛美　沈必成）

书网融合……

本章小结　　　　微课　　　　题库

第七章 基本公共卫生服务的绩效评价 _{微课}

1. 通过本章学习，重点把握开展基本公共卫生服务绩效评价的目的和意义。
2. 学会基本公共卫生服务绩效评价的内容和方法；具有评价基本公共卫生服务绩效的基本能力。

》 情境导入

情境描述 某企业人力资源委员会执行秘书刘先生说：中国有句古话"不患寡而患不均"，就是说关于分钱的事。如果大家都分的少没关系，但如果分不均，有人吃肉喝酒，有人只能喝汤，又没有足够说得过去的理由，这将可能是企业灾难。企业的成功就在于把钱分好了，真正实现了论功、行赏、打胜仗。

这种论功行赏，在早期的绩效管理中，为企业成功运营立下了汗马功劳。但是，之后的这种绩效管理，不能适应各层管理者要求。因此，企业管理的后期要根据不同的层级，分别采取不同的考核周期、考核方式、考核内容以及考核应用，使得高层管理者关注战略，关注对公司未来较长时间里有积极影响的工作，对基层作业员工，强调及时激励、及时评价，帮助他们在日常工作里快速改进。经过多年的努力，该企业的绩效考核模式，满足各层各类员工的需要，最终实现企业多年高速增长。

由此可见，绩效评价对于一个企业是多么重要，同样，在项目完成中的作用也是非常巨大的。

讨论 请结合材料，分析开展绩效评价的意义。

为实现国家基本公共卫生服务项目的惠民目的，保障群众受益落到实处，前国家卫生计生委、财政部、国家中医药局在原卫生部、财政部《关于加强基本公共卫生服务项目绩效考核的指导意见》（卫妇社发〔2010〕112号）、原卫生部《关于印发＜国家基本公共卫生服务规范（2011年版）＞的通知》（卫妇社发〔2011〕38号）、国家卫生计生委 国家中医药管理局《关于印发中医药健康管理服务规范的通知》（国卫基层发〔2013〕7号）等文件的基础上，制定了《国家基本公共卫生服务项目绩效考核指导方案》（国卫办基层发〔2015〕35号，见附录），指导各地规范开展基本公共卫生服务项目绩效考核工作。根据《国家基本公共卫生服务项目绩效考核指导方案》的要求，各级卫生健康委员会、财政部门要采用现代化信息技术手段开展绩效考核工作，建立以工作量考核为基础，以提高基本公共卫生服务质量为重点，以综合评价为手段的绩效考核机制，客观、真实地反映国家基本公共卫生服务项目实施情况，充分发挥考核对基本公共卫生服务工作的促进作用，推动基本公共卫生服务项目全面、规范实施，不断提高基本公共卫生服务均等化水平。

一、绩效评价的概述

（一）绩效评价的含义

绩效，是一种管理学概念，指成绩与成效的综合，是一定时期内的工作行为、方式、结果及其产生的客观影响。绩效评价选用特定的指标体系，运用一定的数理统计方法，参照统一的评价标准，进行全面、客观、公正、准确的评价；政府项目的绩效评价是对政府部门为实现其职能所确定的绩效目标的实现程度以及为实现这一目标所安排预算的执行结果进行的综合性评价。绩效评价是开展绩效管理工作的前提和基础，它是绩效管理的重要组成部分，绩效评价有效与否直接影响到绩效管理工作开展的效果。

💡 素质提升

　　2021 年，国家卫生健康委公布 2021 年度国家基本公共卫生服务项目绩效评价结果，××市代表××省取得综合得分再次排名全国第一，评价主要抽取了包括项目组织管理、资金管理、电子健康档案质量、重点人群健康管理工作规范性、家庭医生签约服务规范性、预防接种服务质量、群众满意度和项目创新亮点等多个指标，获国家奖补资金 696 万元。2021 年，××共有 2093 万患者得到规范管理服务，463 万高血压和糖尿病患者的血压和血糖得到有效控制，城乡居民服务综合满意度达 90.13%。

　　自 2012 年来，××省在国家基本公共卫生服务项目绩效评价中多次荣获第一名，这与有效的管理是分不开的。

　　作为高职学生应掌握绩效管理的相关知识。

（二）绩效评价的功能

　　实行科学有效的绩效评价，可以提升预算管理水平、增强项目单位资金支出责任、优化公共资源配置、节约公共支出成本，促进财政资金的合理配置和提高公共产品的服务质量。绩效评价具有三个方面重要的意义。

　　1. 为政府部门科学决策制定提供依据　高质量的绩效评价带来的可靠结果可以放心使用和引用，有助于改进决策水平。以确定再投资或停止投资以节约资源，指出相关政策是否按计划实施以及资源是否有效利用。在制定和执行政府优先发展领域和目标、展示责任以及为独立审查程序提供证据方面都有重要意义。还能为以证据为基础的政策提供宝贵信息，有利于未来政策的制定，是政策周期中的关键性因素。

　　2. 促进预算管理效率、资金使用效益的提升　根据对财政预算资金的目标，确定绩效评价的目标、选择适用的评价工具、工作流程和评价模型、组织安排以及质量控制措施、数据及相关证据的来源与合法性检验措施，对预算资金立项、组织与管理、财务管理及合规性的检查、资金使用效率、投入产出比、项目实施产生的社会效益、环境效益、经济效益等重要环节进行评价，达到提高管理效率、资金使用效益和公共服务水平目标。

　　3. 为财政部门对各单位提供问责依据　随着公共财政管理体制的日趋完善，"花钱必问效，无效必问责"的理念已经成为财政部门加强预算管理的基本原则。高质量的绩效评价及其提供的可靠证据，将成为财政部门对各预算实施主体绩效目标未达成进行问责的客观依据，能促进政策的执行、提高政策执行的绩效和有效性，是政府有效执政的重要基础，也是政策制定和有效执行不可分割的一部分，是政策制定者的有力工具。

二、基本公共卫生服务项目绩效评价的依据

　　基本公共卫生服务项目绩效评价绩效考核工作严格遵守国家有关法律、法规和相关政策要求。地方考核还应当符合本省（区、市）卫生健康委员会、财政和中医药部门制定的有关政策要求。

（一）深化医药卫生体制改革相关文件

《中共中央 国务院关于深化医药卫生体制改革的意见》、原卫生部 财政部 原国家人口计生委《关于促进基本公共卫生服务逐步均等化的意见》（卫妇社发〔2009〕70号）、国家卫生计生委 中央综治办 国务院农民工办 民政部 财政部《关于做好流动人口基本公共卫生计生服务的指导意见》（国卫流管发〔2014〕82号）、《国家基本公共卫生服务规范》（第三版）（国卫基层发〔2017〕13号）。

（二）资金管理相关文件

《政府会计准则—基本准则》（中华人民共和国财政部令第78号）、《财政部 国家卫生健康委 国家医疗保障局 国家中医药管理局关于印发基本公共卫生服务等5项补助资金管理办法的通知》（财社〔2019〕113号）、《财政部关于印发＜政府会计制度—行政事业单位会计科目和报表＞的通知》（财会〔2017〕25号）。

（三）其他相关文件

国家及地方印发的关于做好国家基本公共卫生服务项目工作的通知、开展绩效考核的通知及其他相关文件。

三、基本公共卫生服务项目绩效评价的原则

（一）科学规范、公开公平公正

健全科学规范的管理制度，完善绩效目标、绩效监控、绩效评价、结果应用等管理流程，健全共性的绩效指标框架和分行业领域的绩效指标体系，推动绩效管理标准科学、程序规范、方法合理、结果可信。大力推进绩效信息公开透明，考核程序、内容、标准、依据及安排应当事先公布，被考核地区和机构抽取要公平合理，考核结果客观真实，并以适当形式公布，自觉接受监督。

（二）科学可行、严谨规范

考核方案应当根据当地实际调整完善，考核指标要进行严格论证，应当具有科学性和可操作性。要加强对考核组成员的培训和强化考核过程的质控，规范考核程序，不断提高考核质量。

（三）适时调整、突出重点

按照国家卫生健康委、财政部和国家中医药局制定的国家基本公共卫生服务项目内容、工作要求和当地实际情况，适时调整绩效考核内容，对当年增加的项目内容，要及时纳入本年度项目考核指标。在全面考核的基础上，要加大对重点和难点工作的考核力度。

（四）逐级考核、县级为主

各级卫生健康委员会、财政和中医药部门要切实加强对下级考核工作的指导和监管，通过对考核结果的抽查和复核，促进考核工作不断规范。要强化县级考核的主体责任，县级对基层医疗卫生机构考核的结果经复核后可计入国家及地方绩效考核的最终成绩，形成基层机构自查、县级全面考核、市级及以上抽查复核的绩效考核格局。

（五）奖罚并重、跟踪整改

实施全过程预算绩效管理，建立绩效评价结果与资金分配挂钩机制，体现优绩优酬、激励先进，从而提高资金使用效益。考核结果好的奖励，落后的适当扣减补助经费。各级健康委员会、财政部门，以及承担基本公共卫生服务的基层医疗卫生机构和其他医疗卫生机构，要根据考核发现的问题，及时整改，举一反三，持续改进项目工作。

四、基本公共卫生服务项目绩效评价的对象

目前，国家基本公共卫生服务项目有 14 项内容。即：城乡居民健康档案管理、健康教育、预防接种、0～6 岁儿童健康管理、孕产妇健康管理、老年人健康管理、慢性病患者健康管理（高血压、糖尿病）、严重精神障碍患者管理、结核病患者健康管理、传染病及突发公共卫生事件报告和处理服务、中医药健康管理、卫生计生监督协管服务、免费提供避孕药具、健康素养促进行动。基本公共卫生服务项目绩效评价的评价对象按管理层级主要分为：省级和地市级的考核对象、县级的考核对象。

1. 省级和地市级考核的对象　包括辖区各级卫生健康委员会、财政部门，各类专业公共卫生机构及其他相关项目指导机构，承担国家基本公共卫生服务项目的基层医疗卫生机构（城市社区卫生服务机构、乡镇卫生院、村卫生室）和其他相关服务提供机构。

2. 县级考核的对象　主要包括辖区各类专业公共卫生机构及其他相关项目指导机构，承担国家基本公共卫生服务项目的基层医疗卫生机构（城市社区卫生服务机构、乡镇卫生院、村卫生室）和其他相关服务提供机构。

五、基本公共卫生服务项目绩效评价的主要内容

（一）评价内容

绩效评价主要针对上一年度国家基本公共卫生服务项目实施情况，包括组织管理、资金管理、项目执行、项目效果四部分（评价表格见附录）。

1. 组织管理　考核各级卫生健康委员会的项目管理和协调机制建设、信息系统建设和使用、人员培训、项目宣传推广、问题整改、绩效考核组织实施等情况。考核各类专业公共卫生机构及其他相关项目指导机构的职责分工和落实、人员培训情况。考核基层医疗卫生机构及其他相关服务提供机构的职责分工和落实、信息系统建设和使用、人员培训、项目宣传、绩效考核工作落实等情况。组织管理主要由：管理体系、管理落实、绩效考核等二级指标构成。

2. 资金管理　考核各级财政部门的资金预算安排、资金配套、资金拨付等情况。考核各级卫生健康委员会的补助资金拨付、工作经费安排等情况。考核基层医疗卫生机构及其他相关服务提供机构的预算执行、财务管理等情况。资金管理主要由：预算安排、预算执行、财务管理等二级指标构成。

3. 项目执行　考核基层医疗卫生机构以及其他相关服务提供机构完成工作任务的情况，包括服务数量和服务质量。项目执行主要由：健康档案、健康教育、预防接种、0～6 岁儿童健康管理服务、孕产妇健康管理服务、老年人健康管理、高血压患者健康管理、糖尿病患者健康管理、重性精神疾病（严重精神障碍）患者管理、传染病及突发公共卫生事件报告和处置服务、卫生监督协管服务、中医药健康管理服务等二级指标构成。

4. 项目效果　考核基层医疗卫生机构以及其他相关服务提供机构的健康档案动态使用、重点人群健康管理效果、居民知晓率、服务对象满意度、基层医务人员满意度等情况，反映基本公共卫生服务项目取得的成效。鼓励地方开展对项目管理和实施中的创新点、工作亮点的考核，开展对政府购买服务试点的考核，创新和完善服务模式，探索政府购买服务项目的管理方式。项目效果主要由：健康档案应用、重点人群管理效果、知晓率与满意度等二级指标构成。

评价内容及指标可详见《国家基本公共卫生服务项目绩效考核指标体系》。各指标的考核标准，按照《国家基本公共卫生服务规范（2011 年版）》《中医药健康管理服务规范》和国家卫生健康委员会、财政部有关文件要求执行；高血压、糖尿病、重性精神疾病患病率采用能代表本省（区、市）5 年以内的流行病学情况的调查数据，如果没有相关数据，则采用国家卫生计生委公布的近期全国的患病率。

（二）评价内容的权重

现场考核实行百分制，包括组织管理、资金管理、项目执行和项目效果四部分。省级和市级组织的现场考核中，四部分参考分值分别为 15 分、15 分、45 分和 25 分，县级考核四部分分值分别为 10 分、10 分、55 分和 25 分。各地可根据实际情况，针对重点工作和薄弱环节，适当增加三级考核指标，适当调整各部分和各指标的分值。

六、基本公共卫生服务项目绩效评价的方式和方法

（一）绩效评价的方式

绩效评价采用分级考核方式。国家级实施抽查考核，根据项目工作重点、难点和上年度考核情况，从指标体系中选择部分指标进行抽样考核，并对地方考核结果进行复核。

省、市、县级卫生健康委员会、财政部门根据国家指导方案，结合本地实际，制订辖区内基本公共卫生服务项目绩效考核方案，分级组织考核工作，明确负责绩效考核的机构和具体人员，充分发挥公共卫生专业机构及其他项目指导机构的作用，积极推进第三方考核机制的建立。

承担基本公共卫生服务项目的基层医疗卫生机构应当进一步健全内部绩效考核制度，乡镇卫生院和社区卫生服务中心要加强对村卫生室和社区卫生服务站的考核，形成有效的激励约束机制，促进项目工作任务落实。

（二）绩效评价的范围和频次

省级对地市级、地市级对县级的年度考核均应当覆盖 100% 的辖区。省级考核时，对每个被考核市至少抽查 2 个县区，对每个被考核县区至少抽查 2 个基层医疗卫生机构。地市级考核时，对每个被考核县区至少抽查 2 个基层医疗卫生机构。省级、地市级考核每年至少开展 1 次，省级考核工作应当在每年5 月底前完成，考核结果应当及时报送国家卫生健康委员会和财政部。

县级对基层医疗卫生机构每年考核的覆盖面应当达到 100%，并按照指标体系进行全面考核，在农村地区至少抽查 20% 的村卫生室。县级考核至少每半年开展 1 次，考核结果应当及时报送上级卫生健康委员会、财政部门。

（三）绩效评价的具体方法

现场考核一般采取听取汇报、查阅资料、现场核查、问卷调查、电话访谈、入户访谈等形式进行。电话调查可委托第三方开展，也可以根据实际情况，由现场考核组同步实施。

七、基本公共卫生服务项目绩效评价的考核步骤

（一）制定评价考核方案

各级卫生健康委员会、财政部门要制定本地区年度绩效考核方案，明确考核的具体内容、方法、时间和结果应用方式等，制定考核指标和考核标准，并提前公布。原则上，地方考核指标应当不少于国家基本公共卫生服务项目绩效考核指标体系的内容，考核标准不低于国家要求，考核方法要具有可操作性。

（二）确定评价考核样本

组织抽查考核时，要按照随机抽样原则抽取样本县区、样本机构，以及相关的健康管理档案、服务对象等。

（三）组织评价考核人员

各级卫生健康委员会及相关部门要明确考核人员遴选标准，建立相对稳定的考核队伍，包括从事卫

生管理、财务管理、公共卫生、中医药、基层医疗卫生等专业，具有基本公共卫生服务项目相关管理、服务工作经验，责任心强，具有协作精神的人员。根据考核覆盖范围，组成考核组。认真开展考核前培训，使考核人员明确职责和任务，熟悉考核工作要求，统一考核标准。

（四）收集评价考核材料

现场考核前，应当明确通知被考核地区、机构需准备的相关文件、报告、项目工作进展情况、居民健康档案、资金发文通知、财务管理资料、会计核算资料等材料。提前收集和分析被考核地区的自查考核报告、自查考核数据、相关人口数据和卫生数据等基础资料，了解项目工作基本情况。

（五）实施现场考核

现场考核按以下实施步骤。

1. 现场抽样 按照评价考核方案要求，抽取被考核地区和基层医疗卫生机构。

2. 现场核查 听取被考核地区卫健委的项目进展汇报，按照考核方案要求，查阅和收集有关文件、数据、问题整改情况和其他相关资料，现场核查项目组织管理、资金管理情况，了解被考核地区、机构的项目自查考核情况。

在被考核机构，按照考核方案要求，查阅和收集项目管理、资金管理、项目执行的有关文件、数据和其他相关资料。随机抽取各类健康管理档案，使用相应工具表，核查服务数量和服务质量，核实年度补助资金落实、使用和管理情况。通过问卷调查、访谈等形式，考核基层医务人员培训效果，了解居民知晓率、服务对象满意度等服务效果。应完整、准确地记录所有原始数据和核查情况，对重要数据和资料，通过复印、拍照、收集原件或电子版等方式留存，以备复核。

3. 考核评分 采用相应工具表，对各考核评价指标进行评分。

4. 反馈交流 及时与被考核地区、机构进行反馈交流，对于有争议的问题，应由被考核地区、机构提供相应的证明材料。

5. 质量控制 现场考核要严格遵循考核方案，遵守工作纪律，实事求是地反映项目开展情况。加强质量控制，制作和使用统一的考核工具表，设立核心专家组，统一解答相关技术问题。各考核组要设立质控员，对考核数据、考核材料的完整性、客观性进行复核。

（六）分析和总结

现场评价考核结束后，要及时组织专人对考核材料的完整性、准确性、可信性进行整体复核，校正或清理错误的数据，补全不完整的材料。汇总、分析考核数据，形成考核报告。整理保存考核过程资料，总结考核工作的经验、存在的问题，形成年度考核工作总结。

绩效评价结果主要以《绩效评价报告》的形式体现，绩效评价报告应当依据充分、分析透彻、逻辑清晰、客观公正。《绩效评价报告》通常应包括以下四个方面的内容：项目实施情况、资金使用和管理、项目完成情况、存在的主要问题。

八、基本公共卫生服务项目绩效评价的结果应用

1. 及时公布绩效考核结果 各地要实行考核结果通报制度，及时向上级卫生健康委员会和财政部门报送考核结果和应用情况，并及时向被考核地区或机构通报考核结果。国家卫生健康委、财政部向各省（区、市）卫生健康委员会、财政厅局通报国家级考核结果，并抄送各省级医改办。

2. 将考核结果与补助经费挂钩 各地均应当建立将考核结果与补助经费挂钩的奖惩机制，对考核优秀的县区及基层医疗卫生机构给予奖励，对考核不合格的相应扣减补助经费。要合理确定奖惩分数线，原则上奖励分数线应当不低于95分，具体标准各地可结合考核实际情况确定。中央财政将国家级

考核结果作为奖励或扣减补助经费的重要依据，对考核优秀的省份予以奖励，对不合格的按比例扣减补助经费，扣减部分由各省地方财政补足。

3. 落实问题整改 各地卫生健康委员会和财政部门应当建立对考核中发现问题的整改机制，深入分析问题产生的原因，采取有效措施，防止类似问题再度出现，切实发挥绩效考核对项目实施的促进作用。

九、基本公共卫生服务项目绩效评价的保障措施

1. 加强组织领导 各级卫生健康委员会和财政部门要高度重视国家基本公共卫生服务项目绩效考核工作，将其纳入项目年度工作计划，加强合作，共同组织实施。进一步建立健全长效考核机制，落实考核结果应用。

2. 保障工作经费 各级卫生健康委员会和财政部门要切实保障国家基本公共卫生服务项目管理工作所需经费，根据基本公共卫生服务项目的督导考核工作开展情况，足额安排、及时拨付考核资金。

3. 规范考核工作 各级卫生健康委员会和财政部门要加强对考核工作的管理和指导，健全管理制度和工作流程，提高项目管理和考核能力，做实基本公共卫生服务项目，提高群众受益面。实施绩效考核是做实基本公共卫生服务项目的重要抓手，是检验项目实施单位工作成效的有效方法。各考核单位要严格按规定的考核项目和标准逐一考核评分，做到内容、方法、过程、结果四透明，确保考核工作的严肃性和公正性。

4. 落实监督管理 各级卫生健康委员会和财政部门要加强对考核工作的监督，建立考核质量负责制，组织专人对考核现场进行巡查，监督考核的质量和效率。各级卫生健康委员会要加强对基本公共卫生服务的宣传，将基本公共卫生服务项目纳入基层医疗卫生机构向社会公开的信息范围，自觉接受社会和群众的监督。

目标检测

答案解析

一、选择题

1. 基本公共卫生服务项目的绩效评价内容包括（ ）。
   A. 组织管理　　　　B. 资金管理　　　　C. 项目执行
   D. 项目效果　　　　E. 以上都是

2. 以下关于对基本公共卫生服务绩效评价的范围和频次的描述内容中，不正确的是（ ）。
   A. 省级对地市级、地市级对县级的年度考核均应当覆盖100%的辖区
   B. 省级考核时，对每个被考核市至少抽查2个县区，对每个被考核县区至少抽查2个基层医疗卫生机构
   C. 省级、地市级考核每年至少开展2次，省级考核工作应当在每年5月底前完成
   D. 县级对基层医疗卫生机构每年考核的覆盖面应当达到100%
   E. 在农村地区至少抽查20%的村卫生室

3. 基本公共卫生服务绩效评价的对象是（ ）。
   A. 各级卫生健康委员会　　B. 各类专业公共卫生机构　　C. 城市社区卫生服务机构
   D. 乡镇卫生院　　　　E. 以上都是

4. 以下描述不正确的是（　　）。

A. 基本公共卫生服务项目的评价需科学规范、公开公平公正

B. 基本公共卫生服务项目的评价结果不能与资金分配挂钩

C. 基本公共卫生服务项目的评价指标具科学性和可操作性

D. 基本公共卫生服务项目的评价要结合当地情况适时调整

E. 基本公共卫生服务项目的评价实行逐级考核，以县为准

5. 基本公共卫生服务绩效考核的步骤有（　　）。

A. 现场抽样与核查　　　　B. 考核评分　　　　C. 反馈交流

D. 质量控制　　　　　　　E. 以上都是

二、简答题

1. 请简述基本公共卫生服务绩效考核的基本步骤。

2. 请简述基本公共卫生服务绩效评价的对象。

（王金勇）

书网融合……

本章小结　　　　　　微课　　　　　　题库

附　录

附录一

附录二

附录三

附录四

附录五

附录六